高等职业教育教材

药学微生物

第三版

刘春兰　主编

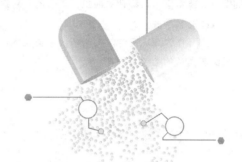

化学工业出版社
·北京·

内容简介

《药学微生物》(第3版)以党的二十大报告中"实施科教兴国战略,强化现代建设人才支撑"目标要求为引领,根据教育部课程改革及课程思政等要求并结合最新版《中国药典》内容,在第2版基础上进行了修订。本教材内容在重点满足培养高职学生职业能力及技术应用能力的同时,增加了与企业需求结合相对紧密的工学结合内容,引导实践运用,培养学生敬业爱岗的职业精神与科学严谨的工作思想。全书内容分成四大模块:模块一微生物的认识,介绍各类微生物的生物学特性及其与人类和药学的关系;模块二微生物基本操作技术,阐述微生物的营养、生长测定、育种及菌种保藏技术等,介绍了微生物的代谢与药物生产;模块三制药企业微生物控制技术,阐述 GMP 中的微生物学监测技术、制药过程中的微生物污染及防治、药物质量微生物检查等内容;模块四技术综合应用项目,针对各种微生物知识进行综合应用实训设计,通过综合训练强化知识的实践运用。每个模块各项目理论知识后也设置有实训内容,边学边练,使学生的学习及技术应用训练针对性强。本书还配套提供了教学所需的针对本书内容的精美实用 PPT 课件,更加方便教师的教学展开。

本书适合作为高职高专院校制药技术类及生物技术等相关专业的教材,还可作为药品生产、科研或其他相关医药人员的参考资料。

图书在版编目(CIP)数据

药学微生物/刘春兰主编. —3 版. —北京:化学工业出版社,2021.11(2024.11重印)
ISBN 978-7-122-40297-4

Ⅰ.①药… Ⅱ.①刘… Ⅲ.①药物学-微生物学-高等职业教育-教材 Ⅳ.①R915

中国版本图书馆 CIP 数据核字(2021)第 230836 号

责任编辑:窦 臻 李 瑾 　　　　　装帧设计:王晓宇
责任校对:宋 玮

出版发行:化学工业出版社(北京市东城区青年湖南街 13 号　邮政编码 100011)
印　　装:河北鑫兆源印刷有限公司
787mm×1092mm　1/16　印张 18¼　字数 438 千字　2024 年 11 月北京第 3 版第 5 次印刷

购书咨询:010-64518888 　　　　　售后服务:010-64518899
网　　址:http://www.cip.com.cn
凡购买本书,如有缺损质量问题,本社销售中心负责调换。

定　　价:49.80 元

为适应《国家职业教育改革实施方案》和《职业院校教材管理办法》的新要求，本教材以党的二十大精神为指引，充分发挥教材铸魂育人作用。根据教育部关于课程改革及课程思政等方面的相关要求并结合最新版《中国药典》内容，在第 2 版基础上进行修订。新版教材修改完善了上版教材的不足，承续了前版教材的可取之处，增加了各项目方便教师开展教学和学生随堂练习的二维码链接的碎片化习题库；增加了案例导引及课程思政内容；增加了重点内容的操作技术视频及图片，以二维码形式链接在教材相应位置；增加了部分综合实训项目和常用培养基配制附录等；主要实训部分设计了新的实训考评单，方便教师考评学生与引导学生学习实训要点。

本教材每个模块各项目理论知识后直接设置实训内容（目录及正文标题后标注"＊"的为实训项目），边学边练，学习及技术应用训练针对性强。本书涵盖了与药学相关的微生物学内容，包括制药所需要的微生物资源及培养、制药过程中所要避免的微生物污染问题及防治微生物污染的措施，药物生产过程中的微生物监测，药物产品的常用微生物检测技术及实训内容、综合训练项目等。本教材在重点培养高职学生职业能力及技术应用能力等的前提下，针对市场缺乏与培养目标结合较好的教材的现状，重在介绍与企业本类人才需求结合相对紧密的工学结合内容，引导实践运用，培养学生敬业爱岗的职业精神与科学严谨的工作作风。

本教材由黑龙江农业经济职业学院刘春兰老师担任主编，金华职业技术学院盛贻林老师、杭州职业技术学院支明玉老师担任副主编，万邦德制药集团有限公司申迎担任主审。具体编写分工如下：黑龙江农业经济职业学院于玲玲老师负责编写模块一中的项目一、模块二中的项目五，黑龙江农业经济职业学院魏明斌老师负责编写模块一中的项目三、模块二中的项目三，金华职业技术学院陈旭峰老师负责编写模块二中的项目一，黑龙江农业经济职业学院黄鑫老师负责编写模块一、模块二、模块三中的二十个碎片化习题库和模块四中的项目一，金华职业技术学院盛贻林老师负责编写模块二中的项目二、项目四，黑龙江农业经济职业学院卢洪生老师负责编写模块一中的项目二，杭州职业技术学院支明玉老师负责编写模块一及模块二中部分内容，黑龙江农业经济职业学院刘春兰老师负责编写模块三中的项目一至项目六、模块四中的项目二至项目五及附录等等。在编写本书过程中，得到了化学工业出版社领导及编辑、部分高职院校以及药品生产企业领导及相关人员的无私帮助和大力支持，在此表示诚挚的谢意！

由于编者水平有限，书中疏漏之处在所难免，恳请读者提出宝贵意见与建议。

编者

目 录

模块一　微生物的认识

项目一　原核微生物　/ 001
一、细菌　/ 002
二、放线菌　/ 014
三、显微镜的使用及细菌形态的观察* ❶　/ 018
四、细菌染色技术*　/ 022
五、链霉菌的鉴定技术*　/ 025
拓展知识　生命源于海洋?　/ 027

项目二　真核微生物　/ 028
一、酵母菌　/ 028
二、霉菌　/ 031
三、真菌的人工培养与代谢产物　/ 035
四、几类常见真菌　/ 036
五、酵母菌、霉菌的形态观察及大小的测定*　/ 038
六、血细胞计数板显微计数法*　/ 042
七、人民币等物品表面微生物检查*　/ 044
拓展知识　菌制剂药品能否与抗生素同服?　/ 045

项目三　非细胞型微生物　/ 046
一、病毒　/ 046
二、病毒的干扰现象与干扰素　/ 052
三、病毒的致病性　/ 054
四、噬菌体　/ 057
五、病毒与实践　/ 060
六、病毒的鸡胚培养技术*　/ 061
七、噬菌体的分离与纯化*　/ 063

模块一　目标综合测试　/ 065

模块二　微生物基本操作技术

项目一　微生物的营养及消毒、灭菌　/ 067
一、微生物的营养要素　/ 067

---

❶ 目录及正文中标题后标注"＊"的为实训项目。

二、培养基的配制　　/ 076

三、消毒与灭菌　　/ 080

四、常用培养基的配制及灭菌技术*　　/ 086

五、紫外线杀菌试验*　　/ 093

拓展知识　微生物培养基的故事　　/ 096

项目二　微生物的生长测定技术　　/ 097

一、微生物的培养　　/ 097

二、微生物生长的测定　　/ 099

三、影响微生物生长的主要因素　　/ 100

四、微生物的接种与纯培养技术*　　/ 103

五、平板菌落计数法*　　/ 112

拓展知识　流感病毒　　/ 114

项目三　微生物育种及菌种保藏技术　　/ 115

一、微生物的遗传与变异　　/ 115

二、微生物菌种选育技术　　/ 123

三、菌种的衰退与复壮技术　　/ 125

四、菌种的保藏技术　　/ 127

五、微生物的诱发突变操作技术*　　/ 129

六、菌种保藏试验*　　/ 133

拓展知识　人体各部位常见的正常菌群　　/ 137

项目四　传染与免疫　　/ 138

一、病原微生物的致病机制　　/ 138

二、免疫系统　　/ 140

三、非特异性免疫　　/ 141

四、特异性免疫　　/ 144

拓展知识　牛痘接种的发现　　/ 148

项目五　微生物的代谢与药物生产　　/ 149

一、微生物的产能代谢　　/ 149

二、微生物的耗能代谢　　/ 157

三、微生物药物　　/ 159

模块二　目标综合测试　　/ 160

模块三　制药企业微生物控制技术

项目一　GMP 的微生物学检测技术　　/ 162

一、GMP 的概述　　/ 162

二、空气洁净度标准　　/ 164

三、药品生产企业空气洁净度监测技术　　/ 166

四、药品生产企业环境消毒方法及效果的微生物验证 / 177

五、洁净室中微生物数测定技术* / 182

六、洁净室中尘埃粒子数测定技术* / 184

拓展知识 菌群失调在临床上的表现 / 185

项目二 制药过程中的微生物控制 / 186

一、制药工业微生物生态学及调控 / 186

二、微生物污染与预防控制 / 195

三、制药用水中微生物的检测技术* / 207

拓展知识 中国创新微生物药物研发获进展 / 209

项目三 药物的微生物检测技术 / 210

一、无菌检查法 / 210

二、非无菌产品微生物限度检查：微生物计数法 / 213

三、非无菌产品微生物限度检查：控制菌检查法 / 215

四、培养基灵敏度检查技术* / 218

五、中药制剂含糖浆药品中霉菌、酵母菌总数的测定* / 219

拓展知识 传染病的克星——青霉素发现记 / 222

项目四 微生态活菌制品及检定技术 / 223

一、微生态活菌制品及制备 / 223

二、微生态活菌制品检定 / 225

项目五 药物抗菌性的测定技术 / 228

一、药物抗菌作用机制 / 228

二、药物抗菌作用试验方法 / 229

三、体外抗菌测定技术* / 233

拓展知识 我国微生物采油调控技术获重大突破 / 236

项目六 微生物在制药科学中的应用 / 237

一、主要生物制药产品 / 237

二、中国生物制药发展 / 240

模块三 目标综合测试 / 241

模块四 技术应用项目

项目一 土壤中 α-淀粉酶生产菌株的筛选技术 / 243

项目二 非无菌药物微生物计数检查技术* / 246

项目三 注射剂的无菌检查技术* / 250

项目四 乳酸及酸乳发酵技术* / 253

项目五 抗生素微生物检定技术* / 255

拓展知识 澳洲奇湖泛幽蓝荧光 / 258

附录一　染色液的配制　/ 259

附录二　常用培养基的配制　/ 261

附录三　各模块目标综合测试参考答案　/ 263

模块一　目标综合测试答案　/ 263
模块二　目标综合测试答案　/ 264
模块三　目标综合测试答案　/ 265

附录四　药品洁净实验室微生物监测和控制指导原则　/ 268

附录五　药品微生物实验室质量管理指导原则　/ 272

参考文献　/ 281

线上数字资源

配套教学视频

资源名称	资源类型	页码
普通光学显微镜的结构	视频	018
显微镜的使用及细菌的形态观察	视频	020
细菌的革兰染色技术	视频	023
酵母菌的形态观察	视频	028
霉菌的形态观察	视频	039
微生物显微镜直接计数法	视频	043
玻璃器皿的包扎及灭菌操作	视频	087
无菌操作与接种技术	视频	105
微量移液器的使用	视频	216
微生物限度检查	视频	220
体外抗菌测定（纸片法）	视频	233

配套高清大图

资源名称		资源类型	页码
光学显微镜下的霉菌	双目光学显微镜室	图片	039
	光学显微镜下的霉菌(1)	图片	
	光学显微镜下的霉菌(2)	图片	
	光学显微镜下霉菌菌丝及孢子	图片	
光学显微镜下的酵母菌计数图像	血细胞计数板中小方格 16 格	图片	043
	光学显微镜下的酵母菌计数图像	图片	
	计数格中的酵母菌 16 格	图片	

<h1 style="text-align:center">配套自测习题</h1>

资源名称	资源类型	页码
习题 1-1-1	习题	009
习题 1-1-2	习题	014
习题 1-2-1	习题	030
习题 1-2-2	习题	036
习题 1-3-1	习题	053
习题 1-3-2	习题	060
习题 2-1-1	习题	080
习题 2-1-2	习题	084
习题 2-2-1	习题	103
习题 2-3-1	习题	125
习题 2-3-2	习题	128
习题 2-4-1	习题	141
习题 2-4-2	习题	147
习题 2-5-1	习题	157
习题 3-1-1	习题	177
习题 3-2-1	习题	204
习题 3-3-1	习题	218
习题 3-4-1	习题	227
习题 3-5-1	习题	232
习题 3-6-1	习题	240

线上数字资源

资 源 获 取 步 骤

第一步 微信扫描二维码；

第二步 关注"易读书坊"公众号；

第三步 刮开正版授权码涂层（见本书封底），扫码认证；

第四步 选择资源，点击获取。

模块一

微生物的认识

有关岗位及主要任务

学习本部分知识并掌握相关技能，可以初步从事微生物菌种培养、微生物药物生产或检验、微生物食品生产或检验、农业制品微生物生产或检验、微生物研究等有关微生物的相关岗位。

本部分主要任务是掌握微生物基础知识，学会主要技能并尝试实践应用。

学习目标

1. 掌握原核微生物、真核微生物、非细胞型微生物的结构特征、生长及繁殖情况。
2. 掌握原核微生物、真核微生物、非细胞型微生物的识别特点及营养需求。
3. 学会微生物形态观察方法与显微镜操作技术，会描述微生物在显微镜下的形态与结构，并学会绘图。
4. 学会微生物染色标本制作技术、微生物大小及数量测定方法等。
5. 熟悉微生物的鉴别方法并练习将所学知识应用于生产生活实践。

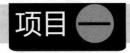

项目 一 原核微生物

微生物种类繁多，形态各异，生物学特性差异很大，代谢途径繁多，其次是代谢产物的化学结构以及生物活性的多样性更是难以预计，其中不少已成为重要的临床使用药物。

在微生物分类系统中，按微生物的进化水平和各种性状上的显著差别，可将微生物分为原核微生物、真核微生物和非细胞型微生物三大类群。从本项目起，将分别介绍它们的形态与结构、繁殖方式以及培养等内容。

原核微生物是指一大类细胞核无核膜包裹、无核仁，只存在称作核区的裸露的 DNA，且缺乏完整细胞器的原始单细胞生物。原核微生物主要包括 6 种类型：细菌、放线菌、蓝细菌、支原体、立克次体和衣原体。

一、细菌

细菌是一类个体微小、结构简单的单细胞原核微生物，具有细胞壁，多以二分裂方式繁殖。

1. 细菌的形态与大小

细菌的个体很小，常以微米（μm）作为测量单位，在显微镜下才能观察到。细菌的大小测定受不同的生长阶段、环境条件以及染色方法等因素的影响，如培养温度、培养时间，培养基的成分、浓度和酸碱度，以及气体等都能引起细菌形态的变化。一般情况下，经干燥固定的菌体比活菌要小一些；幼龄细菌比成熟的或老龄的细菌大得多，这可能与代谢废物积累有关。细菌的形态也是多种多样的，特别是在生活条件发生改变时，常常引起细菌形态的改变，但在一定的环境条件下，细菌有其相对稳定的基本形态，常见的有球状、杆状和螺旋状，分别称为球菌、杆菌和螺旋菌，如图 1-1-1 所示。

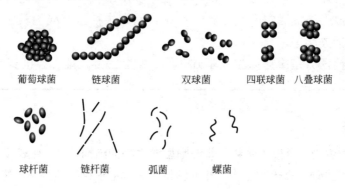

| 葡萄球菌 | 链球菌 | 双球菌 | 四联球菌 | 八叠球菌 |

| 球杆菌 | 链杆菌 | 弧菌 | 螺菌 |

图 1-1-1　细菌的基本形态

（1）球菌　球菌呈球形或近似球形，球菌的大小以直径表示，大多数球菌的直径为 0.5~2.0μm。球菌分裂后产生的新细胞保持一定的排列方式，根据分裂方向和分裂后的排列方式不同，又可分为单球菌、双球菌、四联球菌、八叠球菌、链球菌、葡萄球菌等。

① 单球菌。细胞分裂沿一个平面进行，分裂后的子细胞分散而单独存在，如尿素微球菌。

② 双球菌。细胞沿一个平面进行分裂，新细胞成对排列，如脑膜炎球菌。

③ 四联球菌。细胞沿两个互相垂直的平面进行分裂，分裂后的四个细胞呈田字形排列，如四联微球菌。

④ 八叠球菌。细胞的 3 次分裂是在三个互相垂直的平面上进行，分裂后形成的 8 个子细胞叠在一起呈立方体排列，如藤黄八叠球菌。

⑤ 链球菌。细胞沿一个平面进行分裂，分裂后的许多子细胞连接在一起成链状，如溶血性链球菌。

⑥ 葡萄球菌。细胞分裂没有一定的方向，分裂后的许多细胞堆积在一起成葡萄状，如金黄色葡萄球菌。

（2）杆菌　杆菌呈杆状或棒状、梭状，大小以其长度×宽度表示，多数杆菌的大小为$(2.0\sim3.0)\mu m\times(0.5\sim1.0)\mu m$。杆菌是种类最多、在现代生物技术工业生产中应用最广的一类微生物。杆菌的形态多样，在长短和粗细上变化较大，长而细呈圆柱形或丝状的称长杆菌，如乳杆菌；短而粗近似球形的称短杆菌（球杆菌），如布氏杆菌；末端膨大呈棒状，称为棒状杆菌，如白喉杆菌；有的两端平截，如炭疽芽孢杆菌；有的两端钝圆，如蜡状芽孢杆菌；有的两端略尖呈梭形，如鼠疫杆菌；有的一端分支呈叉状，称分枝杆菌，如双歧杆菌。杆菌一般分散存在，也有成链状排列的，称为链杆菌，如枯草杆菌；也有的呈"八"字状、栅状和成对排列。

（3）螺旋菌　菌体弯曲呈螺旋状，又可分为弧菌和螺菌两类。弧菌一般长$1\sim5\mu m$，宽$0.3\sim0.5\mu m$；螺菌一般长$1\sim50\mu m$，宽$0.3\sim1\mu m$。

① 弧菌。菌体只有一个弯曲呈弧状或逗点状，螺旋不满一圈，如霍乱弧菌（逗号弧菌）。

② 螺菌。菌体有较坚硬的细胞壁，有数个弯曲，呈螺旋形，螺旋一般为$2\sim6$圈，如鼠咬热螺菌。

 思政案例

布鲁菌病感染事件

2019年11月，某研究机构先后报告有4名学生布鲁菌（细菌）病血清学阳性。接到报告后，机构立即派人陪同学生前往医院诊治。事件发生后，国家相关部门成立调查小组，关闭相关实验室并开展调查，积极开辟绿色救治通道，对学生进行检查、诊治。

调查处置：经认定，某生物药厂在布鲁菌疫苗生产过程中使用过期消毒剂，致使生产发酵罐废气排放灭菌不彻底，携带含菌发酵液的废气形成含菌气溶胶，生产时段该区域主风向为东南风，该研究机构处在生物药厂的下风向，人体吸入或黏膜接触产生抗体阳性，造成研究所发生布鲁菌抗体阳性事件。此次事件是一次意外的偶发事件，该生物药厂关停了布鲁菌病疫苗生产车间并拆除，完成了环境消杀和抽样检测，经国家和省级疾控机构对生物药厂周边环境持续抽样检测，未检出布鲁菌。该地布病事件8名责任人被处理。

启示：事件发生后，国家及时关闭实验室并成立调查小组开展调查，开辟绿色救治通道对学生进行诊治，拆除生产车间，及时对该药厂周边环境持续抽样检测，处理相关责任人杜绝类似事件发生，充分体现了国家对民生的关怀，对保护人民健康的决心。提醒广大医药工作者，要有严谨的科学态度，特别是生物制品生产时需有较强的生物安全意识，时刻以保证人民健康为己任，具有社会责任感。

2. 细菌的结构

细菌的结构可分为基本结构和特殊结构。基本结构是一般细菌所共有的结构，包括细胞壁、细胞膜、细胞质、核物质等，特殊结构是某些细菌在一定条件下所特有的结构，包括荚膜、鞭毛、菌毛、芽孢等（图1-1-2）。

（1）细菌的基本结构

① 细胞壁。细胞壁位于细菌细胞的最外层，是紧贴在细胞膜外的坚韧而厚实的复杂无色透明结构，占菌体干重的$10\%\sim25\%$。

a.细胞壁的功能。细胞壁的主要功能为：ⓐ保护细胞及维持菌体固有形态，提高机械强

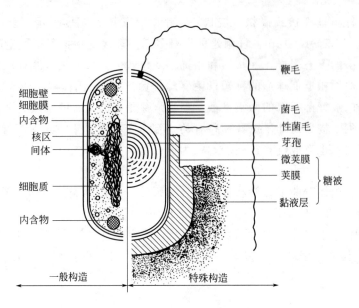

图 1-1-2　细菌细胞的模式构造

（周德庆. 微生物学教程. 北京：高等教育出版社，2002）

度使其免受渗透压等外力的损伤；ⓑ阻碍大分子有害物质（如抗生素和溶菌酶等）进入细胞；ⓒ赋予细菌特定的抗原性、致病性、染色效果以及对噬菌体的敏感性；ⓓ是细胞生长、分裂所必需，并协助鞭毛运动。

b. 细胞壁的化学组成。细菌细胞壁的化学组成比较复杂，其构成的主要成分是肽聚糖，又称黏肽，是原核细胞所特有的成分。肽聚糖是由 N-乙酰葡萄糖胺（以 G 表示）、N-乙酰胞壁酸（以 M 表示）以及短肽聚合而成的多层网状结构的大分子化合物。通过革兰染色法可将细菌分为革兰阳性菌（G^+）和革兰阴性菌（G^-）两大类，革兰染色法是由丹麦医生革兰姆（C.Gram）于 1884 年发明的，至今已有 100 多年的历史，是细菌学研究中最常用的染色方法。

其染色过程为：涂片→干燥→固定→草酸铵结晶紫初染→碘液媒染→95％乙醇脱色→石炭酸复红复染→水洗、干燥。

通过染色可将细菌分成两大类：一类不被乙醇脱色而保持紫色者为革兰阳性细菌（G^+），如葡萄球菌、链球菌等；另一类被乙醇脱去紫色后复染成红色者，为革兰阴性细菌（G^-），如大肠杆菌、伤寒杆菌等。革兰染色法的原理可从以下几个方面解释：①G^+菌等电点（pH2～3）比 G^- 菌等电点（pH4～5）低，在同一 pH 条件下 G^+ 菌比 G^- 菌所带负电荷多，因此与带正电荷的碱性染料结合力强，不易脱色。②G^+ 菌体内含有大量核糖核酸镁盐，可与进入体内的结晶紫、碘液等牢固结合成大分子复合物。G^- 菌含核糖核酸镁盐很少，故易被脱色。③G^+ 菌细胞壁结构致密，肽聚糖层厚，含脂质少，乙醇不易渗入脱色；G^- 菌细胞壁结构疏松，肽聚糖层薄，含脂质多，乙醇容易溶解脂类而渗入使之脱色。这种细胞结构和组成上的差异是染色反应不同的主要原因。

ⓐ G^+ 细菌细胞壁的化学组成：G^+ 细菌的细胞壁较厚，约 20～80nm，含有 90％的肽聚糖以及 10％的磷壁酸穿插于其中。肽聚糖是 G^+ 菌细胞壁的主要成分，肽聚糖层很厚，可达

50 层，质地致密，呈三维空间结构。如上所述，肽聚糖是由 N-乙酰葡萄糖胺（G）和 N-乙酰胞壁酸（M）以及短肽侧链（多数为四肽链）三部分组成。N-乙酰葡萄糖胺（G）和 N-乙酰胞壁酸（M）交替排列，以 β-1,4-糖苷键连接成聚糖骨架；在聚糖骨架的 N-乙酰胞壁酸（M）上形成四肽侧链，如金黄色葡萄球菌的四肽链依次由 L-丙氨酸、D-谷氨酸、L-赖氨酸、D-丙氨酸组成；再通过肽桥将两个相邻聚糖骨架上的四肽侧链连接在一起，从而形成三维空间的网状结构，有很大的机械强度，在金黄色葡萄球菌中肽桥为由 5 个甘氨酸组成的五肽，交联时五肽桥端与侧链第三位上 L-赖氨酸连接，另一端与侧链第四位 D-丙氨酸连接，形成机械强度很大的三维立方体空间。各种细菌细胞壁的肽聚糖支架均相同，但不同种类的细菌其四肽侧链的氨基酸组成、肽桥组成以及二者的交联方式都有所不同，由此形成了"肽聚糖的多样性"（图 1-1-3）。

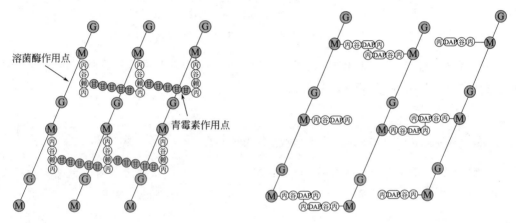

图 1-1-3　典型的 G⁺菌（左）和 G⁻菌（右）细胞壁肽聚糖结构示意

凡能破坏肽聚糖结构或抑制其合成的物质，都能损伤细胞壁使细菌破裂或变形，因而具有抑菌或杀菌作用。如溶菌酶能水解聚糖骨架中的 β-1,4-糖苷键，导致菌体崩解。又如环丝氨酸、磷霉素可抑制聚糖骨架的合成，万古霉素、杆菌肽可抑制四肽侧链的形成，青霉素、头孢霉素可抑制五肽桥的形成。由于人和动物细胞无细胞壁结构和肽聚糖，故这类抗菌药物对人和动物细胞均无毒性。

磷壁酸是 G⁺菌细胞壁的特有成分，又称垣酸或菌壁酸，含量在有些细菌中可占细胞壁干重的 50%。磷壁酸是由多元醇和磷酸的聚合物组成的长链结构，穿插于肽聚糖中。按其结合部位不同，分壁磷壁酸和膜磷壁酸两种。壁磷壁酸结合在细胞壁肽聚糖的 N-乙酰胞壁酸上，膜磷壁酸结合在细胞膜的磷脂上，另一端均伸出到细胞壁的表面（图 1-1-4）。磷壁酸与细菌的表面抗原和致病性有关。

ⓑ G⁻细菌细胞壁的化学组成。G⁻菌细菌细胞壁是由肽聚糖和位于其外侧的外膜所组成，外膜层很厚，约占细胞壁干重的 80%。

肽聚糖在 G⁻细菌细胞壁中含量较少，仅 1~3 层，为 10~15nm，占细胞壁干重的 5%~10%。G⁻菌的聚糖骨架与 G⁺菌相似，但在其四肽侧链第三位的 L-赖氨酸被二氨基庚二酸（DAP）所取代，并且在四肽侧链之间没有五肽桥，由于没有肽桥，两个四肽侧链单体连接仅通过前位的第四位氨基酸羧基与后位四肽链的第三个氨基酸的氨基直接相连，因而仅形成单层平面的二维结构，故结构薄弱疏松（图 1-1-3）。

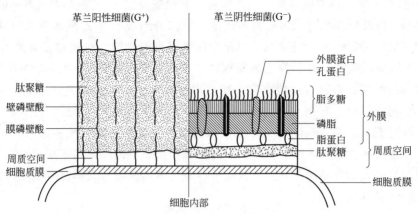

图 1-1-4 G$^+$菌和 G$^-$菌细胞壁的构造比较

(李榆梅. 药学微生物实用技术. 北京：中国医药科技出版社，2008)

外膜又称外壁，是 G$^-$细菌细胞壁所特有的结构，位于细胞壁外层。外膜由内向外依次由脂蛋白、脂质双层、脂多糖等成分组成。

> ### 小知识　　　　　**注射剂中的热原质**
>
> 　　热原质即细菌细胞壁的脂多糖，大多由 G$^-$菌产生，注入人体或动物体内可引起发热反应，故名热原质，热原质耐高温高压，蒸汽灭菌不能破坏，除去的最好方法是蒸馏。

脂蛋白是由脂质和蛋白质所组成，其脂质部分连接在脂质双层的磷脂上，蛋白部分连接在肽聚糖的侧链上，使外膜和肽聚糖构成一个整体。

脂质双层位于脂蛋白外侧，与细胞膜的脂质双层相似，具有阻止大分子扩散的屏障作用。其内镶嵌一些跨膜的孔蛋白质，其功能是控制细胞内外物质的交换与运输。脂质双层通透屏障的作用，能阻止多种大分子物质和青霉素、溶菌酶等进入细胞体内，因而 G$^-$细菌对许多抗生素比 G$^+$细菌有较大抵抗力。

由于 G$^+$细菌和 G$^-$细菌细胞壁的结构和组成有着明显不同，从而导致两类细菌在染色性、毒性和对某些药物的敏感性等方面存在较大差异。G$^+$菌和 G$^-$菌细胞壁的差异见表 1-1-1。

表 1-1-1　G$^+$菌和 G$^-$菌细胞壁的差异

结构	G$^+$菌	G$^-$菌
坚韧度	较坚韧	较疏松
肽聚糖	较厚,可达 50 层,占细胞壁干重的 50%以上,三维结构,具四肽链和五肽桥	较薄,1～3 层,占细胞壁干重的 5%～10%,二维结构,无五肽桥,四肽链的成分与 G$^+$菌不同
磷壁酸	有	无
外膜(脂蛋白、脂质双层、脂多糖)	无	有

② 细胞膜。又称质膜、细胞质膜，位于细胞壁内侧，是紧包在细胞质外面的一层柔软而富有弹性的具有半渗透性的生物膜。厚约 $7\sim8nm$。由磷脂（占 $20\%\sim30\%$）和蛋白质（占 $50\%\sim70\%$）以及少量多糖（约 2%）组成。

a.细胞膜的结构。细胞膜的化学成分主要包括磷脂、蛋白质和少量多糖，其结构是脂质双层结构，蛋白质镶嵌于其中。磷脂分子亲水性极性基团头部朝向两侧表面，非极性的疏水尾部向内而排列成双分子层。蛋白质则可以结合在脂质双层的表面，也可以是穿透脂质双层，还可以是一端伸入其中，另一端暴露。不同的内嵌蛋白和外周蛋白可在磷脂双分子层中做侧向运动。蛋白质多数是具有特殊功能的酶和载体，与膜的透性和酶的活性有关。

b.细胞膜的功能。具有以下功能：ⓐ能够选择性控制菌体内外的物质交换，使细菌能吸取营养物质而排出代谢废物；ⓑ膜上有多种与能量代谢有关的屏障，参与细胞的呼吸过程，产生和储存能量；ⓒ细胞膜上还含有多种合成酶，参与肽聚糖、磷壁酸、脂多糖等的生物合成；ⓓ细胞膜是鞭毛的着生部位；ⓔ形成中介体（间体），中介体是细菌的细胞膜向内凹陷、折叠而成的层状、管状或囊状结构，中介体与细菌的呼吸、分裂、细胞壁的合成及芽孢的形成等功能有关。

③ 细胞质。细胞质是包绕在细胞膜以内，除细胞核物质以外的无色透明而又黏稠的胶状细胞物质。其主要成分为水、蛋白质、脂类、核酸及少量的糖和无机盐。细胞质是细菌的内环境，含丰富的酶系统，细菌吸收营养物质后的合成和分解代谢是在细胞质内完成的，因此细胞质是细菌合成蛋白质、核酸的重要场所。细胞质中还含有核蛋白体、胞质颗粒和质粒等超微结构。

a.核蛋白体。也叫核糖体，是游离于细胞质中的微小颗粒，其直径约为 $20nm$，数量可达数万个，由 RNA 和蛋白质组成。多个核糖体串联在一起称为聚核糖体，聚核糖体为合成蛋白质的场所。核糖体的沉降系数为 70S，由大小不同的两个亚基（50S 和 30S）构成。细菌的核蛋白体是许多抗菌药物选择的靶位，如链霉素可与 30S 亚基结合、红霉素可与 50S 亚基结合，从而干扰细菌蛋白质的合成而导致死亡，但对人体细胞无影响。

b.胞质颗粒。在细胞质中含有各种较大的颗粒状构造，又称内含物，多数为细胞储存的营养物质，包括多糖、脂类、多聚偏磷酸盐等。胞质颗粒的多少随菌龄及培养条件的不同有很大差异，较常见的有：ⓐ异染颗粒。异染颗粒的化学组成是磷酸通过酯键而聚合成的多聚物，可为细菌提供代谢所需的能源（ATP）和磷源。ⓑ脂肪颗粒。脂肪颗粒是由聚 β-羟丁酸所组成，是细菌碳源和能源性储藏物。ⓒ肝糖颗粒和淀粉粒。细菌碳源和能源性储藏物。

c.质粒。质粒是细菌染色体外的遗传物质，为环状 DNA 分子。每个细菌可含有 1 个或多个质粒，每个质粒可以有几个甚至 100 个基因。质粒携带某些特殊基因，控制细菌的某些特殊生物学性状，如致育性（F 因子）、抗药性（R 因子）和产大肠菌素（Col 因子）等。

④ 核质。细菌是原核生物，其细胞核无核膜和核仁，没有固定的形态，结构简单，故称核质、核区或拟核。核区的化学成分是一个大型的环状双链 DNA 分子，反复折叠而成超螺旋结构，一般不含蛋白质，多呈球状、杆状或哑铃状。核质功能是储存和传递遗传信息，控制着细菌的生命活动，是细菌遗传变异的物质基础。

（2）细菌的特殊结构

① 荚膜。某些细菌在一定条件下向细胞壁表面分泌一层松散透明的黏液性多糖类物质

即糖被，称为荚膜。可分为以下 3 种情况。

　　a.荚膜。黏液性物质厚度超过 $0.2\mu m$，且具有一定的形态，相对稳定地附着于细胞壁外，与细胞壁结合比较紧密，有明显的边界者称荚膜。

　　b.微荚膜。黏液性物质很薄，厚度小于 $0.2\mu m$ 的为微荚膜。

　　c.黏液层。黏液性物质没有明显的边缘，可以扩散到周围环境中的称为黏液层。

　　有的菌种会产生有一定形状的大型黏胶物，使菌体连为一体称为菌胶团。

　　荚膜不易着色，在光学显微镜下呈发亮的透明圈，只有用墨汁作负染色或作特殊的荚膜染色时，才能观察到荚膜。

　　荚膜含有大量的水，约为 90% 以上，其化学成分大多数为多糖，如肺炎链球菌，少数为多肽或蛋白质，如炭疽杆菌荚膜为多肽，鼠疫耶尔森菌则为蛋白质。

　　荚膜的主要功能为：ⓐ具有保护细菌的作用，它能抵抗体内吞噬细胞的吞噬作用，还能保护细菌免受体内溶菌酶、补体以及其他化学杀菌物质的杀伤作用。ⓑ荚膜与致病力有关，其构成了某些病原菌的毒力因子，如具荚膜的 S 型肺炎链球菌毒力强，失去荚膜后，致病力明显降低或消失。ⓒ荚膜还能储留水分，具有抗干燥作用。ⓓ荚膜还能储藏养料，当营养缺乏时，可被细菌作为碳源与能源利用。ⓔ荚膜可以堆积某些代谢废物。ⓕ荚膜还是某些病原菌必需的黏附因子，如引起龋齿的唾液链球菌和变异链球菌等，是借助荚膜黏附于牙齿表面而引起龋齿。

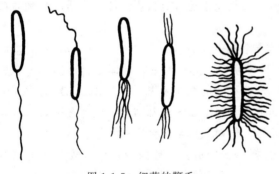

图 1-1-5　细菌的鞭毛

　　② 鞭毛。某些细菌从细胞膜长出的细长而呈波浪形弯曲的丝状物，称为鞭毛。鞭毛很细，直径为 $10\sim20nm$，但其长度可达菌体数倍，电镜下可直接观察到，经特殊染色法，使染料在鞭毛上沉积，加大其直径，也可在光学显微镜下进行观察。具有鞭毛的细菌大多是螺旋菌和弧菌，部分杆菌生鞭毛，大多球菌不生鞭毛。

　　根据鞭毛数目和着生位置，可将有鞭毛的细菌分为以下四种类型（图 1-1-5）。

　　a.偏端单生鞭毛菌。在菌体一端着生一根鞭毛，如霍乱弧菌。

　　b.两端单生鞭毛菌。菌体的两端各着生一根鞭毛，如鼠咬热螺旋菌。

　　c.丛生鞭毛菌。在菌体的一端或两端各着生一束鞭毛，如铜绿假单胞菌、红色螺菌等。

　　d.周生鞭毛菌。菌体周身生有许多鞭毛，如伤寒杆菌、普通变形杆菌等。

　　鞭毛的主要化学成分为蛋白质，有少量的多糖和脂类。

　　鞭毛的主要功能是推动细菌的运动，是细菌的运动器官。鞭毛的运动具有方向性，可以使菌体向目标物移动，也可以使菌体逃离有害物质。鞭毛还具有较强的抗原性，鞭毛抗原称为"H"抗原。鞭毛的着生位置和数目以及抗原性是细菌分类鉴定的重要指标。

　　③ 菌毛。某些细菌表面具有比鞭毛更纤细、短而直硬的丝状物，称为菌毛，也称纤毛。菌毛遍布菌体表面，数目很多，菌毛在电镜下方可见到，其主要成分是蛋白质。菌毛不具有运动功能，可分为普通菌毛和性菌毛两种。

　　a.普通菌毛。普通菌毛短而直，且数量多，每个细胞有 $50\sim400$ 根，周身分布。大肠杆菌、霍乱弧菌、铜绿假单胞菌、淋球菌等菌体表面有这类菌毛。普通菌毛具有黏附能力，通过普通菌毛细菌可以牢固地黏附于多种细胞上或呼吸道、消化道、泌尿生殖道等腔道黏膜的表面，由此获得立足点而侵入细胞内引起感染。因此普通菌毛与细菌致病力有关，失去菌毛后，其致病力随之消失。

b. 性菌毛。性菌毛比普通菌毛稍长且粗，中空呈管状，数量少，一个细菌仅有 $1\sim4$ 根。具有性菌毛的细菌称为雄性菌（F^+ 菌），无性菌毛的细菌称为雌性菌（F^- 菌）。性菌毛能将 F^+ 菌的某些遗传物质转移给 F^- 菌，如细菌的抗药性和某些细菌的毒力因子都可通过性菌毛转移。

④ 芽孢。某些细菌发育到某一阶段，在一定环境条件下，在菌体内形成一个圆形或椭圆形的休眠构造，称为芽孢，其壁厚，含水量低，抗逆性强。能形成芽孢的细菌多为 G^+ 杆菌，如破伤风杆菌。芽孢成熟后菌体即成空壳而崩解，芽孢脱落游离。芽孢具有菌体的各种成分，故能保持细菌的生命活性，但其新陈代谢处于相对静止状态，不能分裂繁殖，是细菌的休眠体，是细菌维持生命活动的特殊形式。当环境条件适宜时，芽孢又可发育成新的菌体。一个产芽孢细菌可形成一个芽孢，一个芽孢也只能生成一个菌体，因此，芽孢不是细菌的繁殖方式。与芽孢相比，细菌的菌体具有繁殖能力而称为繁殖体。

芽孢含水量少，具有多层厚而致密的膜结构，结构坚实，故而通透性低，芽孢由外向内分别是由孢外壁、芽孢衣、皮层和核心 4 个部分组成（图 1-1-6）。由于芽孢的特殊结构，而使芽孢具有很强的抵抗不良环境条件的能力，化学消毒剂很难渗入，对高温、干燥、辐射等有很强的抗性。

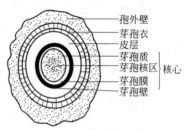

图 1-1-6　细菌芽孢的构造图

> **？ 思考**　药品等生产过程灭菌时能否达到彻底灭菌的效果可以依据什么指标的控制来确定？

芽孢在自然界中可存活几年甚至几十年，如破伤风杆菌的芽孢在土壤中可存活数十年不死，能耐煮沸 1h，在 5% 石炭酸液中可存活 $10\sim15$h，一般芽孢在 121℃ 时 $15\sim30$min 才能杀死。因此，临床上要严防芽孢污染伤口和医疗器具，在制药过程中要防止芽孢进入药物制剂、用具等，进行灭菌时，应以杀灭芽孢为标准。

芽孢的折光性强，用普通染色法很难着色，必须采用特殊的芽孢染色法着色后，才可在光学显微镜下观察。电子显微镜下可见到各种芽孢的不同形态，有的表面光滑，有的表面有脉纹或沟峰。芽孢的大小、形状以及在菌体内的位置因菌种不同而异，如破伤风杆菌的芽孢为正圆形，位于菌体顶端，芽孢比菌体宽，形状呈鼓槌状；枯草杆菌的芽孢比菌体窄，呈椭圆形，位于菌体中央；丁酸梭菌的芽孢位于菌体中央，椭圆形，直径比菌体大，故呈两头小中间大的梭形。这些对产芽孢菌的鉴别有一定意义。

3. 细菌的营养、生长与繁殖

所有生物为了生存都必须不断地从外界环境吸收所需的各种物质，从而获取原料和能量以便合成新的细胞物质，生物所需要的这些物质称为营

扫码做自测题

习题 1-1-1

养物质。营养是指生物体从外界环境中摄取其生命活动所必需的能量和物质，满足其生长和繁殖需要的一种基本的生理功能。

（1）细菌细胞的化学组成 构成菌体细胞的各种成分和结构的物质基础是各种化学元素。细菌的元素组成与其他生物细胞的元素组成相似。根据细菌需要量的大小分为主要元素和微量元素。

主要元素有碳、氢、氧、氮、磷、硫、钾、钙、镁、铁等，其中碳、氢、氧、氮、磷和硫可占细菌细胞干重的97%；微量元素是指含量极低且在不同微生物细胞中差异较大的一些元素，包括锌、锰、钠、氯、钼、硒、钴、铜、钨、镍、硼等。各种化学元素主要以化合物的形式存在于细菌细胞中。

细菌的化学组成主要是水和固形成分。水是细菌体内不可缺少的主要成分，约占生活细胞总量的75%～85%。其存在形式有结合水和游离水两种。结合水是构成细菌的成分，游离水是菌体内重要的溶剂，参与一系列的生化反应。细菌细胞除含水外，其余物质统称为固形成分，包括有机物如蛋白质、核酸、糖类、脂类、维生素和无机物等。

（2）细菌营养物质 不同种类的细菌所需要的营养物质有较大差别，其中细菌所必需的营养物质有水、碳源、氮源、无机盐和生长因子。这些营养物质起到供给细菌合成细胞物质的原料，提供生命活动中所需能量以及调节新陈代谢等重要作用。该内容在模块二（项目一）中进行了具体阐述。

（3）细菌的生长繁殖

① 细菌生长繁殖的条件。生长是微生物与外界环境因子共同作用的结果。不同种类的细菌，其生长繁殖所需要的条件不完全一样，但其生长繁殖的基本条件可归纳为营养物质、水、温度、pH值、氧等。

a. 营养物质。细菌需要丰富的营养物质以满足其生长繁殖，营养物质是细菌生产繁殖的首要条件。包括水、碳源、氮源、无机盐、生长因子等。

b. 温度。温度是微生物生长的重要环境条件之一。温度对微生物生长的影响具体表现在：ⓐ影响酶的活性；ⓑ影响细胞质膜的流动性；ⓒ影响物质的溶解度。依据细菌对温度的需求不同，可将其分为嗜冷菌、嗜温菌、嗜热菌三大类。三类菌的生长温度如表1-1-2所示。

表 1-1-2 细菌生长的温度范围

细菌类型	生长温度/℃		
	最低	最适	最高
嗜冷菌	0 以下	10～20	25～30
嗜温菌	10～20	20～40	40～50
嗜热菌	25～45	50～60	70～80

c. pH。环境的酸碱度对微生物生长也有重要影响。与温度相似，细菌也有其最适 pH 和一定的 pH 范围。但不同种类微生物的适应能力各异。大多数细菌的最适 pH 为 6.8～7.4，细菌在最适 pH 条件下，酶活力最高，细菌生长速率最快。有些细菌在碱性条件下生长良好，如霍乱弧菌的最适 pH8.0～9.2，有些细菌在酸性条件下生长良好，如乳酸杆菌最适 pH5.8～6.6。多数病原性细菌在中性或微碱性（相似人体环境）中生长良好。

许多细菌在代谢过程中分解糖产酸，使 pH 下降，不利于细菌生长。所以，在生产实践中，要把经常测定培养基的 pH 变化作为一种生产指标，并采用加缓冲剂或调节酸、碱等方法控制 pH。缓冲剂有很多种，不同的缓冲剂适用于不同的 pH 范围，在培养基中广泛使用的有磷酸盐，如 K_2HPO_4 和 KH_2PO_4 适用于实验室 pH6～8；也可通过选用不同的培养基组成成分如蛋白质、氨基酸等来调节环境 pH。

d. 氧。氧对细菌影响很大。细菌的种类不同对氧的需求也不同。根据微生物与氧气的关系，可把它们粗分为以下五种类型，它们的生长状态如图 1-1-7 所示。

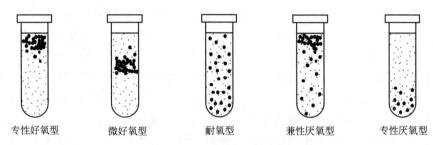

| 专性好氧型 | 微好氧型 | 耐氧型 | 兼性厌氧型 | 专性厌氧型 |

图 1-1-7　氧与细菌生长关系示意

ⓐ 专性好氧菌。这类微生物必须在较高浓度分子氧的条件下才能生长，它们有完整的呼吸链，以分子氧作为最终氢受体，具有超氧化物歧化酶（SOD）和过氧化氢酶。如结核分枝杆菌、白喉棒状杆菌。

ⓑ 微好氧菌。这类菌只有在氧浓度很低（氧分压 $1×10^3～3×10^3 Pa$）的条件下生长最好，在氧气充足和绝对厌氧条件下均不能生长，其产能方式也是通过呼吸链并以氧为最终氢受体。如霍乱弧菌及氢单胞菌属。

ⓒ 耐氧菌。即耐氧性厌氧菌的简称。一类可以在分子氧存在下进行厌氧生活的厌氧菌，只能以发酵产能，但分子氧对其无毒害。细胞内存在 SOD 和过氧化物酶（缺乏过氧化氢酶）。一般的乳酸菌多数为耐氧菌，如乳链球菌、乳酸乳杆菌等。

ⓓ 兼性厌氧菌。在有氧和无氧条件下均能生长，但在有氧的条件下生长更好。兼性厌氧菌有两套酶系统，有氧时以进行呼吸产能为主，无氧时通过发酵或无氧呼吸产能。细胞中含有超氧化物歧化酶和过氧化氢酶。

ⓔ 专性厌氧菌。只能在无氧条件下进行生长繁殖。分子氧对其有毒，即使短期接触空气，也会抑制其生长甚至死亡。在空气或含 $10\%O_2$ 的空气中，它们在固体或半固体培养基表面不能生长，只有在其深层无氧处或在低氧化还原势的环境下才能生长；通过发酵、无氧呼吸、甲烷发酵或光合磷酸化等获得能量。细胞内缺乏 SOD 和细胞色素氧化酶，大多数还缺乏过氧化氢酶。如双歧杆菌、光合细菌及产甲烷菌等。

② 细菌的繁殖方式。细菌的繁殖方式比较简单，一般以无性繁殖、二分裂方式为主。分裂过程大致分为三个阶段：核分裂、形成横隔、子细胞分离。

核分裂是在细菌 DNA 复制后，核的物质随着细胞的生长而移向细胞的两极，形成两个核区，细胞赤道附近的细胞质膜从外向内环形推进，在两个核区之间形成一个垂直于长轴的细胞质隔膜，将细胞质和两个核区分开；形成横隔，随着细胞膜的内陷，母细胞的细胞壁由四周向中心逐渐生长延伸，把细胞质隔膜分为两层，每层分别成为子细胞的细胞膜，随着细胞壁的向内收缩，每个子细胞便各自具备了完整的细胞壁；子细胞分离，有的细菌形成横隔膜后不久就相互分离，呈单个的游离菌体，有的则不分开，根据菌种的不同，形成不同的空间排列方式，如双球菌、双杆菌、链球菌等。

一般细菌在营养充足、环境条件适宜的情况下，繁殖速度极快，如大肠杆菌繁殖一代仅需 15～20min。除无性生殖外，细菌亦存在有性结合，但频率很低。

（4）细菌的菌落特征

① 在固体培养基上的生长现象。单个细菌在固体培养基上生长繁殖时，长出的以母细胞为中心，并由单个细菌繁殖而成的肉眼可见并具有一定形态结构的细胞集团，称为菌落（colony）。理论上一个菌落是由一个细菌繁殖而来，故可用于纯种分离，由单个菌落取菌，再移种到新鲜培养基中而获得该细菌的纯培养物。当一个固体培养基表面由许多菌落连成一片时，称为菌苔。常用于菌种的保藏。

细菌菌落具有湿润、黏稠、易挑起、质地均匀、颜色一致等共性，但不同的细菌种类具有各自独特的特点，即菌落的大小、形状、表面（光滑或粗糙）、边缘形状、黏稠度、色泽等都不相同，是鉴别细菌的重要依据之一。无鞭毛、不能运动的细菌尤其是球菌的菌落通常为较小、较厚、边缘圆整的半球状菌落；具有鞭毛能运动的细菌一般形成大而平坦、边缘不齐整、不规则的菌落。有糖被的细菌菌落则呈大型、透明、蛋清状；无糖被的细菌菌落表面粗糙。具芽孢的细菌菌落表面褶皱且不透明。

② 半固体培养基中的培养特征。细菌穿刺接种在半固体培养基中进行深层培养，培养后，有鞭毛能运动的菌株，细菌从穿刺线向四周培养基运动弥散，可见沿穿刺线呈羽毛状或云雾状浑浊生长；而无鞭毛不能运动的细菌，则可见到细菌仅沿穿刺线呈清晰的线形生长，周围培养基透明澄清。该法是鉴定细菌的运动特征，进而断定有无鞭毛存在的常用方法之一。该法也常应用于菌种保藏。

③ 液体培养基中的培养特征。在液体培养基中，经过一定的培养时间，培养基会由澄清变得浑浊，或在培养基表面形成菌环、菌膜或菌醭，或产生絮状沉淀。液体培养可分为静止培养、摇瓶培养和发酵培养。常用于观察微生物的生长状况，检测生化反应和积累代谢产物等。

（5）细菌群体的生长规律——典型生长曲线　将少量的纯培养细菌接种到有限的液体培养基中，并在培养过程中定时取样测定，以时间为横坐标、菌数的对数为纵坐标，可绘制一条有规律的曲线，这就是细菌的典型生长曲线（图 1-1-8）。典型的生长曲线可分为延滞期、对数期、稳定期和衰亡期四个时期，正确认识和掌握生长曲线各期的特点对指导发酵生产和科学研究是十分必要的。

① 延滞期。又称停滞期、适应期、迟缓期或调整期。当少量纯种细菌接种到适宜培养基后，往往需要一些时间来进行调整以适应新环境，因此细胞不进行分裂，菌体数目也不增加，一般会持续 1～3h。该时期的特点是：生长速率等于零，细菌数几乎保持不变，甚至稍有减少。

这个时期内的细菌细胞通常表现为个体变长、体积增大和代谢活跃，细胞内的 RNA 含量增加使细胞质的嗜碱性

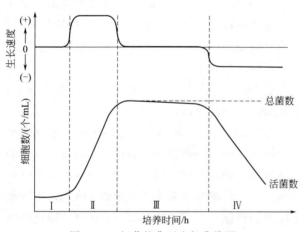

图 1-1-8　细菌的典型生长曲线图

增强，并由于代谢活性的提高而使储藏物消失；细胞对外界理化因子（如 NaCl、热、紫外线、X 射线等）的抵抗能力减弱。在延滞期，细菌的增殖率与死亡率相等，均为零；菌数几乎不增加，曲线平稳，如图 1-1-8 所示。

影响细菌延滞期长短的因素很多，除菌种的遗传特性外，主要有以下三种。

a. 接种龄。指接种物或种子的生长年龄，即细菌生长到生长曲线上哪一阶段时用来作种子。

b. 接种量。接种量的大小明显影响延滞期的长短。一般来说，接种量大，延滞期短，反之则长。因此，在发酵工业上，通常都采用较大的接种量。

c. 培养基成分。接种到营养丰富的天然培养基中的微生物，要比接种到营养单调的组合培养基中的延滞期短。所以，一般要求发酵培养基的成分与种子培养基的成分尽量接近，且应适当丰富些。

② 对数期。对数期也称指数期。经过对新环境的适应阶段后，细菌在这个时期内生长旺盛，代谢活力增强，分裂速度加快，菌数以几何级数增加，代时稳定，其生长曲线表现为一条上升的直线。对数期的特点是：ⓐ生长速率常数 R 最大，因而细胞每分裂一次所需的时间——代时（也称世代时间、增代时间或原生质增加一倍所需的倍增时间）最短；ⓑ细胞进行平衡生长，故菌体各部分的成分十分均匀；ⓒ酶系活跃，代谢旺盛。

影响微生物世代时间的因素较多，主要有以下 4 种。

a. 菌种。不同菌种的代时差别极大。

b. 营养成分。同一种微生物在营养丰富的培养基中生长，其代时较短，反之较长。

c. 营养物浓度。营养物质的浓度也可影响微生物的生长速率和总生长量。在营养物质浓度很低的情况下，营养物的浓度才会影响生长速率，随着营养物浓度逐步增高，生长速率不受影响，而只影响最终的菌体产量；如果进一步提高营养物的浓度，则生长速率和菌体产量两者均不受影响。

d. 培养温度。温度对微生物的生长速率有极其明显的影响。其对发酵实践、食品保藏和夏天防范食物变质以及食物中毒等都有重要的参考价值。

处于对数期的细菌细胞生长迅速，在形态、生理特性和化学组成等方面较为一致，而且菌体大小均匀，单个存在的细胞占多数，因而适于用作进行生理生化等研究的材料。由于旺盛生长的细胞对环境理化等因子的作用敏感，因而也是研究遗传变异的好材料。在微生物发酵工业中，需要选取对数期细胞作为转种或扩大培养的种子，以便缩短发酵周期和提高设备利用率。

③ 稳定期。在对数末期，由于营养物质（包括限制性营养物质）的逐渐消耗，有生理毒性的代谢产物在培养基中的积累及培养环境条件中 pH 值和氧化还原电位等的变化，使细菌的生长速率降低，增殖率下降，死亡率上升，当两者趋于平衡时，就转入稳定期。此时，活菌数基本保持稳定，生长曲线进入平坦阶段。细菌群体的活菌数在这个时期内最高，并可相对持续一定时间。进入稳定期，细胞内开始积聚糖原、异染颗粒和脂肪等内含物；芽孢杆菌一般在这时开始形成芽孢；有的微生物在这时开始以初生代谢物为前体，通过复杂的次生代谢途径合成抗生素等对人类有用的各种次生代谢物。在发酵工业中，为了获得更多的菌体或代谢产物，还可以通过补料，调节 pH 值、温度或通气量等措施来延长稳定期。

④ 衰亡期。衰亡期也称衰老期。细菌在经过稳定期后，由于营养和环境条件进一步恶

化，死亡率迅速增加，以致明显超过增殖率，这时尽管群体的总菌数仍然较高，但活菌数急剧下降，其对数与时间呈反比，表现为按几何级数下降，生长曲线直线下垂，有人又称其为对数死亡期。

正确认识和掌握细菌群体的生长特点和规律，对于科学研究以及微生物工业发酵生产具有重要意义。

4. 细菌与人类的关系

细菌和人类生产生活有着密切的关系，表现在有害和有利两个方面。

很多细菌在医药工业上具有重要作用，如多黏芽孢杆菌产生的多黏菌素，这种抗生素能抑制革兰阴性菌如铜绿假单胞菌的生长，还有的可产生维生素 B_2、维生素 B_{12}、维生素 C、氨基酸、酶及酶抑制剂、某些甾体化合物以及乳酸菌制剂等。

案例导入

3 万多支问题"生脉注射液"流入 9 省区

2015 年 4 月 25 日人民网等报道，江苏某药业"生脉注射液"在广东发生不良事件，有患者用后出现发热、寒战等不良反应，经检验该批药品热原不符合规定，批号 14081413，共 37638 支，已销往江苏、浙江、广东、四川等 9 省区。食药监局对该产品采取停产召回，该品种停产整顿后才允许生产。

问：注射液产品中热原是对人体有益还是有害的物质？

热原是如何产生的？

药品生产过程中有何办法可以减少热原物质？

细菌虽然在医药工业上具有重要作用，但它又能使动物和人类致病，较多人畜的疾病是由细菌引起的。能引起人体或动物疾病的病原菌侵入机体后，会在一定部位生长繁殖，有的表现出临床症状，严重危害机体健康。能致病的细菌种类很多，如金黄色葡萄球菌，能引起伤口化脓、败血症、脓毒血症等；肺炎链球菌可导致大叶性肺炎；脑膜炎双球菌可致流行性脑脊髓膜炎等。

二、放线菌

放线菌是一类介于细菌与真菌之间的单细胞、呈分枝状生长的陆生性较强的原核细胞型微生物，因菌丝呈放射性生长而得名。放线菌具有菌丝和孢子结构，以孢子进行繁殖，大多数放线菌革兰染色呈阳性。

扫码做自测题

习题 1-1-2

放线菌广泛分布于自然界，主要存在于含水量较低、有机物较丰富和呈中性或微碱性的土壤中。泥土所特有的泥腥味，主要由放线菌产生的土腥素所引起。大多数放线菌是需氧性腐生菌，只有少数为寄生菌，可使人和动植物致病。

放线菌与人类有密切关系，在医药工业上有重要意义，为人类健康做出了重要贡献。放线菌是抗生素的主要产生菌，在已报道过的多种抗生素中，约 70% 由放线菌产生。近年来，随着生物工程技术的飞速发展，人们已经选育出更多生产生化制剂的放线菌，如抗癌剂、酶抑制剂、免疫抑制剂、抗寄生虫剂和农用杀虫剂等。

1. 放线菌的形态与结构

放线菌是介于细菌与真菌之间而又接近于细菌的单细胞分枝状微生物。其基本结构与细菌相似，细胞壁由肽聚糖组成，并含有二氨基庚二酸（DAP），而不含真菌细胞壁所具有的纤维素或几丁质，故也可将放线菌定义为一类主要呈丝状生长和以孢子繁殖的革兰阳性细菌。放线菌是单细胞微生物，由菌丝和孢子组成。

（1）菌丝　菌丝是由放线菌孢子在适宜环境下吸收水分，萌发出芽，芽管伸长，呈放射状、分枝状的丝状物。大量菌丝交织成团，形成菌丝体。放线菌的菌丝基本为无隔的多核菌丝，其直径细小，通常为 1μm 左右。放线菌菌丝分为基内菌丝、气生菌丝和孢子丝（图 1-1-9）。

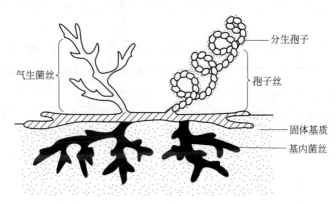

图 1-1-9　放线菌一般形态结构的模式示意

① 基内菌丝。是伸入培养基内的菌丝，具有吸收营养和排泄代谢废物的功能，故又称营养菌丝，也叫基质菌丝、一级菌丝。基内菌丝较细、色浅。

② 气生菌丝。是基内菌丝向空间生长的菌丝，也称二级菌丝。直径较粗，产生的色素较深。

③ 孢子丝。大部分气生菌丝成熟，分化成孢子丝，并通过横隔分裂方式，产生成串的分生孢子。孢子丝的形状、着生方式、螺旋的方向（左旋或右旋）、数目、疏密程度以及形态特征是鉴定放线菌的重要依据。

（2）孢子　孢子丝发育到一定阶段即分化形成孢子。孢子的形成方式为横隔分裂方式。

放线菌的孢子属无性孢子，它是放线菌的繁殖器官。孢子的形状不一，有球形、椭圆形、杆形或柱状。排列方式也不同，有单个、双个、短链或长链状。在电镜下可见孢子表面结构不同，有的表面光滑，有的为疣状、鳞片状、刺状或毛发状。孢子的颜色多样，呈白、灰、黄、橙黄、淡黄、红、蓝等颜色。孢子的形态、排列方式和表面结构以及色素特征是鉴定放线菌的重要依据。

2. 放线菌的培养特性

（1）培养条件　绝大多数放线菌为异养菌，营养要求不高，能在简单培养基上生长。需要的碳源有淀粉、糊精、葡萄糖、麦芽糖和甘油等。氮源中可利用蛋白胨、氨基酸、硝酸盐、铵盐、尿素等。一般都需要多种元素如钾、钠、硫、磷、镁、铁、锰等。

该菌大多为需氧菌，所以在抗生素生产中，需进行通气搅拌培养，以增加发酵液中的溶解氧量。

腐生型放线菌最适生长温度为 28～32℃，寄生型放线菌则为 37℃，高温放线菌在 50～60℃较为适宜。对酸敏感，最适 pH 为中性偏碱（pH7.2～7.6）。

放线菌生长缓慢，一般需培养 3～7 天才能长成典型菌落。

（2）菌落特征　放线菌在固体平板培养基上培养后形成的菌落具有一定的特征，可作为鉴别的依据。放线菌菌落通常为圆形，类似或略大于细菌的菌落，但比真菌菌落小。基内菌丝伸入培养基内，与培养基结合紧密，不易被接种针挑起。气生菌丝又紧贴在培养基的表面相互交织成网状，所以菌落表面干燥多皱，致密而坚实。当孢子丝成熟时，形成大量孢子堆，铺于菌落表面，使菌落呈现颗粒状、粉状、石灰状或绒毛状，并带有不同的颜色。

（3）繁殖方式及生活周期　放线菌主要通过无性孢子的方式进行繁殖，孢子的形成方式是横隔分裂方式。在液体培养基中，也可通过菌丝断裂的片段形成新的菌丝体而大量繁殖，在工业发酵生产抗生素时常采用搅拌培养即是以此原理进行的。

现以链霉菌的生活史为例说明放线菌的发育周期：①孢子萌发，长出芽管；②芽管延长，分枝构成基内菌丝；③基内菌丝向培养基外空间生长形成气生菌丝；④气生菌丝顶部分化形成孢子丝；⑤孢子丝发育形成孢子，如此循环反复。孢子是繁殖器官，一个孢子可长成许多菌丝，然后再分化形成许多孢子。

3. 放线菌与人类的关系

放线菌在医药上主要用于生产抗生素、维生素和酶制剂（蛋白酶、淀粉酶、纤维素酶等）；近年来筛选到的许多新的生化药物多数是放线菌的次生代谢产物，包括抗癌剂、酶抑制剂、抗寄生虫剂、免疫抑制剂和农用杀虫（杀菌）剂等。此外，放线菌也应用于皮革脱毛、污水处理、石油脱蜡、甾体转化等方面。少数寄生性的放线菌对人和动植物具有致病性。

（1）产生抗生素的放线菌　放线菌是抗生素的主要产生菌，由于抗生素在医疗上的应用，许多传染性疾病特别是传播广泛的严重传染病已得到很好的治疗和控制。除产生抗生素最多的链霉菌属外，其他各属中产生抗生素较多的依次为小单孢菌属、游动放线菌属、诺卡菌属、链孢囊菌属和马杜拉放线菌属等。

① 链霉菌属。链霉菌属是放线菌中最大的一个属，该属产生的抗生素种类最多。现有的抗生素约 70% 由放线菌产生，而其中 90% 又是由链霉菌属产生的。根据该菌属不同菌的形态和培养特征，特别是根据气生菌丝、孢子堆和基内菌丝的颜色及孢子丝的形态，可把链霉菌属分为 14 个类群，其中有许多种类是重要抗生素的产生菌，如灰色链霉菌产生链霉素、龟裂链霉菌产生土霉素、卡那霉素链霉菌产生卡那霉素等，此外，链霉菌还产生氯霉素、四环素、金霉素、新霉素、红霉素、两性霉素、制霉菌素、万古霉素、放线菌素 D、博莱霉素以及丝裂霉素等。

有的链霉菌能产生一种以上的抗生素，而不同种的链霉菌也可能产生同种抗生素。

链霉菌有发育良好的基内菌丝、气生菌丝和孢子丝，菌丝无隔，孢子丝形状各异，可形成长的孢子链。

②　诺卡菌属。诺卡菌属的放线菌主要形成基内菌丝，菌丝纤细，一般无气生菌丝。少数菌产生一薄层气生菌丝，成为孢子丝。基内菌丝和孢子丝均有横隔，断裂后形成不同长度的杆形，这是该属菌的重要特征。

菌落表面多皱、致密、干燥或湿润，呈黄、黄绿、橙红等颜色，用接种环一触即碎。

诺卡菌产生 30 多种抗生素，如治疗结核和麻风的利福霉素，对原虫、病毒有作用的间型霉素以及对革兰阳性菌有作用的瑞斯托菌素等。此外，该属菌还可用于石油脱蜡、烃类发酵及污水处理等。

③　小单孢菌属。小单孢菌属放线菌的基内菌丝纤细，无横隔，不断裂，亦不形成气生菌丝，只在基内菌丝上长出孢子梗，顶端只生成一个球形或椭圆形的孢子，其表面为棘状或疣状。

菌落凸起，多皱或光滑，常呈橙黄、红、深褐或黑色。

本属约有 40 多种，也是产生抗生素较多的属，可产生庆大霉素、利福霉素、创新霉素、卤霉素等 50 多种抗生素。

④　链孢囊菌属。链孢囊菌属的特点是孢囊由气生菌丝上的孢子丝盘卷而成。孢囊孢子无鞭毛，不能运动。有氧环境中生长发育良好。菌落与链霉菌属的相似。能产生对革兰阳性菌、革兰阴性菌、病毒和肿瘤有作用的抗生素，如多霉素。

⑤　游动放线菌属。游动放线菌属的放线菌一般不形成气生菌丝，基内菌丝有分枝并形成各种形状的球形孢囊，这是该属菌的主要特征。囊内有孢子囊孢子，孢子有鞭毛，可运动。

菌落湿润发亮，生长缓慢，2～3 周才形成菌落。

本属菌至今已报道 14 种，产生的抗生素有创新霉素、萘醌类的绛红霉素等，后者对肿瘤、细菌、真菌均有一定作用。

⑥　高温放线菌属。当前放线菌研究的一个重要趋势是研究极端环境（极冷、极热、极酸、极碱、高压、高盐、高辐射等）中的放线菌，以此来了解生命的本质和为放线菌资源开发提供有效的途径。

高温放线菌属的基内菌丝和气生菌丝发育良好，单个孢子侧生在基内菌丝和气生菌丝上。孢子内生，其结构和性质与细菌芽孢类似，孢子外面有多层外壁，内含吡啶二羧酸，能抵抗高温、化学药物和环境中的其他不利因素。

该属菌产生高温红霉素，对革兰阳性菌和革兰阴性菌均有作用。

此外，该属菌常存在于自然界高温场所如堆肥、牧草中，故可引起呼吸系统疾病。

（2）病原性放线菌　病原性放线菌主要是厌氧放线菌属和需氧诺卡菌属中的少数放线菌。厌氧放线菌属的基内菌丝有横隔，断裂为 V、Y、T 型，不形成气生菌丝和孢子，对人致病的主要是衣氏放线菌。它存在于正常人的口腔、齿龈、扁桃体与咽部，为条件致病菌。近年来临床大量使用广谱抗生素、皮质激素、免疫抑制剂或进行大剂量放疗，造成机体菌群失调，使放线菌条件致病菌引起的二重感染发病率急剧上升，有时也因机体抵抗力减弱或拔牙、口腔黏膜损伤而引起内源性感染，导致软组织的慢性化脓性炎症，疾病多发于面颈部、胸部、腹部。病变部位常形成许多瘘管。在排出的脓汁中，可查见有硫黄样颗粒，肉眼可见，将可疑颗粒压片、镜检，可见放射状排列的菌丝。

牛型放线菌首先自母牛体内分离出，对人无致病能力，可引起牛的颚肿病。星形诺卡菌主要由呼吸道或创口侵入人体，引起肺部感染，其症状类似脓肿的急性感染或伴发脓肿的急性肺炎。也可播散至全身，如肾、肝、脾、心包及肾上腺等器官，引起脓肿及多发性瘘管。

复习思考题

1. 细菌特殊结构有哪些，分别有何功能？它们对人类生活或生产有何影响？
2. 革兰染色的原理是什么？
3. 什么是菌落？菌落在微生物学研究中的应用有哪些？

三、显微镜的使用及细菌形态的观察*

1. 实训目的

① 了解普通光学显微镜的构造。
② 掌握普通光学显微镜的使用方法及显微镜油镜的使用及保养方法。
③ 掌握用显微镜观察微生物标本片及正确的绘图方法。

2. 实训原理

显微镜是观察微生物最常用的仪器。最早的光学显微镜是由荷兰眼镜商詹森（Z. Jansen，1588—1628）于1604年发明的，而真正观察到活细胞的是荷兰科学家安东·列文虎克（Antonie van Leeuwenhoek，1632—1723），他用自制的显微镜观察到原生动物、人和哺乳动物的精子以及细菌等。

普通光学显微镜的结构

显微镜的种类很多，有普通的光学显微镜，还有高级的电子显微镜和原子显微镜等。普通的光学显微镜是微生物实验室常用的光学仪器。光学显微镜根据其照明技术，又可分为明视野显微镜、暗视野显微镜和荧光显微镜等类型。

（1）普通光学显微镜的构造 普通光学显微镜由机械系统和光学系统组成，其结构如图1-1-10所示。

① 机械部分

镜臂：为一弓形或圆弧形金属柱，对镜身起支承作用，也是搬取显微镜时手握之处。

镜筒：由金属制成的空心圆筒，上端接目镜，下端接物镜转换器，有单筒和双筒两种。

转换器：用来安装和转换物镜的圆盘，可装3～4个不同放大率的物镜，使用时根据需要可自由旋转到相应的物镜。

调节器：用来控制镜筒的升降，调节物镜与标本之间的距离，使被观察物在正确的位置上形成清晰的图像，该过程称为调焦。调器有粗调节器和细调节器两种，一般使用时先用粗调节器粗放调焦距，再用细调节器调至图像清晰为止。

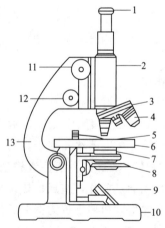

图 1-1-10 光学显微镜结构
1—目镜；2—镜筒；3—物镜转换器；
4—物镜；5—标本夹；6—载物台；
7—聚光器；8—光圈；9—反光镜；
10—镜座；11—粗调节器；
12—细调节器；13—镜臂

载物台：在镜筒下方，用来装载被检标本。台中央有孔，称为通光孔，可通过光线。载物台上装有推进器，可固定和前后左右移动标本片。

镜座：是显微镜的底座，用来支持全镜，其内腔装有亮度可调的灯。

② 光学部分

目镜：又称接目镜，安放于镜筒上端，是由两块或两块以上的平凸透镜组合而成，可将物镜所成实像进一步放大。放大倍数一般为 5×、10×、15× 等。

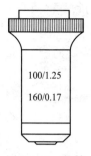

图 1-1-11　物镜主要参数

物镜：又称接物镜，安装在转换器上，是显微镜质量和性能最关键部件。分低倍镜、高倍镜和油镜。一般 5× 至 20× 为低倍镜，40× 到 80× 为高倍镜，90× 至 100× 为油镜。物镜上一般都标有表示物镜光学性能和使用条件的一些数字和符号，如图 1-1-11 所示，以图中物镜为例，这里 100 指的是放大倍数，1.25 为该物镜的数值口径，数值口径越大，分辨物体的能力愈强，160 表示镜筒的机械长度（mm），0.17 为所用盖玻片的最大厚度（mm）。

聚光器：位于载物台下方，其作用相当于一个凸透镜，能将入射光聚集于载玻片上。能够上下移动，上升则视野明亮，下降则光线减弱。

反光镜：安装在聚光器下方，是普通光学显微镜的取光部件，使光线射向聚光镜，具有平面和凹面两个面，一般情况下使用天然光线或强光时用平面镜，使用人工光线或弱光时用凹面镜。目前实验室普遍使用镜座上装有光源的内置电光源显微镜，并有电流调节螺旋，可通过调节电流大小来调节光强。

（2）放大倍数　放大倍数是眼睛看到的物像的大小与标本实际大小的比值。显微镜的总放大倍数等于物镜放大倍数与目镜放大倍数的乘积。通常物镜的放大倍数愈大，物镜镜头到标本片之间的距离就愈短，这时光圈就要打开得愈大。

（3）油镜的原理　油镜的使用比较特殊，需在载玻片与镜头之间滴加镜油（实验室常用香柏油）。油镜的物镜开口很小，故进入镜中的光线较少，视野较暗。油镜工作时，需在油镜与标本片之间滴加香柏油。香柏油对光线的折射率为 1.515，与玻璃对光线的折射率 1.52 极为相近，镜检时滴加香柏油的作用是使光源尽可能多地进入物镜中，避免光线通过折射率低的空气（折射率 1.0）而散失，因而能提高物镜的分辨力，使物像明亮清晰。如图 1-1-12 所示。

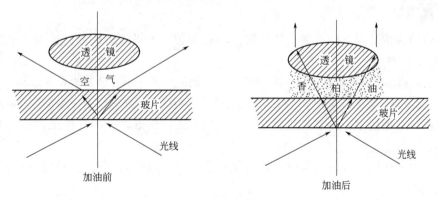

图 1-1-12　油镜的原理

3. 材料和用具

① 试剂：香柏油，二甲苯。

② 器材：金黄色葡萄球菌、枯草芽孢杆菌等染色标本片，显微镜，擦镜纸。

4. 操作步骤

（1）显微镜的安置　取镜时，右手紧握镜臂，左手托住镜座，保持镜身直立，置显微镜

显微镜的使用及
细菌的形态观察

于平整的实验台上，镜座距台边 3～4cm。镜检者的姿势要端正。

（2）调节光源　提升镜筒，转动转换器，使低倍物镜与镜筒成一直线，适当调节光圈和聚光器，打开内置光源，使整个视野亮度均匀适宜。

（3）装片　将标本片置于载物台的推进器上固定好，调节推进器的旋钮，将所要观察的部分对准物镜。

（4）低倍物镜观察　观察标本必须从低倍镜开始，因为低倍镜视野较大，易发现被观察的标本。先转动粗调节器，使物镜与标本片接近。然后慢慢提升镜筒或下降载物台，直至初见物像，再调节细调节器使物像清晰。镜检时，两眼必须同时睁开，一般用左眼观察，右眼便于绘图或记录。

（5）高倍物镜的使用　在低倍镜下找到合适的观察目标并将其移至视野中央后，小心转动物镜转换器将高倍镜移至工作位置。通过细调节器稍加调节，配合调节聚光器及光圈，可使物像清晰。

（6）油镜的使用　在高倍镜或低倍镜下找到要观察的样品区域后，用粗调节器提升镜筒，接入油镜。在标本片的欲检部位滴加一滴香柏油，先从侧面注视镜头，轻轻上升载物台或转动粗调节螺旋使油镜头下降，最终使油镜头浸入油滴中，直到与标本片几乎接触为止，但两者切不可相碰！然后，用左眼看目镜，用右手微微转动粗调节螺旋，慢慢提升油镜头或下降载物台，待看到模糊物像时，再轻轻转动细调节螺旋调节焦距，直到出现完全清晰的物像为止。如镜头离开油面还未看到物像，则需重新操作。

（7）保养　镜检完毕，转动粗调节螺旋使油镜头上升或载物台下降，然后取出标本片，用擦镜纸擦净镜头上的香柏油。然后在擦镜纸上滴 1～2 滴二甲苯擦拭镜头，并立即用干擦镜纸拭净二甲苯。

（8）还镜　物镜镜头离开通光孔转成"八"字形，降低镜筒或上升载物台，使物镜头与载物台接触，竖直反光镜，下降集光器，罩好防尘罩，右手握镜臂，左手掌托镜座送入箱内。

5. 注意事项

① 显微镜为精密贵重的仪器，使用时要小心爱护，不得随意拆散。如发生故障，要找专业人士进行修理。

② 在使用粗调节器聚焦物像时，必须养成先从侧面注视并小心调节物镜靠近标本，然后用目镜观察，慢慢调节物镜离开标本进行调焦的习惯，以免一时操作失误而损坏镜头及玻片。

③ 仪器应保持洁净，经常清除灰尘，切忌用手或擦镜纸以外的其他纸擦拭镜头，以免使镜头污损。

④ 用二甲苯擦镜头时，用量要少，擦拭不宜太久，以防黏合透镜的树脂被溶解。切勿用酒精擦拭镜头。

⑤ 显微镜应放置在阴凉、干燥处，并用防尘罩套住，如长时间不用，最好将物镜放入物镜盒内，并盖上防尘罩。

6. 思考题

① 简述光学显微镜的使用方法及注意事项。

② 油镜使用后，为什么要及时用二甲苯处理，处理时应注意些什么？

实训考评单

显微镜使用及微生物形态观察（供参考）

（考核时间：15min，满分100分）

班级：_____　　姓名：_____

项目	考核内容	分值	评分要点	得分
准备 （25分）	显微镜的安置	10	服装整洁，得5分	
			显微镜取放合理，得5分	
			取镜方式不正确，扣5分	
			安置位置不正确，扣5分	
	显微镜接通电源 并调节光源	15	正确，得15分	
			聚光器未升至较高位置，扣5分	
			光圈未打开至合适位置，扣5分	
			光源未调节或者调节大小不正确，扣5分	
微生物标本片观察 （70分）	固定标本片并调节 将观察部分对准物镜， 选择物镜	15	操作正确，得15分	
			放本标片时，未调粗调节器使载物台下降至合适低位，扣5分	
			选择物镜不正确，扣2分	
			选择物镜时未使用转换器，扣5分	
			观察部分未对准物镜，扣3分	
	低倍物镜观察	15	操作正确，得15分	
			未调粗调节器使载物台未上升至合适高度，扣5分	
			双眼通过目镜调节时，载物台有较大幅度上升，扣5分	
			未见物像，扣5分	
	高倍镜观察	10	操作正确，得10分	
			未先使用细调节器，直接用粗调节器的，扣5分	
			按照低倍镜方式调节的，符合低倍镜调节扣分项者，扣1～5分	
			未见物像，扣5分	
	还镜	15	操作正确，得15分	
			物镜未旋成八字形或未使最低倍镜对准聚光器者，扣5分	
			载物台未上升至最高，扣5分	
			光源未调节至最低档，扣5分	
	操作熟练程度	15	熟练，得15分	
			较熟练，得10分	
			一般，得5分	
			不熟练，得0分	
结果（5分）	结果	5	正确，得5分	
			不正确，扣5分	
超时			每超时1min扣5分	

结果报告：球形□、杆形□、卵圆形□、丝状□

考评人：_____　　　　日期：　　　年　月　日

四、细菌染色技术[*]

1. 实训目的

① 了解革兰染色法的原理及其在细菌分类鉴定中的重要性。

② 熟悉细菌涂片、染色的基本技术。

③ 掌握细菌的简单染色与革兰染色法，并进一步掌握油镜的使用方法。

2. 实训原理

细菌是一种形态微小、无色半透明并含有大量水分的微小生物，与周围背景没有明显的明暗差，因而用一般光学显微镜不易观察。通常用染色的方法增加反差，进行细菌标本的观察。染料有带阴离子发色团的酸性染料和带有阳离子发色团的碱性染料。由于细菌的等电点为 pH2～5，在接近中性的环境中通常带负电荷，易与带正电荷的碱性染料相结合而染上颜色，故常用亚甲蓝、碱性复红、草酸铵结晶紫等染料染色。

染色法又分单染色和复染色两大类。单染色法即仅用一种染料着色，细菌被染成同一种颜色，可用来观察细菌的形态和排列方式，但无鉴别细菌的作用。复染色法又称鉴别染色法，通常用两种或两种以上的染料着色，由于不同种类的细菌或同种细菌的不同结构对染料有不同的反应性而被染成不同的颜色，从而有鉴别细菌的作用。

复染色法中较为常用的是革兰染色，革兰染色法是将细菌制成标本后，用结晶紫（或龙胆紫）初染，再加碘液媒染，将各种细菌均染成深紫色。然后用 95% 的乙醇脱色，其中有的细菌脱去紫色，有的细菌仍保持紫色。最后用复红（或沙黄）液复染。通过染色可将细菌分成两大类：一类不被乙醇脱色而保持紫色者，为革兰阳性菌，用 G^+ 表示；另一类被乙醇脱去紫色后复染成红色者，为革兰阴性菌，用 G^- 表示。革兰染色法的原理可从以下几个方面解释：① G^+ 菌等电点（pH2～3）比 G^- 菌等电点（pH4～5）低，在同一 pH 条件下 G^+ 菌比 G^- 菌所带负电荷多，因此与带正电荷的碱性染料结合力强，不易脱色。② G^+ 菌体内含有大量核糖核酸镁盐，可与进入体内的结晶紫、碘液等牢固结合成大分子复合物。G^- 菌含核糖核酸镁盐很少，故易被脱色。③ G^+ 菌细胞壁结构致密，肽聚糖层厚，含脂质少，乙醇不易渗入脱色；G^- 菌细胞壁结构疏松，肽聚糖层薄，含脂质多，乙醇容易溶解脂类而渗入使之脱色。

3. 材料和用具

① 细菌：大肠杆菌和金黄色葡萄球菌 18～24h 培养物。

② 试剂：香柏油、二甲苯、生理盐水、吕氏美蓝染色液、草酸铵结晶紫染色液、碘液、95% 乙醇、稀释的石炭酸复红染色液。

③ 其他：显微镜、酒精灯、载玻片、接种环、擦镜纸、吸水纸、火柴等。

4. 操作步骤

（1）细菌的简单染色法

① 涂片。根据所用材料不同，涂片的方法亦有差异。

取洁净无油渍的玻片一张，将接种环在酒精灯火焰上烧灼灭菌后，取 1～2 环无菌生理盐水，放于载玻片中央，再将接种环灭菌、冷却后，从固体培养基上取少许菌落或菌苔与生理盐水混匀，做成直径 1cm 的涂面（如为液体培养物，可取一环直接涂于玻片上即可）。接种环用后在火焰上灭菌，杀死残留的细菌。

②　干燥。涂片应在室温下自然干燥，必要时将涂面向上，置酒精灯火焰高处微烤加热烘干，但切忌直火加热，避免细菌变形。

③　固定。固定的目的是杀死细菌，使菌体蛋白凝固，形态固定，易于着色，并且经固定的菌体牢固黏附在玻片上，水洗时不易冲掉。常用的固定方法有火焰固定和化学固定两种。

a. 火焰固定。将干燥好的涂片涂面向上，在火焰上以钟摆的速度来回通过 3～4 次，以手背触及玻片微烫手为宜。

b. 化学固定。将干燥好的玻片浸入甲醇中固定 2～3min 后取出晾干，或在涂片上滴加甲醇使其作用 2～3min 后自然挥发干燥。

④　染色。在已干燥、固定好的涂片上滴加适量的美蓝染色液或稀释复红染色液，使染液盖满菌面，染色约 1～2min。

⑤　水洗。倾去染液，用细小的水流将染料洗去，至洗下的水没有颜色为止。注意不要使水流直接冲至涂面处。

⑥　干燥。在空气中自然干燥；或将标本压于两层吸水纸中间充分吸干，但不可摩擦；也可以在酒精灯火焰高处微烤加热干燥。

⑦　镜检。先在低倍镜下找到物像，并调至视野中间，然后滴加香柏油，置油镜下观察。

（2）细菌的革兰染色法

①　涂片

a. 常规涂片法。取一洁净的载玻片，用特种笔在载玻片的左右两侧标上菌号，并在两端各滴一小滴蒸馏水，以无菌接种环分别挑取少量菌体涂片，干燥、固定。

细菌的革兰染色技术

b. "三区"涂片法。在玻片的左、右端各加一滴无菌水，在无菌操作环境下挑取少量金黄色葡萄球菌与大肠杆菌均匀涂于两滴水中，并将少量菌液适当延伸至玻片的中央，使其形成含有两种菌的混合区，干燥、固定。

②　初染。在干燥、固定好的涂片上滴加草酸铵结晶紫染色液，染色 2～3min，水洗，同简单染色。

③　媒染。滴加碘液染 1～2min。

④　水洗。同简单染色。

⑤　脱色。在 95% 乙醇脱色缸内脱色 30s 或滴加 95% 乙醇 2～3 滴于涂片上，频频摇晃 3～5s 后，倾去酒精，再滴加酒精，如此反复 2～5 次，直至流下的酒精无色或稍呈浅紫色为止。脱色时间可根据涂片的厚度灵活掌握，一般为 20～30s。

⑥　水洗。同简单染色。

⑦　复染。滴加稀释石炭酸复红染色液，染色 1～2min 或滴加沙黄染色液染色 2min。

⑧　水洗、干燥。同简单染色。

⑨　镜检。干燥后用油镜观察。染成蓝色或蓝紫色的细菌称为革兰阳性菌；染成红色的细菌称为革兰阴性菌。

注意事项：

① 酒精脱色的时间是革兰染色的关键，脱色时间过长，阳性菌可被误染为阴性菌，脱色时间不够，则阴性菌可能被误染为阳性菌，同时脱色时间长短应由涂片薄厚来决定。

② 一般涂片，取菌要少，涂片要薄而均匀。

③ 碘液配制后需装在密闭的暗色瓶内储存。如因储存不当，试液由原来的红棕色变成淡黄色，则不宜再用。

5. 实训结果

① 将观察结果填入下表。

染色后观察的菌体颜色	根据观察结果判定所观察细菌为何种革兰菌	备注
_____色	为革兰染色_____性	

② 绘出大肠杆菌和金黄色葡萄球菌形态图，标明革兰染色颜色、性质和菌名。

 实训考评单

革兰染色操作技能考核表（供参考）

操作项目	操作内容	分值	评分要点	评分	备注
准备	1.实验着装	6	1.着工作服顺序正确,仪容整洁		
	2.整理实验台面		2.各种实验器材、试剂摆放有序合理		
	3.检查、清洁载玻片		3.操作动作到位		
制片	1.滴加无菌生理盐水	4	1.手法正确,液滴大小合适		
	2.点燃酒精灯		2.操作动作到位,火焰适宜		
	3.灼烧接种环	6	3.操作动作到位		
	4.接种环冷却并取一环菌种		4.无菌操作动作到位		
	5.涂片并合理稀释	4	5.涂片薄且均匀,操作动作到位		
	6.灼烧多余菌液		6.接种环灼烧红		
	7.干燥	6	7.操作动作到位		
	8.固定		8.操作动作到位,无过度加热		
	9.操作熟练度及整体印象	6	9.操作熟练度及整体印象		
染色	1.初染	8	1.操作动作到位		
	2.媒染		2.操作动作到位		
	3.脱色	8	3.操作动作到位		
	4.复染		4.操作动作到位		
	5.水洗	8	5.各步水洗操作动作到位		
	6.干燥		6.操作动作到位		
	7.操作熟练度及整体印象	6	7.操作熟练度及整体印象		

续表

操作项目	操作内容	分值	评分要点	评分	备注
镜检	1. 显微镜的安置	12	1. 显微镜取、放方法正确		
	2. 载玻片的放置		2. 正确使用标本夹和移动器		
	3. 显微镜观察操作		3. 显微镜使用正确,得到清晰物象		
	4. 染色结果观察	8	4. 染色结果明显		
	5. 显微镜的维护	4	5. 显微镜清理动作到位		
	6. 操作熟练度及整体印象	6	6. 操作熟练度及整体印象		
文明操作	1. 有无器皿的破损	8	1. 无损坏		
	2. 操作结束后整理现场		2. 废液处理、清理操作台面		
操作时间	起:　　　　止: 用时:		15min 内完成。每超出 1min 扣 5 分		
总分		100			

6. 思考题

① 细菌染色前为什么要固定?

② 简述革兰染色主要步骤以及影响染色结果的主要技术要点。

五、链霉菌的鉴定技术*

1. 实训目的

① 掌握链霉菌鉴定技术,结合实际练习分群程序。

② 了解不同放线菌的培养特性及形态以及在鉴定工作中的意义。

2. 实训原理

链霉菌的鉴定是以形态、培养特征为依据进行菌种的鉴定。鉴定时需要在多种培养基上培养,观察其形态结构、培养特征等特性。根据实验取得的结果,再核对文献资料,最后定出种群。

3. 材料和用具

① 材料:链霉菌不同类群的纯培养物。

② 培养物可在高氏Ⅰ号合成培养基、查氏琼脂合成培养基、葡萄糖天冬素琼脂等合成培养基上生长,接种培养 10~14 天左右,即可进行区分类群。

4. 操作步骤

(1) 培养特征观察　一般以孢子、气生菌丝体、基内菌丝体的颜色和可溶性色素三部分为主要特征。将菌种接种在高氏Ⅰ号、查氏、葡萄糖天冬素琼脂培养基和马铃薯块上,分别记载培养 7 天、15 天和 30 天的培养特征,并记录以下实验现象。

① 孢子丝与孢子(即孢子堆)的颜色;

② 气生菌丝(即形成孢子前)的颜色;

③ 基内菌丝的颜色;

④ 可溶性色素的颜色。

此外,还可观察菌株的生长状况,如生长好坏、气生菌丝呈现的状态——绒状、粉状或棉絮状等作为参考特征。

(2) 形态特征观察　主要进行气生菌丝、孢子丝及孢子的观察。

① 将培养 3~4 天的链霉菌的培养皿打开,放在显微镜低倍镜下寻找菌落的边缘,直接观察气生菌丝和孢子丝的形态(分枝情况、卷曲情况等)。

② 取清洁的盖玻片一块,在菌落上面轻轻按压一下,然后印有痕迹的一面朝下放在有一滴美蓝染液的载玻片上,将孢子等印浸在染液中,制成印片。用油镜观察孢子的形状、孢子丝等。

③ 取干净载玻片一块,在玻片中央加一小滴加拿大树胶,使树胶摊成一薄层,放置数分钟,使之略微晾干(但不要过分干燥)。然后用小刀切取 5406 菌培养体一块(带培养基切下)。将培养体表面贴在涂有树胶的玻片上,用另一玻片轻轻按压(不要压碎),然后将放线菌培养体小心弃去,注意不要使培养体在玻片上滑动,否则印痕模糊不清。将制好的印片通过火焰固定,用石炭酸复红染色 1min,水洗,晾干(不能用吸水纸吸干)。用油镜观察孢子丝的形态及孢子排列情况。在显微镜下,观察内容为孢子丝形状,是直形、波曲形还是螺旋形(螺旋的数目与螺旋松紧),以及孢子丝的着生方式(轮生、非轮生)。

(3) 菌种鉴定　将归纳好的不同链霉菌培养物的培养及形态特征与表 1-1-3 进行对比,将每种链霉菌进行归类鉴定,各分属于哪个种群。

表 1-1-3　放线菌不同种群的形态及培养特征

类群名称	气生菌丝颜色	基内菌丝颜色	可溶性色素有或无	孢子丝形态	孢子形态
白孢类群	白色	各种颜色	有或无	直波曲或螺旋形	球形、圆柱形,绝大部分种的孢子光滑,个别种孢子表面带刺
黄色类群	黄白或黄	各种色调的黄色	有或无	直波曲或螺旋形	同白孢类群
球孢类群	淡绿灰黄	无色、乳脂、黄、褐、褐绿、褐蓝、酒红	有或无	直或波曲,聚生成丛,个别种螺旋形	球形、椭圆形,有时柱形,表面光滑
粉红孢类群	粉红	无色、黄色、橙、棕、绿、紫	有或无	直波曲或螺旋形	表面光滑、个别种的孢子带刺
淡紫灰类群	淡紫(酒红、薰衣草色),日久呈灰色	无色、黄褐、红绿	在蛋白质培养基产生黑色素	多数种呈长柄大螺旋形,少数直形	表面光滑
青色类群	淡青或青绿色,日久呈青灰色或灰色	无色、黄、褐、暗绿紫	有或无,多数在蛋白质培养基产生黑色素	多数螺旋形,少数直形	多数带刺或有发状物,个别种孢子表面光滑
绿色类群	灰、灰白、鼠灰、绿灰	各种色调的绿	有或无	直波曲或螺旋形	表面结构多种多样
蓝色类群	蓝灰、淡灰、灰色	各种色调的蓝色	有或无	直波曲或螺旋形	表面结构多种多样
灰褐类群	灰至褐	褐至黑	有或无	直波曲或螺旋形	表面有的光滑,有的带刺
金色类群	烬灰、鼠灰或褐灰	各种色调的黄色	有或无	直波曲或螺旋形	表面结构多种多样
轮生类群	多种多样	多种多样	有或无	轮生一级或二级直形,波曲形、钩形或螺旋形	柱形,长圆形、卵圆形或球形,表面光滑,个别小短刺或长刺

5. 实训结果

① 观察并绘制放线菌的孢子丝形态，并指明其着生方式。将观察结果填入下表。

培养特征观察结果	基内菌丝的颜色	气生菌丝（即形成孢子前）的颜色	孢子丝与孢子（即孢子堆）的颜色	可溶性色素的颜色	着生方式

形态特征观察结果	气生菌丝		孢子丝		孢子		其他

② 通过对每种链霉菌进行归类鉴定，判断实验中各个菌种各分属于哪个种群？

6. 思考题

用显微镜观察链霉菌的气生菌丝时，有哪些注意事项？

拓展知识

生命源于海洋？

　　生命是如何在地球上开始起源的一直都是科学界的一个难解之谜，为此，科学家们也提出过各种各样的假设。比较经典的一种解释认为，生命是在地球漫长的岁月中逐步演化，从无机到有机、从低级到高级的过程。

　　地球形成之初没有生命，只存在各种无机物。通过长时间的地球演化，含有甲烷、氨、氢气等小分子无机物的气体在紫外光、电离辐射、雷电等能量作用下，逐步生成了有机小分子物质，如核苷酸、氨基酸，使原始的海洋成为一种"原始汤"。

　　此后，"原始汤"中的这些有机小分子，经过了长期的相互作用，在有含硫、磷、金属等土壤的适当条件下进行缩合或聚合反应，逐步形成一些简单的有机高分子物质，如蛋白质、核酸等的分子。在此之后，海洋中的蛋白质、核酸分子数量不断增多，浓度也不断增加，在特定的条件下，又被分离、凝聚，并脱离原来的海洋环境，构成可与外界进行简单物质交换的多分子体系。最后，这些多分子体系逐步演变，通过蛋白质和核酸的相互作用，最终产生了有原始新陈代谢功能并能进行自我繁殖的地球早期生命。

项目 二 真核微生物

　　真菌在自然界分布广泛，生存适应能力强，形态差异极大，是一类真核细胞型微生物，有高度分化的细胞核，完整的核膜、核仁。核物质由 DNA 和蛋白质组成。它有细胞壁、细胞器和真正成形的细胞核（即有核膜、核仁），与高等植物不同，没有根、茎、叶的分化，不含叶绿素。由于不能进行光合作用，所以真菌属于异养菌，多数腐生，少数寄生或共生。可以产生大量无性或有性孢子进行繁殖。除酵母菌为单细胞外，一般具有发达分支的菌丝体。

　　真菌是微生物中种类较多的一大类，有几十万种以上，目前已被人类所认识的还不到几万种，包括各种霉菌、酵母菌和一些大型真菌。真菌形态差异极大，菌体小至显微镜下才能看见的单细胞酵母菌，大至肉眼可见的分化程度较高的灵芝等大型真菌的子实体。

　　真菌分单细胞真菌和多细胞真菌两类。单细胞真菌为圆形或卵圆形，如酵母菌；多细胞真菌有菌丝和孢子结构，具有菌丝体，具有菌丝体的丝状真菌又通称为霉菌。极少数真菌因环境条件如营养物质、温度、气体等改变，两种形态可以互相转换，如侵犯皮下组织和内脏的球孢子菌，在病理组织或在含动物蛋白的培养基上，于 37℃培养时，呈现酵母菌状形态，但它们在普通真菌培养基上，于 25℃培养时，则出现丝状真菌形态，这类真菌称为双相性真菌。

一、酵母菌

　　酵母菌在自然界分布很广，主要分布于偏酸性含糖环境中，如水果、蔬菜、蜜饯的表面和果园土壤中。石油酵母则多分布于油田和炼油厂周围的土壤中。酵母菌不是分类学上的名称，而是一类非丝状真核微生物，一般泛指能发酵糖类的各种单细胞真菌。

> **小知识**
>
> 　　千百年来，酵母菌及其发酵产品大大改善和丰富了人类生活，如各种面包制造，饲用、药用及食用单细胞蛋白生产，甘油发酵，酒类生产、生化药物制造等。酵母菌也会给人类带来危害，如腐生型的酵母菌能使食品、饲料等发生腐败变质；耐渗透压酵母可引起果酱、蜜饯和蜂蜜的变质。少数酵母菌能引起人或动物的疾病，其中最常见的为白色念珠菌，白色念珠菌能引起人体一些表层（皮肤、黏膜或深层各内脏和器官）组织疾病。

酵母菌的形态观察

1. 酵母菌的形状与大小

　　多数酵母菌为单细胞，形状因种而异，一般呈卵圆形、圆形或圆柱形。酵母细胞比细菌大，约$(5\sim30)\mu m \times (1\sim5)\mu m$，最长可达$100\mu m$，酵母菌的细胞直径约为细菌的 10 倍。每一种酵母菌的大小因生活环境、培养条件和培养时间长短而有较大的变化。最典型和最重要的酿酒酵母细胞大小为(2.5～10)μm×(4.5～21)μm。酵母细胞的形状、大小即使在纯培养中也有差别，此为酵母细胞的多形性。某些酵母菌进行一连串的芽殖后，长大的子细胞与母细胞并不立即分离，其间仅以极狭小的接触面相连，这种藕节状的细胞串称为假菌丝（图1-2-1），如热带假丝酵母。酵母菌菌体无鞭毛，不能游动。

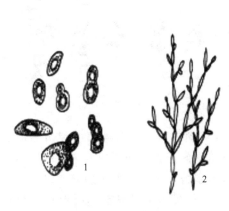

图 1-2-1　酵母菌形态
1—营养细胞；2—假菌丝

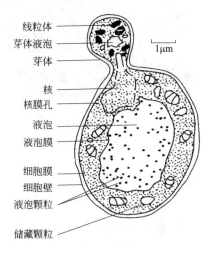

线粒体
芽体液泡
芽体
1μm
核
核膜孔
液泡
液泡膜
细胞膜
细胞壁
液泡颗粒
储藏颗粒

图 1-2-2　酵母菌的细胞结构图
（于淑萍. 微生物基础. 2005）

2. 酵母菌的细胞构造

酵母菌具有典型的真核细胞构造（图1-2-2），与其他真菌的细胞构造基本相同，但也有其自身的特点。

酵母细胞具细胞壁、细胞膜、细胞质、细胞核及各种细胞器。细胞壁成分主要为酵母多糖（葡聚糖与甘露聚糖），其次含少量几丁质、蛋白质、脂类等物质，酵母菌细胞壁一般具有三层结构——外层为甘露聚糖，内层为葡聚糖，都是复杂的分支状聚合物，其间夹有一层蛋白质分子，葡聚糖层是维持细胞壁强度的主要物质。细胞多为单核，具核膜、核仁和染色体；细胞质中有一个或多个液泡。芽痕是酵母菌特有的结构，酵母菌多数为出芽繁殖，芽体长成后与母体分离，在母细胞壁上留下的标记即为芽痕。

3. 酵母菌的繁殖方式

酵母菌具有无性繁殖和有性繁殖两种繁殖方式，无性繁殖是指不经过两性细胞配合便能产生新个体的繁殖方式，大多数酵母以无性繁殖为主。无性繁殖包括芽殖、裂殖和产生无性孢子，有性繁殖主要是产生子囊孢子。繁殖方式常作为酵母菌的鉴定依据。

（1）无性繁殖

① 芽殖。芽殖是酵母菌最常见的繁殖方式。在良好的营养和生长条件下，成熟的酵母细胞上长出芽体，当芽体生长到最大体积时随着形成隔壁层而与母细胞分离，形成新个体并可继续长大。当芽体与母细胞分离后，在母细胞上留下一个芽痕（图1-2-3），同时子细胞（芽体）留下一个蒂痕。根据母细胞的芽痕数可确定其曾产生过的芽体数，一个成熟的酵母

细胞一生中靠芽殖可产生 9～43 个子细胞（平均产 24 个）。

芽殖形成的子细胞有时尚未与母细胞分离，便又在子细胞上长出新芽，形成成串的假菌丝（图 1-2-4）。如假丝酵母，可形成极为发达的假菌丝。

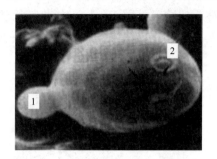

图 1-2-3　酿酒酵母细胞的扫描电镜图像

1—芽体；2—芽痕

（于淑萍. 微生物基础. 2005）

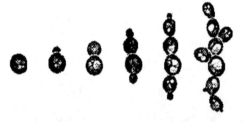

图 1-2-4　酵母菌出芽过程

② 裂殖。裂殖是少数酵母菌借助于细胞横分裂而繁殖的方式，与细菌的裂殖相似，当细胞长到一定大小后，细胞伸长核分裂为二，然后细胞中间产生隔膜形成两个新的细胞，将细胞横分为两个大小相等、各具一个核的子细胞。如裂殖酵母属的八孢裂殖酵母。

③ 产生无性孢子。少数酵母菌可以产生无性孢子。如掷孢酵母可在卵圆形营养细胞上生出小梗，其上产生掷孢子，孢子成熟后，通过特有的喷射机制将孢子射出，从而得以繁殖。白假丝酵母等酵母菌还能在假菌丝的顶端产生具有厚壁的厚垣孢子。

（2）有性繁殖　酵母菌以形成子囊和子囊孢子的方式进行有性繁殖。其过程分为质配、核配和形成子囊孢子三个阶段。通过邻近的两个形态相同而性别不同的细胞各伸出一根管状原生质突起，相互接触、融合并形成一个通道，两细胞的细胞质接触融合（质配），两个核在此通道内结合（核配），形成双倍体细胞（因双倍体细胞具有体细胞大、生活力强的特点，发酵工业中常用二倍体酵母细胞），并随即进行减数分裂，形成 4 个或 8 个子核，每一子核和其周围的原生质形成孢子。含有孢子的细胞称为子囊，子囊内的孢子称为子囊孢子。成熟的子囊孢子释放，可萌发长成单倍体酵母细胞。

酵母菌子囊和子囊孢子形状因菌种不同而异，是酵母菌分类鉴定的重要依据之一。

扫码做自测题

习题 1-2-1

（3）酵母菌的生活史　上代个体经一系列生长发育而产生下一代个体的全部历程称为该生物的生活史或生命周期。酵母菌的生活史可分为以下三个类型。

第一个类型是生活史中单倍体阶段较长，二倍体阶段很短。其单倍体营养细胞经裂殖繁殖，质配后立即核配，之后二倍体核通过减数分裂形成 4 个或 8 个单倍体子囊孢子。如八孢裂殖酵母。

第二个类型是生活史中单倍体阶段较短，二倍体阶段较长。如路德类酵母，其子囊孢子在子囊内成对结合，经质配和核配后形成二倍体细胞，二倍体细胞萌发，菌丝上长出芽体，子细胞与母细胞间形成横隔后分开，二倍体的子细胞转变为子囊，囊内的核经过减数分裂产生 4 个单倍体的子囊孢子。

另一类是生活史中单倍体阶段和二倍体阶段同等重要，如酿酒酵母。此类型均以出芽方式进行繁殖，其生活史形成了明显的世代交替。

二、霉菌

霉菌与人类的关系密切，广泛分布于自然界中的土壤、水域、空气及动植物体。发酵工业用来生产酒精、抗生素、有机酸等；农业上用它发酵饲料、生产植物生长刺激素（如赤霉素）、杀虫农药（如白僵菌剂）、除草剂等；腐生霉菌可分解复杂的有机物，在自然界的物质循环中发挥着重要作用。霉菌也会给人类带来巨大的损害，如食品的霉变变质导致巨大的浪费，据统计，全世界平均每年由于霉变而不能食（饲）用的谷物达 2%，一些霉菌可造成人和动植物病害，少数还可产生毒素，如黄曲霉毒素有致癌作用，严重威胁着人畜健康。

> ▶ **注意**　　　　　　　　　　**发霉食物不能吃**
>
> 发霉食物中的霉菌能产生毒素，这些霉菌毒素，如黄曲霉毒素、赭曲霉毒素等，都有很强的致癌作用，不同霉菌毒素的毒性作用不同，有的能对肝脏、肾脏造成损伤，有的能引起神经系统的症状，有的能导致皮肤炎症。实验证明，黄曲霉毒素导致肝癌的能力比致癌物二甲基亚硝胺强数十倍，玉米等粮食、花生米等产品被这种毒素污染的机会较多，污染发霉的食物不能食用，以免造成累积中毒。

1. 霉菌的形状与大小

（1）菌丝　在适宜的环境条件下，霉菌的孢子以出芽方式萌发，由孢子长出芽管，逐渐延长呈丝状即菌丝。菌丝可无限伸长和产生分支，分支的菌丝相互交错在一起，形成菌丝体。菌丝是霉菌营养体的基本单位，在显微镜下呈管状，是直径为 $2 \sim 10 \mu m$ 的管状菌丝细胞，比一般细菌及放线菌菌丝粗几倍到几十倍。

在固体培养基上，霉菌的菌丝分化为营养菌丝和气生菌丝、繁殖菌丝。

① 营养菌丝。营养菌丝（也称基内菌丝）深入培养基内，菌丝向培养基或被寄生的组织内生长，主要吸取和合成营养物以供生长。

② 气生菌丝、繁殖菌丝。伸展到空间的菌丝为气生菌丝，有些气生菌丝发育到一定阶段分化成繁殖菌丝，产生孢子（图 1-2-5）。产生孢子的气生菌丝又称为繁殖菌丝。

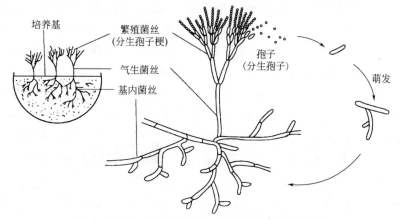

图 1-2-5　霉菌的营养菌丝、气生菌丝和繁殖菌丝

（2）孢子   真菌主要是通过产生大量的无性孢子或有性孢子来进行繁殖的。

真菌孢子的特点是小、轻、干、多，形态色泽各异，孢子的这些特点有助于它们在自然界中的散播和生存。孢子的形态有球形、卵形、椭圆形、肾形、线形、土星形、针形和镰刀形等。每个个体产生的孢子数极多，从数百个至数千亿个都有。真菌孢子的形态、结构、形成方式在不同种类的真菌中常不相同，可作为真菌分类和鉴定的依据。

① 无性孢子。由一个菌丝中的细胞分化而成，不发生细胞融合。根据形态，无性孢子可分为分生孢子（分大小分生孢子）、孢子囊孢子、厚垣孢子和节孢子等（图 1-2-6）。

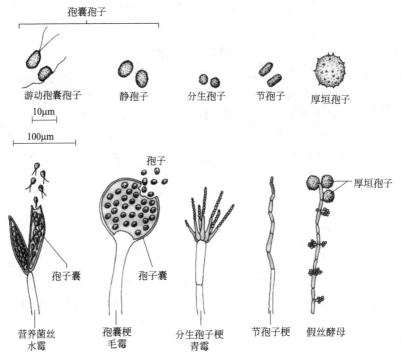

图 1-2-6   霉菌的各种无性孢子

（沈萍. 微生物学. 2000）

a. 分生孢子。分生孢子是霉菌中最常见的一类无性孢子，是一种外生孢子。分生孢子由菌丝顶端或分生孢子梗出芽或缢缩形成，孢子着生在有分化或无分化的菌丝末端或边缘，形成单个、链状或成簇的孢子，称分生孢子。分生孢子的形状、大小因种而异，有大分生孢子（多细胞，细胞分隔形成两个或更多细胞）和小分生孢子（单细胞，细胞不分隔）。分生孢子的形状、大小、颜色、结构以及着生方式因菌种不同而异，可作为鉴定的依据。

b. 孢囊孢子。孢囊孢子又称孢子囊孢子，是一种内生孢子。菌丝发育到一定阶段，气生菌丝的顶端细胞膨大成圆形、椭圆形或梨形孢子囊，然后膨大部分与菌丝间形成隔膜，囊内原生质形成许多原生质小团，每一小团的周围形成一层壁，将原生质包围起来，形成孢囊孢子。孢囊孢子一般呈圆形、卵圆形。孢子囊成熟后破裂，可散出孢囊孢子，孢子遇适宜环境发芽，又形成菌丝体。

c. 厚垣孢子。厚垣孢子又称厚壁孢子，是外生孢子。它是由菌丝顶端或中间的个别细胞膨大，原生质浓缩、变圆，细胞壁加厚形成的球形或纺锤形的休眠体，属无性休眠孢子，多数霉菌都能产生。其形态、大小和产生位置常因霉菌种类不同而异。厚垣孢子对外界环境有较强抵抗力。

d. 节孢子。节孢子也称粉孢子，是白地霉等少数种类所产生的一种外生孢子。菌丝顶端细胞停止生长后，产生隔膜，隔膜断裂后形成许多短柱状、筒状或两端稍钝圆的节段，称为节孢子。

② 有性孢子。由同一菌株或不同菌株上的两个细胞融合而成，这两个细胞性别可相同，也可不同。有性孢子主要有接合孢子、子囊孢子、卵孢子、担孢子（图 1-2-7）。

a. 卵孢子。卵孢子是由两个异形配子囊结合形成的休眠孢子。生殖菌丝分化成形态相异的雄器和藏卵器，它们结合后，经质配、核配形成双倍体的孢子，即卵孢子。在萌发之前卵孢子进行减数分裂，又形成单倍体菌丝。如水霉属。

b. 接合孢子。生殖菌丝分化成形态相同的配子囊，两个同形配子囊结合后，经质配、核配形成双倍体休眠孢子，即接合孢子。由接合菌亚门的真菌产生。如根霉属、毛霉属等。

c. 子囊孢子。由同形或异形配子囊形成的一个囊状细胞即子囊。在形成子囊的过程中，先质配，子囊形成之后

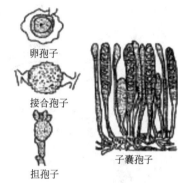

图 1-2-7　霉菌的各种有性孢子
（徐威.微生物学.2004）

即发生核配，经一次减数分裂和一次有丝分裂形成 8 个单倍体核的子囊孢子；也可只进行一次减数分裂而不再进行有丝分裂，生成 4 个单倍体核的子囊孢子。子囊孢子属内生孢子，其形态、颜色等差异很大，是分类的依据。如酵母菌。

d. 担孢子。两性细胞先质配成双核菌丝，再顶端膨大形成担子，两核在担子中经核配形成双倍体核，经一次减数分裂形成 4 个单倍体核，这时从担子顶端产生 2～4 个小梗，每个小梗上顶生一个担孢子，属外生孢子。如香菇。

（3）菌丝的特异化结构　不同的真菌在长期进化过程中，其营养菌丝体和气生菌丝体的形态与功能会发生明显变化，形成一些特化的构造，以便对所处的环境条件高度适应。

① 吸器。专性寄生真菌（霜霉菌和白粉菌等）从菌丝旁侧生出拳头状或手指状突起的吸器，能伸入到寄主细胞内吸取养料，而菌丝本身并不进入寄主细胞（图 1-2-8）。

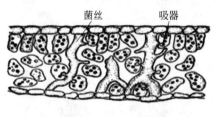

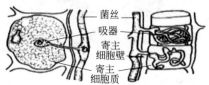

图 1-2-8　吸器类型

② 菌核。菌核是一种形状、大小不一的休眠菌丝组织，外层色深、坚硬，内层疏松，大多呈白色，在不良环境条件中可存活数年，菌核形状有大有小。

③ 子座。很多菌丝集聚在一起形成比较疏松的组织，叫子座。子座呈垫状、壳状或其他形状，在子座内外可形成繁殖器官。

④ 菌索。大量菌丝平行集聚并高度分化成根状的特殊组织称菌索。菌索有外皮，尖端是生长点，白色或其他颜色，多生在地下或树皮下，根状。菌索有助于霉菌迅速运送物质和蔓延侵染的功能，在不适宜的环境条件下呈休眠状态。多种伞菌都有菌索。

2. 霉菌的细胞构造

霉菌菌丝细胞的构造与酵母菌十分相似，是由细胞壁、细胞膜、细胞质、细胞核及各种细胞器组成。细胞壁成分主要为几丁质，几丁质是由 N-乙酰葡萄糖胺通过 1,4-糖苷键连接而成的多聚体；另一类成分为无定形物质，如蛋白质、葡聚糖和甘露聚糖，混填在纤维状物质构成的网内或网外，充实细胞壁的结构。霉菌与细菌细胞壁的成分不同，因此对药物的敏感性也不同。一般来说，真菌对抗生素不敏感。细胞中还存在着与高等植物细胞相似的线粒体、核糖体等细胞器。

根据菌丝中是否有隔膜，把霉菌的菌丝分为无隔菌丝和有隔菌丝两类（图 1-2-9）。

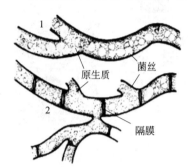

图 1-2-9　霉菌的菌丝

1—无隔菌丝；2—有隔菌丝

（李阜棣，胡正嘉.微生物学.2000）

有隔菌丝由横隔分段，将菌丝分成一连串的细胞，每个细胞内含有一个或多个细胞核，横隔中有小孔，使细胞质互相流通，多数霉菌的菌丝为有隔膜菌丝，木霉属、青霉属、曲霉属等属此类。无隔菌丝为长管状单细胞，无横隔，细胞质内含有多个核，整条菌丝就是一个多核的单细胞，如根霉属、毛霉属等。

3. 霉菌的繁殖方式

霉菌的繁殖能力很强，其菌丝断片可以生长繁殖，发育成新的菌丝体，一般称此为断裂繁殖。霉菌在其传播和传代中，孢子起着重要作用，在自然界，霉菌主要靠形成各种无性和（或）有性孢子生长繁殖。

无性孢子萌发形成菌丝体，菌丝体成熟后又形成无性孢子，此为无性繁殖阶段；在条件适宜时，进行有性繁殖，产生有性孢子，有性孢子可萌发成新菌丝体，此为有性繁殖阶段。这种无性阶段和有性阶段交替繁殖的现象称为世代交替。

霉菌的繁殖方式有无性繁殖和有性繁殖两种。

（1）无性繁殖　无性孢子繁殖不经两性细胞的结合，只是营养细胞的分裂或营养菌丝的分化（切割）形成同种新个体的过程，如菌丝断裂、细胞裂殖、芽殖、孢子萌发等方式。霉菌的无性繁殖以产无性孢子为主。无性孢子萌发时先产生芽管再进一步发育成菌丝体。

（2）有性繁殖　两个不同的性细胞结合而产生新个体的过程为有性繁殖。霉菌的有性繁殖较复杂，但一般都经过质配、核配和减数分裂三个阶段，如图 1-2-10 所示。

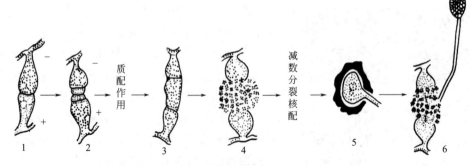

图 1-2-10　根霉菌的有性繁殖

1—原孢子囊；2—孢子囊；3—幼接合孢子；4—成熟接合孢子；5—接合孢子萌发；6—芽生

（薛永三.微生物.2005）

① 质配。两性细胞接触结合，只发生细胞质融合，细胞核不融合，成为双核细胞。一般来说，低等真菌如接合菌亚门等的真菌，质配后即进行核配；而在高等真菌中，质配后并不立即进行核配，双核细胞通过细胞分裂方式形成多个双核细胞，使双核菌丝延长，这个时期称双核阶段。

② 核配。两个核融合（或结合），产生二倍体接合子核，此时核染色体数是双倍。

③ 减数分裂。大多数真菌核配后立即发生减数分裂，随后核中染色体的数目又恢复到单倍体状态。

霉菌繁殖过程中，有性繁殖少，无性繁殖较普遍一些，尤其在一般培养基上要比自然条件下发生更少。

有的真菌如青霉、曲霉只有无性繁殖，没有发现有性繁殖阶段，而将它们称为半知菌类。

当菌种不同时，有性繁殖的方式也各异，根据形成的有性孢子的不同特征，可将霉菌进行分类。

（3）霉菌的生活史　霉菌的生活史多种多样，差异较大。典型的是菌丝体在适宜的条件下产生无性孢子，无性孢子又萌发形成新的菌丝，如此重复构成了生活史中的无性繁殖阶段；特定条件下开始有性繁殖，菌丝体上分化出特殊的性细胞（器官），经历质配、核配、减数分裂形成单倍体孢子，孢子萌发又形成新的菌丝体。

三、真菌的人工培养与代谢产物

1. 真菌的人工培养

（1）真菌的培养条件　生长是微生物同环境相互作用的结果。真菌对营养要求较低，比较容易培养，培养的特点是"酸、甜、氧、温、慢"。大多数真菌在pH2～9范围内可生长，最适pH为4～6。多数真菌的生长温度比细菌低，真菌生长最适温度为22～28℃，需要较高的湿度和氧气，喜爱在含糖的培养基上生长。有的病原性真菌在37℃亦能生长，有的真菌可在0℃以下生长，引起冷藏物品的败坏。一般来说，培养真菌常用葡萄糖、麦芽糖或淀粉等物质作碳源，用有机氮化物或无机氮化物，如铵盐、硝酸盐等作氮源，真菌在生长过程中还需要无机盐类，个别真菌需要微量元素和生长因子。真菌生长速度比细菌缓慢，一般需要3～7天才能见到生长茂盛的菌落。

（2）真菌的菌落特征

① 酵母型菌落。酵母型菌落由单细胞的酵母菌组成，其外观与细菌菌落相似，但比细菌的菌落大且厚。固体培养基上，菌落一般呈圆形，表面光滑、湿润、不透明，有酒香味，易被接种针挑起，多数菌落呈乳白色，少数呈红色，个别黑色，菌落质地均匀，正、反面及中央与边缘的颜色一致。长时间培养，菌落表面可皱缩。

酵母菌在液体培养基中的生长情况也不相同，有的在液体中均匀生长，使培养基变浑浊，有的在底部生长并产生沉淀，有的在表面生长形成菌膜，菌膜的表面状况及厚薄也不相同。这些特征有一定的分类意义。

② 类酵母型菌落。此菌落外观与酵母型菌落相似，但菌落可向下生长，这是因为芽生孢子与母细胞连接形成的假菌丝伸入培养基内造成的，如白色念珠菌的菌落。菌落较平坦，

表面和边缘粗糙。

③丝状型菌落。丝状型的真菌主要是霉菌。霉菌菌落由菌丝体和孢子组成。由于霉菌菌丝较粗大，且可不断生长，因而形成的菌落比细菌、放线菌的要大，有的霉菌甚至布满整个培养基表面。霉菌菌落形态大，质地疏松，外观干燥，不透明，呈棉絮状、绒毛状或粉末状。因霉菌的基内菌丝在培养基内生长，故其菌落不易被接种针挑起，菌落背面可见基内菌丝深入到培养基内。因霉菌的孢子带有各种颜色，使其菌落表面也呈现黄、绿、青、橙、黑等颜色。能分泌可溶性色素的真菌除使其菌落带有颜色外，还可使培养基着色，使菌落表面和背面显色，菌落正反面颜色常呈现明显差别，其原因是由气生菌丝分化出来的菌体和孢子的颜色往往比深入在固体基质内的营养菌丝的颜色深。丝状菌落的形态、结构、颜色常是鉴定真菌的参考依据。

菌落特征是鉴定各类微生物形态学的指标，在实验室和生产实践中有重要意义。

2. 真菌的代谢产物

真菌种类繁多，有些真菌可直接入药，如灵芝、猴头、冬虫夏草等；有些真菌可利用其代谢产物生产抗生素，如青霉素、头孢霉素等。如酵母菌可产生酒精、维生素、氨基酸、乙酸乙酯等代谢产物；霉菌可产生抗生素、酶制剂、有机酸、核黄素等维生素以及麦角碱等代谢产物。有些真菌常常污染药物制剂，使其霉变造成损失，影响疗效；有些真菌是致病菌或条件致病菌，能引起人类疾病；有的真菌可产生毒素使人和动物中毒，如黄曲霉等。

 思政案例

真菌性食物中毒

由于食入霉变食品引起的中毒叫作真菌性食物中毒，有些是急性中毒，死亡率极高，有些是慢性中毒，可发生癌变。发霉的花生、玉米、大米、小麦、大豆、小米、植物秧秸和黑斑白薯等是引起真菌性食物中毒的常见食料，常见的真菌有黄曲霉菌、棒曲霉菌、米曲霉菌等，大多数真菌毒素不被普通的高温破坏，所以真菌污染的食物虽经高温蒸煮，食后仍可中毒。

一般急性真菌性食物中毒潜伏期短，先有胃肠道症状，如上腹不适、恶心、呕吐、腹痛等，各种真菌毒素不同，也会发生肝、肾、神经、血液等系统的损害，出现相应症状，患者多死于肝、肾功能衰竭或中枢神经麻痹，致死率高达 $40\% \sim 70\%$；慢性真菌性食物中毒除引起肝、肾功能及血液细胞损害外，有些种的真菌可以引起癌症。

启示：微生物的污染较易发生，不管是食品还是药品，污染的防控都需重视。生活工作中都应有理性思维，严谨的科学态度，做好环境卫生，善于发现问题，及时处置问题食材或药品，保护人民群众身体健康。

扫码做自测题

习题 1-2-2

四、几类常见真菌

真菌在自然界分布广泛，生存适应能力强。人们常利用真菌的代谢物质生产药物，如青霉素、头孢菌素、灰黄霉素等抗生素以及维生素、酶制剂等，也有些真菌会污染药物制剂，使其霉败变质造成损失。下面介绍与药物生产和药物制剂霉败变质有密切关系的几类真菌。

1. 青霉菌属

青霉菌分布极广，任何潮湿的物品上均能生长。青霉菌属菌丝有隔，无足细胞；分生孢子梗顶端不膨大，无顶囊，但有多次分枝，产生一轮至数轮分枝，在最后分枝的小梗上长出成串的分生孢子，形似扫帚状（图1-2-11）。不同种的分生孢子可产生青、灰绿、黄褐等不同颜色。扫帚状的分枝也可作分类的依据。它分解有机物质的能力也很强，有的菌株可生产柠檬酸、延胡索酸、草酸等有机酸。产黄青霉菌是青霉素的产生菌，灰黄青霉菌是灰黄霉素的产生菌。有些青霉菌可使工农业产品、生物制剂以及药物制品霉败变质。

2. 毛霉菌属

毛霉菌主要存在于土壤、蔬菜、水果和富含淀粉的食品中，其菌丝发达、生长迅速，是引起食物、药物、药材霉变的常见污染菌。毛霉菌属是接合菌亚门毛霉菌目中的一个大属。它的菌丝一般呈白色，不分隔，为多核单细胞真菌。无性繁殖产生孢子囊孢子，有性繁殖产生接合孢子。其菌株有分解蛋白质的能力，可用于豆豉、豆腐乳的酿造，使蛋白质分解产生鲜味和芳香物质。有的菌株有较强的糖化能力，可用于淀粉类原料的糖化和发酵。

毛霉属的代表种为高大毛霉（图1-2-12）。

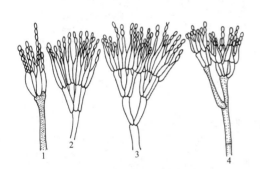

图1-2-11　青霉菌扫帚状分枝方式
1—单轮生；2—对称二轮生；
3—多轮生；4—不对称生

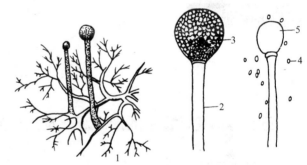

图1-2-12　高大毛霉形态图
1—菌体全图；2—孢囊梗；3—孢子囊；
4—孢囊孢子；5—囊轴

3. 曲霉菌属

曲霉菌丝为有隔菌丝。它的分生孢子梗常由营养菌丝分化的足细胞长出，在其顶端形成膨大的顶囊，在顶囊表面以辐射状长出一层或两层小梗，小梗顶端产生一串圆形的分生孢子。曲霉菌属多为半知菌亚门，未发现有性繁殖阶段。其分生孢子头和顶囊的形状、大小以及小梗的构成、分生孢子梗的长度等特点也是鉴定的依据。曲霉菌分解有机物质能力极强，可应用曲霉菌的糖化作用和分解蛋白质的能力制曲酿酒造酱，医药工业上利用曲霉菌生产柠檬酸、葡萄糖酸等有机酸，以及酶制剂、抗生素等。曲霉菌也是引起食物、药品霉变的常见污染菌。本属代表菌有黑曲霉、黄曲霉、米曲霉等。

4. 根霉菌属

根霉菌属与毛霉菌属同属毛霉菌目，形态与毛霉菌相似，菌丝无隔，无性繁殖产生孢囊

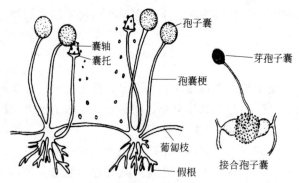

孢子，有性繁殖产生接合孢子，根霉菌具分枝的假根，假根由基内菌丝形成（图 1-2-13）。根霉菌能产生高活性的淀粉酶，是工业上重要的发酵菌种，也是淀粉类食物、药品等霉变的主要污染菌。

图 1-2-13　根霉的形态图

5.头孢霉菌属

头孢霉菌属中的真菌菌丝有隔、分枝、常结成绳束状。分生孢子从梗顶端生出后，靠黏液聚成圆头状，遇水即散，分生孢子梗直立、不分枝，中央较粗而向末端逐渐变细，该菌可产生抗癌物质及重要抗生素，如顶孢头孢霉菌产生的头孢菌素 C。

6.蕈菌

蕈菌是一种可产生大型子实体的真菌，分布广泛，森林落叶地带更为丰富。产生的真菌可供食用的种类就有 2000 多种，目前已利用的食用菌约有 400 种，如常见的木耳、香菇、平菇、金针菇、杏鲍菇、柳松菇、阿魏菇和真姬菇等，还有许多种可供药用，如灵芝、猴头等。

复习思考题

1.真菌如何进行繁殖？举例说明真菌的孢子类型。

2.真菌的代谢产物有哪些？研究它有何意义？

五、酵母菌、霉菌的形态观察及大小的测定*

1.实训目的

① 掌握观察酵母菌和霉菌形态的基本方法。

② 观察酵母菌和霉菌的形态特征。

③ 学习使用显微测微尺测量微生物大小。

2.实训原理

真菌是一类真核细胞型微生物，其形态结构比细菌复杂，常见的有酵母菌和霉菌等。

美蓝是一种无毒性的染料，酵母菌活细胞不着色，而死细胞或代谢作用微弱的衰老细胞则呈蓝色或淡蓝色，通过美蓝染液水浸片可以观察酵母菌的形态和出芽生殖方式，以及区分酵母菌的死细胞和活细胞。

霉菌为多细胞真菌，它是由菌丝体和孢子组成。常用的霉菌形态观察法有乳酸石炭酸棉蓝染色制片观察、载玻片培养观察和玻璃纸培养观察等。霉菌的菌落常呈绒毛状、絮状或蛛网状，疏松，不透明，不易挑取，菌落大，颜色十分多样，正反面颜色不同，边缘与中央颜色也不同。由于霉菌的基内菌丝或营养菌丝长入培养基中，用一般的接种工具不易挑取，因此以常规制片法很难制得完整的玻片标本，也难以观察到子实体及孢子丝等着生状态。插片培养法能很好地解决霉菌观察中常规方法的不足，且简便易行。其主要原理是：在接种过霉菌的琼脂平板上，由于斜插上盖玻片，使菌丝体沿着培养基与盖玻片的交界线上生长、蔓延，从而附着在盖玻片上；待培养物成熟后轻轻地取出盖玻片，就能获得在自然生长状态下的标本，将其置于载玻片上即可作镜检，观察到菌的个体形态特征。

　　微生物细胞的大小是微生物基本的形态特征，也是分类鉴定的依据之一。测量微生物细胞大小可用显微镜测微尺，包括目镜测微尺和镜台测微尺。镜台测微尺是中央部分刻有精确等分线的特制载玻片，一般将 1mm 等分为 100 格，每格长 0.01mm，上面贴有一圆形盖片。镜台测微尺并不直接用来测量细胞的大小，而是用于校正目镜测微尺每格的相对长度。目镜测微尺是一块可放入接目镜隔板上的圆形玻片，中央有精确的等分刻度，将 5mm 分为 50 小格和 100 小格两种。测量时，需将其放在接目镜中的隔板上，用以测量经显微镜放大后的细胞物像。目镜测微尺每格代表的实际长度随所用接目镜和接物镜的放大倍数而改变，因此，用目镜测微尺测量微生物大小时，必须先用镜台测微尺进行校正，以求出该显微镜在一定放大倍数的目镜和物镜下，目镜测微尺每小格所代表的相对长度，然后根据微生物细胞相当于目镜测微尺的格数，计算出细胞的实际大小。

3. 材料和用具

　　啤酒酵母、青霉菌、曲霉菌、根霉菌；0.1％的吕氏美蓝染色液、乳酸石炭酸棉蓝染色液；显微镜、玻璃纸、无菌载玻片、无菌盖玻片、无菌平皿、接种环、镊子、解剖针、酒精灯、无菌培养皿、U 形玻棒、恒温培养箱、超净工作台等。

4. 操作步骤

　　（1）真菌的形态观察

　　① 酵母菌的形态观察。在载玻片中央加 1 滴 0.1％吕氏美蓝染色液，按无菌操作挑取培养 48h 的啤酒酵母少许，放在美蓝溶液中混匀，用镊子夹一片盖玻片盖于菌液上，注意不要产生气泡。将制好的片子置于低倍镜下观察，然后换高倍镜观察，主要观察酵母菌的大小、形状及出芽情况，并区分死活酵母菌。

　　② 霉菌的形态观察

　　a. 制片观察。在载玻片中央加一滴乳酸石炭酸棉蓝染液，用解剖针挑取霉菌菌落边缘少量带有孢子的菌丝，放入载玻片上的染液中，小心将菌丝散开，盖上盖玻片，注意避免产生气泡，置于显微镜下由低倍镜到高倍镜进行观察。

霉菌的形态观察

　　b. 霉菌的载片培养观察。在灭菌的平皿中放入一张吸有 20％甘油的无菌滤纸，然后在其上放一个无菌的 U 形玻棒，放一片无菌的载玻片于 U 形玻棒上，在载玻片上加一滴已灭菌并融化的沙保琼脂培养基，用接种环沾取各种霉菌的孢子少许，点种于载玻片上已凝固的培养基上，然后盖上无菌盖玻片，盖好培养皿盖，放入 25～30℃的培养箱中培养 2～3 天。取出培养好的载玻片，擦干载玻片的背部，置于显微镜下由低倍镜到高倍镜进行观察。

光学显微镜下的
霉菌

　　c. 玻璃纸培养观察。向霉菌的斜面试管中加入 5mL 无菌水，制成孢子悬液，将已灭菌的玻璃纸平铺在沙保培养基平板上，贴紧，吸取 0.2mL 孢子悬液均匀地涂布于玻璃纸表面，盖好培养皿盖，放入 25～30℃的培养箱中培养 48h；揭开皿盖，剪取一小块长有菌丝的玻璃纸，贴在载玻片上，置于显微镜下观察。

③ 菌落的形态观察。认真观察酵母菌和各种霉菌的菌落大小、颜色以及形状等特征。

（2）真菌大小的测定

① 放置目镜测微尺。取出接目镜，把目镜上的透镜旋下，将目镜测微尺刻度朝下放在接目镜镜筒内的隔板上，旋上目镜透镜，插入镜筒内。

② 放置镜台测微尺。将镜台测微尺刻度朝上放在显微镜的载物台上，对准聚光器。

③ 校正目镜测微尺。先用低倍镜观察，将镜台测微尺有刻度的部分移至视野中央调焦，看清镜台测微尺刻度后，转动目镜，使目镜测微尺的刻度线和镜台测微尺的刻度线平行，利用移动器，使两个测微尺在某一区域内两刻度线完全重合，分别数出两重合线之间镜台测微尺和目镜测微尺各自的格数。

④ 计算。已知镜台测微尺每格长 $10\mu m$，根据下列公式即可计算出在不同的放大倍数下，目镜测微尺每格代表的实际长度。

$$目镜测微尺每格长度（\mu m）=\frac{两重合线间镜台测微尺格数\times10}{两重合线间目镜测微尺格数} \qquad (1\text{-}2\text{-}1)$$

例如，若在两重合刻度线之间目镜测微尺为 50 格，镜台测微尺为 10 格，则此时目镜测微尺每小格所代表的实际长度＝10 格×$10\mu m$/50 格＝$2\mu m$。

用同样的方法换成高倍镜和油镜进行校正，分别测出在高倍镜和油镜下，两重合线之间两测微尺分别占有的格数。

⑤ 菌体大小的测定。目镜测微尺校正完毕后，取下镜台测微尺，换上菌体染色制片（测定酵母菌细胞大小时，先将酵母培养物制成水浸片），校正焦距使菌体清晰，转动目镜测微尺（或转动染色标本），测出待测菌的长和宽各占几小格，将测得的格数乘以目镜测微尺每小格所代表的长度，即可换算出此单个菌体的大小值，在同一涂片上需测定 10～20 个菌体，求出其平均值，才能代表该菌的大小。一般是用对数生长期的菌体来进行测定。

⑥ 测定完毕。取出目镜测微尺后，将接目镜放回镜筒，再将目镜测微尺和镜台测微尺分别用擦镜纸擦拭干净，放回盒内保存。

5. 实训结果

① 将目镜测微尺校正结果填入下表。

接物镜	接物镜倍数	目镜测微尺格数	镜台测微尺格数	目镜测微尺每格代表的长度/μm
低倍镜 高倍镜 油镜				

接目镜放大倍数：

② 将酵母菌测定结果填入下表。

微生物种类	目镜测微尺每格代表的长度/μm	宽		长		菌体大小范围/μm
		目镜测微尺格数	宽度/μm	目镜测微尺格数	长度/μm	
大肠杆菌						
酿酒酵母						

实训考评单

酵母菌的形态观察

班级：_____ 姓名：_____

项目	考核内容	分值	考核记录	得分
准备 （35分）	显微镜的安置	10	服装整洁,得5分	
			显微镜取放合理,得5分	
			取镜方式不正确,扣2分	
			安置位置不正确,扣3分	
	显微镜接通电源 并调节光源	10	正确,得10分	
			聚光器未升至较高位置,扣2分	
			光圈未打开至合适位置,扣3分	
			光源未调节或者调节大小不正确,扣5分	
	酵母水浸片的制备	15	操作正确,得15分	
			未滴加吕氏碱性美蓝染液,扣2分	
			染液未滴在载玻片中央,扣3分	
			取菌未按无菌操作,扣5分	
			菌体与染液混合不均匀,扣2分	
			盖上盖玻片有气泡,扣2分	
			未放置3min就开始镜检,扣1分	
真菌形态 观察 （60分）	固定标本片并调节 将观察部分对准物镜, 选择物镜	10	操作正确,得10分	
			放标本片时,未调粗调节器使载物台下降至合适 低位,扣2分	
			选择物镜不正确,扣3分	
			选择物镜时未使用转换器,扣2分	
			观察部分未对准物镜,扣3分	
	低倍物镜观察	10	操作正确,得10分	
			未调粗调节器使载物台未上升至合适高度,扣2分	
			双眼通过目镜调节时,载物台有较大幅度上升, 扣5分	
			未见物像,扣3分	
	高倍镜观察	10	操作正确,得10分	
			未先使用细调节器,直接用粗调节器的,扣5分	
			未见物像,扣5分	
	还镜	15	操作正确,得15分	
			物镜未旋成八字形和未使最低倍镜对准聚光器, 没有满足其中一项的,扣5分	
			载物台未上升至最高,扣5分	
			光源未调节至最低档,扣5分	
	操作熟练程度	15	熟练,得15分	
			较熟练,得10分	
			一般,得5分	
			不熟练,得0分	
结果（5分）	结果	5	正确,得5分	
			不正确,扣5分	
超时			每超时1min扣5分	

考评人：_____ 日期：___ 年 月 日

6. 思考题

① 比较显微镜下细菌与霉菌形态上的异同。

② 为什么更换不同放大倍数的目镜或物镜时，必须用镜台测微尺重新对目镜测微尺校正？

③ 在不改变目镜和目镜测微尺，改用不同放大倍数的物镜来测定同一细菌的大小时，其测定结果是否相同，为什么？

六、血细胞计数板显微计数法[*]

1. 实训目的

掌握使用血细胞计数板进行微生物计数的基本方法。

2. 实训原理

显微镜计数法是指利用血细胞计数板进行计数，是一种常用的微生物计数法。将经过适当稀释的菌悬液（或孢子悬浮液）放在血细胞计数板的计数室内，在显微镜下进行计数。此法的优点是直观、简便、快速。由于计数室的容积是一定的（$0.1mm^3$），因而可根据在显微镜下观察的微生物数目换算成单位体积内的微生物数目，此法所测得的结果是活菌体和死菌体的总和。现已采用活菌染色、微生物培养、加细胞分裂抑制剂等方法计算活菌体数目。

血细胞计数板是一块特制的厚玻片，玻片上有四条槽和两条嵴，中央有一短横槽和两个平台，两嵴的表面比两个平台的表面高 $0.1mm$，每个平台上刻有不同规格的格网，中央 $1mm^2$ 面积上刻有 400 个小方格（图 1-2-14）。

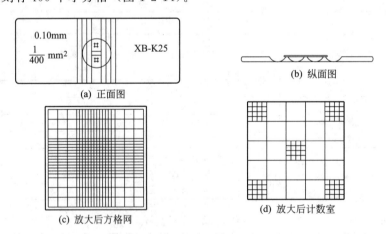

图 1-2-14　血细胞计数板构造图

血细胞计数板有两种规格，一种是将 $1mm^2$ 面积分为 25 个大格，每大格再分为 16 个小格〔25×16，图 1-2-15（a）〕；另一种是 16 个大格，每个大格再分为 25 个小格〔16×25，图 1-2-15（b）〕。两者都是总共有 400 个小格。当用盖玻片置于两条嵴上，从两个平台侧面加入菌液后，400 个小方格（$1mm^2$）计数室内形成 $0.1mm^3$ 的体积。通过对一定大格内微生物数量的统计，求出平均值，乘以 16 或 25 得出一个大方格中的菌数，可计算出 1mL 菌液所含有的菌体数。它们都可用于酵母菌、细菌、霉菌孢子等悬液的计数，基本原理相同。

计数时，通常数 5 个中方格的总菌数，然后求得每个中方格的平均值，乘上 25 或 16，就得出一个大方格中的总菌数，然后可换算成 1mL 菌液中的总菌数。

设 5 个中方格的总菌数为 A，菌液稀释倍数为 B，如果是 25 个中方格的计数板，则：

$$1mL 菌液中的总菌数 = (A/5) \times 25 \times 10^4 \times B = 50000AB（个）$$

同理，如果是 16 个中方格的计数板，则：

$$1mL 菌液中的总菌数 = (A/5) \times 16 \times 10^4 \times B = 32000AB（个）$$

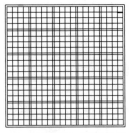 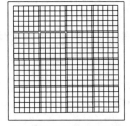

(a) 25 大格×16 小格计数板　　　(b) 16 大格×25 小格计数板

微生物显微镜
直接计数法

图 1-2-15　两种不同刻度的血细胞计数板

3. 材料和用具

酿酒酵母、血细胞计数板、盖玻片、显微镜等。

4. 操作步骤

（1）菌悬液制备　以无菌生理盐水将酿酒酵母制成适当浓度的菌悬液。

（2）镜检计数室　在加样前，先对计数板的计数室进行镜检。若有污物，则需清洗，吹干后进行计数。

（3）加样　将清洁干燥的血细胞计数板盖上盖玻片，用无菌毛细管将摇匀的菌悬液由盖玻片边缘滴一小滴，让菌液沿缝隙靠毛细管作用自动进入计数室，一般计数室均能充满菌液。注意加样时计数板内不可有气泡。

（4）显微镜计数　加样后静置 5min，然后将血细胞计数板置于显微镜下，先用低倍镜找到计数室位置，然后换成高倍镜进行计数。

注意显微镜光线的强弱适当，对于用反光镜采光的显微镜还要注意光线不要偏向一边，否则视野中不易看清楚计数室方格数，或只见竖线或横线。

在计数前若发现菌液太浓或太稀，需重新调节稀释度后再计数。一般样品稀释度要求每小格内约有 5～10 个菌体为宜。每个计数室选 5 个中格中的菌体进行计数。位于格线上的菌体一般只数上方和右边线上的。如遇酵母出芽，芽体大小达到母细胞的一半时，即作为两个菌体计数。

光学显微镜下的
酵母菌计数图像

（5）清洗血细胞计数板　使用完毕后，将血细胞计数板在水龙头上用水冲洗干净，切勿用硬物洗刷，洗完后自行晾干或用吹风机吹干。镜检观察每小格内是否有残留的菌体或其他杂物。

5. 实训结果

将计数结果填入下表并计算。

室号	各中格菌数					每室平均值	两室平均值	菌数/(个/mL)
	1	2	3	4	5			
第一室								
第二室								

6. 思考题

① 说明血细胞计数板计数的误差主要来自哪些方面？如何减少这些误差而力求准确？

② 血细胞计数板在洗刷时，为什么不能用硬物洗刷？

七、人民币等物品表面微生物检查[*]

1. 实训目的

掌握物品表面的微生物检查方法，证明许多物品表面存在大量的微生物。

2. 实训原理

微生物种类多、分布广、繁殖快，土壤、空气、水中存在大量的微生物，较多的物品表面也有大量微生物，这些微生物大多数对人类无害，甚至直接或间接对人类有益，也可能存在某些致病微生物。人民币表面细菌的检测，证明了该物品表面微生物的存在。

3. 材料和用具

营养琼脂平板、无菌棉签、无菌生理盐水、酒精灯、恒温培养箱。

4. 操作步骤

① 取营养琼脂平板三个，分别在其底部画出四等分，注明1、2、3、4区。

② 取无菌棉签一支，沾取无菌生理盐水少许，分别擦拭一角、五角、一元人民币硬币表面及一元纸币表面约 $1cm^2$ 的面积采集标本。

③ 以无菌操作法将棉签上的标本作"之"字形划线，分别接种于每个琼脂平板表面的不同区域，平行做三个样本。

④ 将接种过的平板置37℃恒温箱培养24h，观察结果。

5. 实训结果

进行结果观察并作记录。

微生物生长情况观察结果	平行样本		
	一号碟	二号碟	三号碟
1区			
2区			
3区			
4区			

6. 思考题

① 物体表面的微生物检测方法还有哪些？

② 不同面值的人民币表面污染情况有没有太大的差别？

拓展知识

菌制剂药品能否与抗生素同服？

菌制剂药品的主要成分是微生物菌，故抗生素对其有抑制和杀灭的作用，本类药物能否与抗生素同服，主要看其菌种是活菌制剂还是灭菌制剂。如果产品标明是活菌制剂，就不可与抗生素同服，如果是杀灭菌冻干制剂就可以同服。可以和抗生素同服的菌制剂药品有乳酸菌素片等，在该药说明书中，还特别提到，为避免应用抗生素造成的肠道菌群失调，在应用抗生素的同时，请配合服用乳酸菌素片。其他菌制剂药品大多数为活菌制剂，故不可与抗生素同服。

项目 二 非细胞型微生物

1892 年，俄国学者伊万诺夫斯基首次发现烟草花叶病的感染因子能通过细菌滤器，病叶汁通过滤器后得到的滤液可再感染健康的烟草叶面使之发生花叶病。1898 年，荷兰生物学家贝哲林克进一步肯定了伊万诺夫斯基的结果，并证实该致病因子可被乙醇从悬液中沉淀下来而不失去感染力，但在人工培养基上不能生长。于是他认为该病原体是比细菌小的"有传染性的、活的流质"，并给该病原体起名叫病毒。1935 年，美国生物学家斯坦莱从烟草花叶病病叶中提取出了病毒结晶，该病毒结晶具有致病力，这表明一般被认为是生命的物质可以像简单的蛋白质分子那样处理。这件事成为分子生物学发展中的一个里程碑，斯坦莱也因此荣获诺贝尔奖。随着研究的进展，又证明了烟草花叶病毒结晶中含有核酸和蛋白质两种成分，而只有核酸具有感染和复制能力。这些发现不仅为病毒学的研究奠定了基础，而且为分子生物学的发展做出了重要贡献。

病毒与其他微生物相比，具有以下特点：

① 个体极小，能通过细菌滤器；

② 无细胞结构，专性活细胞内寄生；

③ 每一种病毒只含一种核酸；

④ 对抗生素不敏感，对干扰素敏感；

⑤ 在离体条件下，能以无生命的生物大分子状态存在，并可长期保持其侵染活力。

根据以上特点，可见病毒是超显微、没有细胞结构、专性活细胞内寄生的实体。它们在活细胞外具有一般化学大分子特征，一旦进入宿主细胞又具有生命特征。

 思政案例

牛痘是由牛的天花病毒引起的牛乳头及乳房急性感染，通过接触传染给人，多见于挤奶员、屠宰场工人，牛痘潜伏期 5～7 天，在接触部位出现原发性损害，初起为丘疹，很快变成水疱和脓疱，疱中央呈脐凹，周围有红晕及水肿，多发于手指、前臂及面部，可发热，伴局部淋巴结炎及淋巴管炎，4～6 周可自愈。据 WHO 报告，本病现已在全球消失，本病的消失受益于人痘接种法的开拓。中国发明的 4 种人痘接种技术为阻止天花在中国的传播起到了积极的预防作用，使中国人受益的接种术引起了邻国俄罗斯的效仿，后该技术又传到了日本、朝鲜等，逐渐人痘接种法在世界范围内进行广泛传播，依据该接种法制备牛痘疫苗的使用对该病的预防起到非常大的作用。

启示：科学在世界范围内为人类疾病的预防及治疗作出了卓越的贡献，我国传统医学博大精深，多种疾病的治疗经验、方法等对世界人民的健康也作出了巨大贡献。

一、病毒

首先介绍病毒的生物学特性。

（1）病毒的大小与形态　病毒的个体非常微小，测量单位为纳米（nm）。其大小可采用不同的方法进行研究，如电子显微镜法、分级过滤法、电泳法等。研究结果表明，大多数病毒比细菌小得多，但比多数蛋白质分子大，而且病毒的大小相差很远。最大的病毒如痘病毒直径达200nm以上，最小的病毒如菜豆畸矮病毒的直径只有9～11nm左右。可粗略地记为病毒、细菌和真菌个体直径比约为1：10：100。

病毒的形态有球形、卵圆形、砖形、杆状、丝状及蝌蚪状等。其中动物病毒多为球形、卵圆形或砖形，如疱疹病毒、流感病毒；植物病毒多为杆状、丝状，如烟草花叶病毒、马铃薯Y病毒；细菌病毒多为蝌蚪状，如噬菌体等。主要病毒颗粒的形态与结构模式如图1-3-1所示。

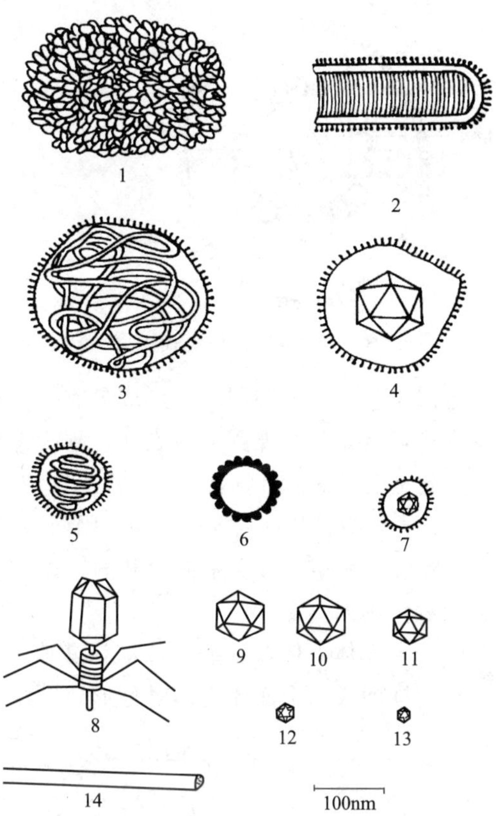

噬菌体感染细菌后，使细菌细胞破裂死亡，连续重复感染使大量的细菌死亡，这样在培养细菌的平板上，可以看到一个个透明不长细菌的小圆斑，这些圆斑是由无数个噬菌体粒子组成的群体，称为噬菌斑。

人工培养的单层动物细胞感染病毒后，也会形成类似噬菌斑的动物病毒群体，称为空斑。单层动物细胞受到肿瘤病毒的感染后，会使动物细胞恶性增生，形成类似细菌菌落的病灶，称为病斑。烟草花叶病毒感染烟草后，在叶片上出现的一个个坏死的病灶，称为枯斑。

图1-3-1　主要病毒颗粒的形态与结构模式图

1—痘病毒；2—弹状病毒；3—副黏病毒；
4—疱疹病毒；5—正黏病毒；6—冠状病毒；
7—披膜病毒；8—T₂噬菌体；9—腺病毒；
10—呼肠孤病毒；11—乳多空病毒；12—小核糖酸
病毒；13—小脱氧核糖核酸病毒；14—烟草花叶病毒

（2）病毒的化学组成　病毒的化学组成因种而异，大多数病毒由核酸和蛋白质组成，有些结构复杂的病毒还有脂类、多糖和少量的酶。

① 核酸。一种病毒只含有一种核酸（DNA或RNA），动物病毒有些为DNA、有的为RNA。植物病毒多为RNA，少数为DNA。噬菌体多为DNA，少数为RNA。

病毒核酸功能为：是遗传变异的物质基础，控制着病毒的增殖及对宿主的感染性。

② 蛋白质。蛋白质是病毒的主要组成部分。自然界中常见的20种氨基酸在病毒的结构中都可找到，但是氨基酸的组合与含量因病毒的种类不同而异。比较简单的植物病毒大都只含有一种蛋白质。其他病毒均由一种以上的蛋白质构成。

蛋白质的功能为：构成病毒粒子的外壳；保护病毒的核酸免受外界理化因子的破坏；决定病毒感染的特异性；决定病毒的抗原性。

（3）病毒的结构　由于电子显微镜技术与生物化学、X射线衍射等分析技术的综合应用，逐步揭示了病毒粒子的亚显微结构。研究病毒的结构对于了解它们的功能，认识其本

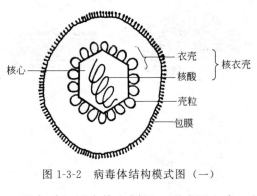

图 1-3-2 病毒体结构模式图（一）

质，进行病毒的分类、鉴定，分析病毒的致病作用等有重要意义。

病毒粒子系指结构完整、有感染性的病毒个体。在电子显微镜下呈现特定的形态。现已观察到很多病毒粒子具有一定的或共同的下列结构形式。

① 核衣壳。一个结构完整的有感染性的单个病毒称为病毒体，主要由核酸与蛋白质组成。核酸位于病毒的中心，构成病毒的核心，蛋白质包围在核心周围，形成了衣壳。核心与衣壳共同组成核衣壳（图 1-3-2）。结构最简单的病毒就是一个裸露的核衣壳，称为裸露病毒，如脊髓灰质炎病毒。

衣壳是由大量蛋白质亚单位以次级键结合的壳粒构成的。每个壳粒又由一条或多条肽链组成。由于壳粒数目和排列方式不同，因而病毒结构呈现出几种不同的对称形式（图 1-3-3）。

a. 螺旋对称型。核酸是伸展开的，以多个弱键与蛋白质亚基相结合，壳粒围绕着核酸呈螺旋状对称排列。

b. 二十面体立体对称型。核酸浓集在一起形成球状或近似球状的结构，衣壳包绕在外面，壳粒排列成二十面体立体对称形式。

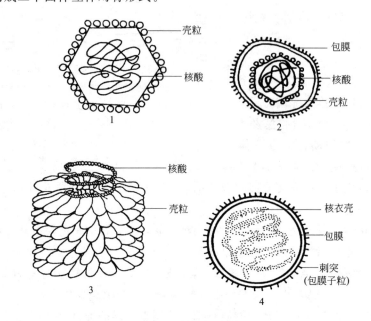

图 1-3-3 病毒体结构模式图（二）

1—裸露二十面体对称；2—有包膜二十面体对称；3—裸露螺旋对称；4—有包膜螺旋对称

c. 复合对称型。少数病毒壳粒排列较为复杂，既不呈立体对称，也不呈螺旋对称，称为复合对称型，如痘类病毒、噬菌体等。

衣壳的主要功能是保护病毒核酸免受环境中的核酸酶或其他因素的破坏，并能与易感细胞表面的受体结合，使病毒核酸穿入宿主细胞，引起细胞感染；衣壳蛋白是病毒体的主要抗原成分，可刺激机体产生免疫应答。

② 包膜。有些病毒（一般为动物病毒，如流感病毒）的衣壳外有一层类似于细胞膜的结构，称为包膜。具有包膜的病毒称为包膜病毒。

包膜由脂质、蛋白质和糖类组成，是病毒以出芽方式成熟时，由细胞膜（少数是由核膜）衍生而来的，故具有宿主细胞膜脂质的特性，对脂溶剂如乙醚、氯仿和胆汁等敏感。如呼吸道病毒一般不能侵入消化道，因为该类病毒易被胆汁所破坏。当包膜受到破坏时，包膜病毒可丧失吸附和穿入细胞的能力，从而丧失感染性。

某些病毒表面有向外突起的糖蛋白，形成刺突。刺突上常含有两种酶，一种形似三角形的为血凝素，可与宿主易感细胞表面的受体结合，使病毒吸附于细胞，还能凝集某些动物的红细胞。脊髓灰质炎病毒、腺病毒、流感病毒、麻疹病毒等均具有此种特性。另一种为蕈状突起，叫神经氨酸酶，能破坏宿主细胞表面的受体，使包膜上的脂质易与宿主细胞膜融合，便于病毒侵入易感细胞。流行性感冒病毒、麻疹病毒和腮腺炎病毒都具有此酶。

（4）病毒的繁殖　病毒的繁殖方式与细胞型微生物不同。病毒是专性活细胞内寄生物，缺乏其他生物细胞所具备的细胞器，以及代谢必需的酶系统和能量。其增殖所需的原料、能量和生物合成的场所均由宿主细胞提供。在病毒核酸的控制下合成病毒的核酸、蛋白质等成分，然后在宿主细胞内装配成为成熟的、具有感染性的病毒粒子，再释放到细胞外，感染其他细胞。这种增殖方式称为复制。

① 植物病毒的繁殖。植物病毒没有专门的吸附结构，通过昆虫口器、摩擦伤口和人为伤口进入寄主细胞。植物病毒在入住宿主细胞后脱去蛋白质外壳。如 TMV（烟草花叶病毒）的衣壳粒以双层盘的形式组装成衣壳，pH 的改变、RNA 的嵌入对衣壳的装配起关键作用。

② 动物病毒的繁殖方式。概括起来可分为：吸附、侵入、脱壳、生物合成、装配、释放六个连续步骤。

a.吸附。病毒颗粒因随机碰撞或静电引力附着在细胞表面，这一过程叫吸附。该过程是非特异的、可逆的。只有病毒表面的互补结构与细胞膜表面的相应受体结合，病毒才能牢固地吸附于细胞表面。如流感病毒必须通过其包膜上的血凝素与人呼吸道黏膜柱状纤毛上皮细胞膜上的黏蛋白受体结合，才能感染细胞。

b.侵入。吸附于易感细胞表面的病毒，借助病毒包膜与细胞膜的融合以及细胞的吞饮作用或穿过细胞膜的移位方式而进入细胞，此过程也称为穿入。

c.脱壳。进入细胞的核衣壳，被宿主细胞释放的蛋白酶降解而脱壳，使核酸游离出来并进入细胞的一定部位，开始生物合成。

d.生物合成。生物合成是指核酸复制和蛋白质合成过程。病毒的生物合成基本按以下步骤进行：转录 mRNA→翻译"早期蛋白"→复制核酸→合成"晚期蛋白"。

以双链 DNA 病毒（如痘病毒）为例。细胞内的病毒核酸在自身的依赖 DNA 的 RNA 多聚酶催化下合成早期 mRNA；在细胞核糖体内，由早期 mRNA 翻译成病毒的"早期蛋白质"，如复制子代核酸所需要的 DNA 多聚酶及抑制宿主细胞正常代谢的调节蛋白质；在 DNA 多聚酶催化下，以亲代病毒 DNA 为模板，以半保留复制方式自我复制出许多子代病毒 DNA；以子代 DNA 转录晚期 mRNA 在胞浆中翻译成病毒的晚期蛋白质，主要构成子代病毒的衣壳蛋白。

其他单链 DNA 病毒、双链和单链 RNA 病毒的复制与合成过程，与双链 DNA 病毒基本相似。不同点是 RNA 病毒以 RNA 作为遗传物质，以此复制子代 RNA 及转录 mRNA，

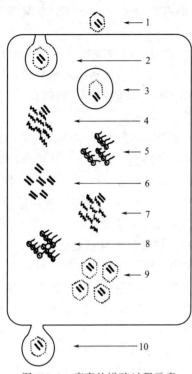

图 1-3-4　病毒的增殖过程示意
1—吸附；2—进入；3—脱壳；4—信使
RNA 的转录；5—早期蛋白质的翻译；
6—病毒 DNA 的复制；7—信使 RNA
的转录；8—晚期蛋白的翻译；
9—病毒颗粒装配；10—释放

翻译成 RNA 多聚酶及衣壳蛋白质。

e. 装配与释放。子代病毒核酸与蛋白质合成后，在细胞的一定部位（胞核或胞浆内）组合成大量成熟、有传染性的病毒颗粒的过程叫做装配。病毒装配后，从被感染细胞内转移到细胞外的过程称为释放。如腺病毒的核酸和蛋白质在细胞核内装配，脊髓灰质炎病毒在胞浆内装配，然后以"爆破"的方式使宿主细胞破裂，病毒颗粒一次全部释放。有包膜的流感病毒在胞浆中装配后以"出芽"方式经细胞膜释出，细胞本身不受害。

病毒复制过程如图 1-3-4 所示。

③ 细菌病毒的繁殖方式

a. 吸附。细菌病毒即噬菌体。吸附是该病毒感染宿主细胞的前提，具有高度专一性。在通常情况下，敏感细胞表面具有特异性表面接受部位，可与相应的病毒结合。

b. 侵入。噬菌体的侵入方式为注射式。如大肠杆菌 T_4 噬菌体侵入细胞的基本过程为：大肠杆菌 T_4 噬菌体先吸附在大肠杆菌的细胞壁上，然后尾丝收缩，使尾管接触细胞壁，尾管中含有的溶菌酶使大肠杆菌细胞壁中的肽聚糖分解，在细胞壁上产生一个孔；最后，尾管收缩，将病毒的 DNA 或 RNA 注入细菌的细胞质中，蛋白质衣壳则留在细胞壁外。

c. 生物合成。包括核酸的复制和蛋白质的合成。首先，噬菌体以其核酸中的遗传信息向宿主细胞发出指令并提供"蓝图"，使宿主细胞的代谢系统按次序逐一转向合成噬菌体的组分和"部件"，合成所需"原料"可通过宿主细胞原有核酸等的降解、代谢库内的储存物或从环境中取得。

烈性噬菌体的增殖方式按核酸类型的不同主要分成三类，即按早期、次早期和晚期基因的顺序来进行转录、转译和复制的双链 DNA 噬菌体的增殖方式；按"滚环"模型复制单链 DNA 的增殖方式；按"花朵"模式复制 A 蛋白（成熟蛋白）、衣壳蛋白和复制酶蛋白的增殖方式。以下以其中的第二类——双链 DNA 噬菌体的增殖方式为典型代表来加以介绍。

当噬菌体 dsDNA（双链 DNA）侵入宿主细胞后，首先设法利用宿主细胞原有的 RNA 聚合酶来转录噬菌体的 mRNA。然后由这些 mRNA 进行转译，以合成噬菌体特有的蛋白质。这种利用细菌原有的 RNA 聚合酶转录噬菌体的早期基因而合成 mRNA 的过程常称早期转录，由此产生的 mRNA 称早期 mRNA，其后的转译称早期转译，而产生的蛋白质则称早期蛋白。

利用早期蛋白中新合成的或更改后的 RNA 聚合酶来转录噬菌体的次早期基因，借以产生次早期 mRNA 的过程，称为次早期转录。由此合成的 mRNA 称次早期 mRNA，其结果产生了多种次早期蛋白。例如分解宿主细胞 DNA 的 DNA 酶，复制噬菌体 DNA 的 DNA 聚合酶，以及供晚期基因转录用的晚期 mRNA 聚合酶。

晚期转录是指在新的噬菌体 DNA 复制完成后对晚期基因所进行的转录作用。其结果是产生了晚期 mRNA，经晚期转译后，就产生一大批可用于子代噬菌体装配用的"部件"——晚期蛋白，它们是头部蛋白、尾部蛋白、各种装配蛋白和溶菌酶等。

d. 装配。病毒核酸的复制与病毒蛋白质的合成是分开进行的，是由分别合成好的核酸与蛋白质组成完整的新病毒粒子的过程。

e. 释放。成熟的病毒粒子从被感染细胞内转移到外界的过程称为病毒释放。病毒的释放是多样的，有的通过破裂、出芽作用或通过细胞之间的接触而扩散。

上述增殖生活周期是较短的，例如，$E.coli$ T 系噬菌体在合适的温度下为 $15\sim25min$。第一个宿主细胞裂解后所产生的子代噬菌体量称裂解量。不同的噬菌体有不同的裂解量，例如，T_2 为 150 左右、T_4 约 100、f_2 则可高达 10000 左右。

(5) 病毒的抵抗力　病毒受理化因素作用后失去感染性，称为灭活，但灭活的病毒仍保留着某些活性。了解病毒对理化因素的抵抗力的知识，对消毒、疫苗制备和临床实验研究均有指导意义。

① 物理因素。病毒一般耐冷怕热，$60℃$ 加热 $30min$，除肝炎病毒、腺病毒等抵抗力较强的病毒外，多数病毒即被灭活。在室温下多数病毒只能存活数小时。病毒对低温的抵抗力较强，多数病毒在 $4\sim7℃$ 可存活数小时至数日，超低温（$-190\sim-70℃$）下可保存数月至数年，经真空冷冻干燥则保存时间更长，故低温是保存病毒最有效的方法。

此外，电离辐射（X 射线、γ 射线）与紫外线因能透过病毒核酸而灭活病毒。

小知识

预防"非典"这样的病毒传染病，由于它是通过空气、近距离的飞沫或密切接触传播，除了尽量避免到人多密集的地方活动外，在家里要经常通风换气，并使用适合家庭的消毒方式对家庭环境及地面、家具、用具等表面以及家庭人员、家养宠物的体表进行各种方式的消毒。目前，家庭中常用的几种消毒剂有次氯酸钠、过氧乙酸、酚类消毒剂（如来苏水）、臭氧等。各种消毒剂使用时需注意利用其消毒的同时要看有无不良作用，做好相关防护，如过氧乙酸的杀菌力强，空气消毒力一般，刺激性和腐蚀性很强，使用时需做到人和动物的回避，并考虑到它对家具、金属器皿的腐蚀性，一般用于通道、房间地面等环境消毒。

② 化学因素。多数病毒对氧化剂敏感，故常用高锰酸钾、过氧化氢、漂白粉、碘酊等进行消毒。过氧乙酸对肝炎病毒杀灭作用较强，石炭酸及来苏尔等酚类消毒剂仅对少数病毒有效。乙醚、氯仿和去氧胆酸盐等脂溶剂能破坏有包膜的病毒。甲醛能灭活病毒，而保留其抗原性，故常用于制备灭活疫苗。大多数病毒对甘油的抵抗力强，故常用 50% 甘油盐水保存送检的病毒材料，以抑制细菌的繁殖。

一般抗生素和磺胺药对病毒无杀灭作用。但有些化学治疗剂有抑制病毒的作用，如利福平、疱疹净（5-IDUR）、阿糖腺苷能抑制疱疹病毒的复制，盐酸金刚烷胺能阻止流感病毒穿入细胞或抑制病毒脱壳。目前发现一些中草药对某些病毒有抑制作用，如板蓝根、大青叶能抑制多种病毒增殖，苍术、艾叶在组织培养中能抑制腺病毒、鼻病毒、疱疹病毒、流感病毒和副流感病毒，贯众、生南星对上述病毒也有不同程度的抑制作用。

（6）病毒的人工培养　因为病毒只有在活细胞内才能增殖，所以，培养病毒必须提供活的细胞。常用的方法是细胞培养（包括器官培养、组织培养和细胞培养）、鸡胚培养和寄主接种法，而且还必须根据不同病毒的要求进行选择，才能得到满意的结果。病毒培养不仅对研究病毒的生长繁殖、致病机理有重要的理论意义，而且对疫苗制备、抗病毒药物的筛选及病毒性疾病的诊断有重要的实践意义。

将离体分散的细胞加以人工培养，称为细胞培养（如果是对离体的活器官或组织加以培养，则为器官培养或组织培养）。

① 寄主接种法。动物接种是分离病毒较早应用的方法，本法在分离病毒方面，多数已被组织培养法所取代，但在某些对其敏感性强的病毒的分离，或科学研究需要制作"动物模型"方面，至今仍有其重要性。此法有两个缺点：动物本身可能带有病毒，许多病毒具有种属特异性。这些不利因素都限制了它在医学微生物学中的应用。

噬菌体标本可接种于生长在培养液或培养基平板中的细菌培养物。植物病毒标本可接种于敏感植物叶片，产生坏死斑或枯斑。动物病毒标本可接种于敏感动物的特定部位，嗜神经病毒接种于动物脑内，嗜呼吸道病毒接种于动物鼻腔。常用动物有小白鼠、大白鼠、地鼠、家兔和猴子等。接种病毒后，隔离饲养，每日观察动物发病情况，根据动物出现的症状，初步确定是否有病毒增殖。

② 鸡胚培养法。不同的病毒可选择不同日龄的鸡胚和不同的接种途径，如痘病毒接种于 10～12 天的鸡胚绒毛尿囊膜上，鸡新城疫病毒宜接种在 10 天尿囊腔和羊膜腔内，虫媒病毒宜接种于 5 天卵黄囊，继续培养观察。

③ 细胞培养法。细胞培养在病毒学方面的研究最为广泛，除用作病毒的病原分离外，还可研究病毒的繁殖过程及其细胞的敏感性和传染性（细胞的病理变化及包涵体的形成）。观察病毒传染时细胞新陈代谢的改变，探讨抗体与抗病毒物质对病毒的作用方式与机制，以及研究病毒干扰现象的本质和变异的规律性，可用于病毒的分离鉴定，抗原的制备及疫苗、干扰素的生产，病毒性疾病诊断和流行病学调查等。近年来，可用于繁殖病毒载体进而用于基因治疗。

二、病毒的干扰现象与干扰素

1. 干扰现象

两种病毒同时或短时间内先后感染同一细胞时，其中一种病毒可以抑制另一种病毒增殖的现象，称为病毒的干扰现象。

干扰现象可发生于异种病毒之间，也可发生于同种异型病毒间，甚至灭活的病毒可干扰同株的活病毒，如脊髓灰质炎病毒减毒活疫苗Ⅰ型可干扰Ⅱ、Ⅲ型。通常是死病毒干扰活病毒，先进入细胞的病毒排斥、干扰后进入的病毒，数量多的、增殖快的病毒干扰数量少的、增殖慢的病毒，这多见于异种病毒之间。

2. 干扰素

产生干扰现象的原因主要是宿主细胞感染病毒后诱生了干扰素，它能保护宿主细胞免受其他病毒的感染。

（1）干扰素的种类　干扰素（interferon，IFN）是由大多数脊椎动物细胞受病毒或其他因子（诱导剂）诱导产生的低分子蛋白质。

　　根据干扰素的来源，人细胞诱生的干扰素有 α、β 和 γ 三种类型。IFN-α，由人的白细胞产生，又称白细胞干扰素；IFN-β，由人的成纤维细胞产生，IFN-α 和 IFN-β 又称 Ⅰ 型干扰素；IFN-γ 是由淋巴细胞受丝裂原（如 PHA）激活或致敏 T 淋巴细胞受抗原刺激而产生，又称免疫干扰素或 Ⅱ 型干扰素。目前这三种干扰素均可用基因工程技术进行生产，称为重组干扰素。如将干扰素基因重组于大肠杆菌染色体中，使大肠杆菌表达产生干扰素。

　　（2）干扰素的性质　干扰素是一组糖蛋白分子，相对分子质量约为 15000～25000，是可溶性的、无毒、抗原性很弱的物质；对蛋白分解酶（如胰蛋白酶）敏感，但对脂酶和核酸酶不敏感；Ⅰ 型干扰素能耐 pH2.0 与温度 56℃ 30min 不被破坏，而 Ⅱ 型干扰素则不能耐受（表 1-3-1）。目前发现除动物病毒外还有许多干扰素，如某些细菌、脂多糖、某些多聚物等，在研究领域中最著名的干扰素诱生剂是一种合成的双链 RNA，称为多聚肌苷酸-多聚胞苷酸（polyI：C）。

表 1-3-1　干扰素性质的比较

型别	诱生剂	产生的细胞	相对分子质量/×10⁴	56℃ 30min	pH2	抗病毒	抗肿瘤	免疫调节作用
Ⅰ 型 $\frac{\alpha}{\beta}$	各种病毒，poly Ⅰ：C	白细胞 成纤维细胞	$\frac{1.5,2.1}{2.0}$	稳定	稳定	较强	较弱	较弱
Ⅱ 型 γ	各种抗原、丝裂原（PHA、ConA）	T 细胞	3.0,7.0	不稳定	不稳定	较弱	较强	较强

　　此外，干扰素还具有下列特性：①无抗病毒特异性，即有广谱抗病毒作用，也就是说，一种病毒诱生的干扰素可对多种病毒起作用；②干扰素有高度种属特异性，如人或灵长类动物细胞产生的干扰素才能对人细胞发挥抗病毒作用，而对其他动物的细胞无作用；③干扰素有抑制细胞分裂、分化及成熟的作用，可用于肿瘤的治疗；④干扰素有活化巨噬细胞及抑制细胞内寄生物的作用；⑤干扰素的抗病毒作用与抗体不同，它不是直接杀死或中和病毒，而是干扰素与细胞相互作用产生抗病毒蛋白质这一介质从而抑制病毒蛋白的合成。

　　（3）干扰素的诱生与抗病毒机理　一般认为，脊椎动物的细胞本来具有产生干扰素的能力，但在正常情况下，编码干扰素的基因处于抑制状态，干扰素的产生受到抑制，这种抑制状态是由一种抑制蛋白来实现的。当病毒或其他干扰素诱生剂（如 polyI：C）作用于细胞后，与抑制蛋白结合而使之失去活性，因而干扰素基因得以活化，使细胞转录干扰素的 mRNA，再翻译为干扰素蛋白质，当细胞裂解时，干扰素和成熟的病毒粒子一起释放出来，作用于邻近细胞膜上的干扰素受体。干扰素分子与邻近细胞表面的干扰素受体结合后，使细胞固有的抗病毒蛋白基因活化。细胞在活化基因指导下合成"抗病毒蛋白"（即多种蛋白酶）。抗病毒蛋白阻断病毒蛋白的翻译过程，从而抑制病毒的增殖，于是细胞处于抗病毒状态（图 1-3-5）。若产生干扰素的细胞仍完好，也可使该细胞建立抗病毒状态。

　　（4）干扰素的作用　病毒感染时，产生的干扰素可阻止、中断病毒增殖，从而中断发病；若疾病已经发生，在产生足够保护性抗体之前，干扰素可使机体恢复健康。在防治病毒性疾病方面，可通过调节疫苗用量或分期接种疫苗，避免产生干扰现象，使之达到预期的免疫效果。例如两次预防接种之间要间隔足够的时间。

扫码做自测题

习题 1-3-1

　　干扰素有广泛的抗病毒作用，现已作为一种抗病毒药物在临床上使用，

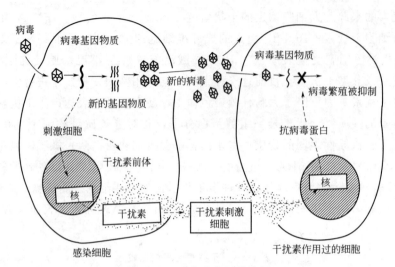

图 1-3-5 干扰素作用模式图

但存在着来源困难和不易纯化等问题。这些问题正逐渐由基因工程和单克隆抗体的应用得到解决。

三、病毒的致病性

 思政案例

全球新型冠状病毒疫情的防控

2019 年 12 月，发现多起病毒性肺炎病例，均诊断为病毒性肺炎/肺部感染，后确定为新冠病毒传染性疫情。2020~2021 年，疫情在全球大范围发生，造成较大的人员伤亡。

2020 年以来，新冠病毒疫情发生期产生变异病毒，多国发现新型变异新冠病毒，有些出现的变异病毒有不同的基因变异，有的新冠病毒毒株是新型变种，其中一些新冠病毒毒株的新型变种可能具有很高的传染性，甚至更具危险性，某些毒株具有免疫"逃避机制"，一些已经具备抗体或已接种疫苗的人有可能再次感染。

新冠病毒疫情的发生及病毒变异毒株的出现，使新冠疫苗研发更重要和紧迫。在中国医药科技等人员的多方努力下，已研制出一些安全稳定的新冠疫苗，并在全国范围内大量接种，据报道，中国建免疫屏障或需 10 亿人接种疫苗。截至 2021 年 6 月 4 日，我国新冠疫苗接种超 7 亿剂次，未发现与疫苗相关的严重不良反应。中国疫苗加班加点生产，在进行科学有效的国内疫情防控的同时，对多国的疫情防控尽可能地提供疫苗及相关设施等帮助，为世界疫情的防控做出了积极的贡献。

启示：疫情发生之初，国家领导人对新型冠状病毒感染的肺炎疫情就作出重要指示，强调要把人民群众生命安全和身体健康放在第一位，坚决遏制疫情蔓延势头。国家领导亲自考察指导疫情防控工作，看望慰问患者和奋战在一线的医护人员。经国家领导下的多方努力，中国的疫情防控做得非常严密和科学，使国内的人员感染率和死亡率远低于世界各国。国内疫情防控体现了各相关单位和人员严谨的科学态度、高度的社会责任感和奉献精神，人民的生物安全意识得到提高，全民配合共同抗疫，表现出强烈的民族自信心。

1. 病毒感染的途径

病毒侵入机体的途径与细菌类似，其侵入途径有：①呼吸道感染，如流感病毒、麻疹病毒等；②消化道感染，如肠道病毒、甲型肝炎病毒、脊髓灰质炎病毒等；③经胎盘或产道感染，如风疹病毒、乙型肝炎病毒等；④接触感染，如艾滋病毒等；⑤媒介昆虫叮咬感染，如流行性乙型脑炎病毒、登革热病毒等；⑥动物咬伤感染，如狂犬病毒等。

2. 病毒感染的类型

（1）隐性感染与显性感染　病毒侵入机体后，根据被感染机体有无明显临床症状分为隐性感染与显性感染。

隐性感染是指病毒侵入机体后，不能大量增殖，机体无临床症状，病毒可刺激机体产生特异性抗体，对机体有保护作用。如脊髓灰质炎病毒大多数表现为隐性感染。显性感染是病毒在宿主细胞内大量增殖，致使细胞被破坏、死亡，组织损伤，机体出现明显症状，即为显性感染。

（2）先天感染与后天感染　根据感染机体病毒的来源分为先天感染与后天感染。

病毒由母体经胎盘传给胎儿，或在分娩过程中经产道感染胎儿的方式，称为先天感染（或垂直感染）。如孕妇于妊娠早期感染风疹病毒，可通过胎盘传给胎儿而致胎儿先天畸形。病毒在出生后不同个体之间传播，其导致的感染称为后天感染（或水平感染）。上述"1."中①～⑤感染途径都为后天感染。

3. 病毒的致病机理

绝大多数病毒不产生毒素和侵袭性酶类，其致病作用主要表现在以下三方面。

（1）病毒对细胞的直接致病作用　主要是由于病毒（如脊髓灰质炎病毒、腺病毒等）在细胞内增殖，干扰和破坏了宿主细胞的正常代谢，造成细胞死亡即所谓杀细胞效应。这是由于病毒蛋白能抑制宿主细胞的核酸复制和蛋白质合成所致。其次，病毒感染常引起溶酶体膜通透性增高，其中的水解酶释放到胞浆内而使细胞溶解。此外，有些病毒能损伤感染细胞的细胞膜，导致细胞与细胞的融合，形成多核巨细胞，这损害了细胞的生命活动和功能，最后导致细胞死亡。

（2）机体的免疫应答引起的免疫病理作用　病毒感染细胞后，细胞表面可产生新的病毒抗原，可诱发宿主产生免疫应答，也能造成病理损伤。免疫损伤可由体液免疫（Ⅰ、Ⅱ型变态反应）或细胞免疫（Ⅳ型变态反应）介导引起，最终导致细胞损伤或破坏。

（3）病毒感染与肿瘤　肿瘤病毒是指能引起肿瘤或使细胞恶性转化的一些病毒。肿瘤病毒不论是 DNA 病毒还是 RNA 病毒，都是将病毒核酸整合到宿主细胞基因组中，结果引致肿瘤的发生。已知一些病毒与人的某些肿瘤有关（表 1-3-2）。

表 1-3-2　病毒及其诱发的肿瘤

病　毒	肿　瘤
逆转录病毒 C 型（人）	T 细胞白血病——淋巴瘤
逆转录病毒 B 型	乳腺癌
EB 病毒（疱疹病毒 4 型）	伯基特（Burkitt）淋巴瘤、鼻咽癌、何杰金瘤、白血病、淋巴瘤
单纯疱疹病毒 2 型（HSV-2）	宫颈癌
乙型肝炎病毒	原发性肝癌
人乳头瘤病毒（HPV）	疣

4. 人类病毒病及防治

人类病毒病的种类很多，感染范围很广，如引起呼吸道疾病的流感病毒，可引起人类流行性感冒；腺病毒可引起急性喉炎、角膜结膜炎、肺炎；脑炎病毒可引起流行性乙型脑炎；麻疹病毒会引起麻疹等。

病毒感染的控制方法有两种：一是预防为主，广泛使用疫苗；另一种是应用化学治疗剂。所用疫苗有活疫苗和死疫苗，如狂犬疫苗应用了减毒菌株的活疫苗，脊髓灰质炎疫苗是一种死疫苗。

抗病毒药物主要通过抑制病毒进入、抑制病毒核酸和蛋白质的合成及功能以及抑制病毒装配等起到抗病毒作用。如丝裂霉素的作用环节是 DNA 合成，它既能抑制病毒 DNA 合成，也能干扰宿主（机体）DNA 合成，因此还不能作为理想的抗病毒剂，其他抗病毒药物也存在这样那样的问题，所以现在还没有控制病毒病的理想药物，还需要进一步研究。

5. 常见致病性病毒

（1）呼吸道病毒　　呼吸道病毒是指由呼吸道感染的病毒的总称。该病毒首先在呼吸道黏膜细胞中繁殖，引起呼吸道或其他器官的损害。其种类繁多，常见的有流感病毒、副流感病毒、麻疹病毒、腮腺炎病毒和腺病毒等。

流行性感冒病毒简称流感病毒是引起流行性感冒（简称流感）的病原体。流感是一种急性上呼吸道传染病，具有高度传染性，传播快、蔓延广，常造成局部流行，历史上曾引起多次世界性大流行。

（2）肠道病毒　　肠道病毒是指由消化道侵入，并在肠道上皮细胞中增殖，可随粪便排出体外的一组病毒。它们可经血流侵入神经系统及其他组织，引起多种疾病。肠道病毒包括脊髓灰质炎病毒、柯萨奇病毒、人肠道致细胞病变孤儿病毒（或称埃可病毒）等，1969 年以后又发现四个新型，即 68 型、69 型、70 型、71 型肠道病毒。

（3）肝炎病毒　　肝炎病毒是引起病毒性肝炎的病原体。能引起肝炎的病毒主要是甲型、乙型、丙型、丁型和戊型肝炎病毒。此外，其他病毒如巨细胞病毒、人类疱疹病毒、风疹病毒、黄热病毒等在发生全身感染时也可引起肝炎，但这些病毒不列入肝炎病毒范畴。

病毒性肝炎传播极广，严重危害人民健康，除引起急、慢性肝炎外，还可发展为肝硬化、肝癌。因此，有效地防治肝炎，控制其传播是当前医药界研究的重点课题之一。

（4）人类免疫缺陷病毒　　1981 年首先在中美洲发现了一种新的传染病——艾滋病（AIDS），我国译为：获得性免疫缺陷综合征（图 1-3-6）。

艾滋病的病原体是人类免疫缺陷病毒（HIV），属逆转录病毒，能以病毒 RNA 为模板转录出 DNA。艾滋病通过性接触、血液注射及母婴传播，特别是同性恋者及静脉药瘾者占很高比例。

目前已成功地使用 HIV 血清抗体、蛋白印迹等方法对病人血清进行检测和诊断。

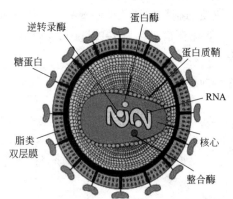

图 1-3-6　人类免疫缺陷病毒（HIV）

由于灭活疫苗不能保证安全，难于被病人接受，迄今多考虑用重组疫苗进行人体试验。但由于艾滋病病毒变异速度快，且没有找到理想的实验动物，因此，疫苗的研制工作尚面临一定的困难，有效治疗还在进一步研究过程中。

预防是防止本病的关键。防治 HIV 传播可按以下原则进行：①开展社会宣传教育，控制性传播，严禁吸毒；②监测 HIV 高危人群，严密注视艾滋病的发病及死亡情况；③探索特异性预防制品，研制有效的抗病毒药用于治疗。

（5）SARS 病毒 这是 2002 年新出现的一种

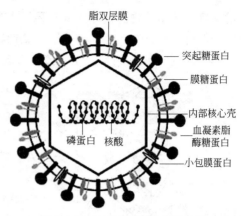

图 1-3-7   SARS 病毒结构模式图

病症，是由一种新的冠状病毒所致，又称"严重急性呼吸道综合征""非典型肺炎""沙士"。英文简称是"SARS"（图 1-3-7）。

引起非典型肺炎的病原体是冠状病毒的一个变种（新型冠状病毒），科学家将其命名为"SARS 病毒"。该病毒是 RNA 病毒，在无生命物体表面的存活时间可长达 24h，在人类排泄物中存活 4 天，潜伏期 1～12 天，平均 4.5 天，病毒载量第 10 天达到峰值。2004 年 10 月，广东防治 SARS 科技攻关组的专家们在"广东省传染性非典型肺炎（SARS）防治研究"科技成果的鉴定会上认定：果子狸是 SARS 冠状病毒主要载体。

SARS 病毒对一些普通消毒剂很敏感，能在 5min 内将其杀死，如丙酮、10％甲醛和多聚甲醛溶液、10％次氯酸钠溶液、75％乙醇和 2％苯酚混合溶液。此外，这种病毒对紫外线辐射和热辐射敏感。用强度大于 $90\mu\mathrm{W/cm^2}$ 的紫外线照射冠状病毒，30min 就可杀灭这种病毒；56℃以上高温可在 30min 内杀死非典病毒，但在 0℃ 可以无限期存活。对抗菌药物不敏感。

非典型肺炎主要临床表现有急性发病，首发症状为发热，同时伴头痛、关节酸痛、全身酸痛和乏力，干咳、少痰，个别病人偶有血丝痰，部分病人出现呼吸加速、气促等呼吸困难症状，少数病人发展为Ⅰ型呼吸衰竭，甚至进展为成人呼吸窘迫综合征。X 射线胸部检查可见不同程度片状阴影。

非典病毒主要靠飞沫和近距离接触传播，也可通过空气传播。可感染多种人体细胞，现已研制成功的"SARS 冠状病毒全基因组芯片"，覆盖了非典冠状病毒基因组的全部序列，能够在检测非典冠状病毒的同时全面监测病毒全基因组变化，能灵敏和准确地检出非典病毒。新型冠状病毒核酸扩增（PCR）试剂盒可以通过漱口液检测非典病毒。

可通过疫苗注射以及使用一些对病毒有抑制作用的中药等来预防非典，膳食营养平衡也可以有效增强人体免疫力，而且戴口罩、保证充足睡眠以及经常消毒都是防止非典的好方法。

四、噬菌体

噬菌体是侵染细菌、放线菌等细胞型微生物的病毒，广泛分布于自然界。1915 年，英国人陶尔特在培养葡萄球菌时，发现菌落上出现了透明斑，用接种针接触斑后再接触另一菌落，不久被接触的部分又出现透明斑。后来法国人第赫兰尔在巴斯德研究所观察到，痢疾杆菌的新鲜液体培养物能被加入的某种污水的无细菌滤液所溶解，浑浊的培养物变清了，若将此澄清液再进行过滤，并加到另一敏感菌株的新鲜培养物中结果同样变清。以上现象称为陶尔特-第赫兰尔现象。第赫兰尔将该溶菌因子命名为噬菌体。

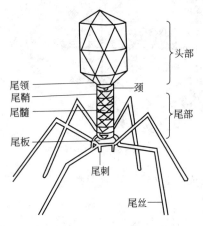

图 1-3-8　蝌蚪形噬菌体模式图

标注：头部、颈、尾部、尾领、尾鞘、尾髓、尾板、尾刺、尾丝

1. 噬菌体的形态结构

与其他病毒一样，噬菌体除有其特异性宿主外，并无显著区别。它们都是由蛋白质和核酸组成。基本形态为蝌蚪形、球形和丝状三种。蝌蚪形噬菌体的头部呈球形、二十面体对称，由蛋白质外壳包绕核心（DNA 或 RNA）组成。尾部是噬菌体与宿主菌体细胞接触的部分，由尾领、尾髓、尾鞘、尾板、尾刺和尾丝等组成（图 1-3-8）。

2. 噬菌体的繁殖

病毒粒子并无个体的生长过程，而只有其两种基本成分的合成和装配，即：核酸复制＋蛋白质合成生成核蛋白（病毒粒子）。噬菌体的繁殖一般可分五个阶段，即吸附、侵入、增殖（复制与生物合成）、成熟（装配）和裂解（释放）。

根据噬菌体与宿主的关系可分为烈性噬菌体和温和噬菌体两大类。

（1）烈性噬菌体　是指凡在短时间内能连续完成吸附、侵入、增殖、装配、裂解这五个阶段而实现其繁殖的噬菌体。烈性噬菌体进入菌体后就改变宿主的性质，使之成为制造噬菌体的工厂，大量产生新的噬菌体，最后导致菌体裂解死亡。

（2）温和噬菌体　是指凡吸附并侵入细胞后，噬菌体的 DNA 只整合在宿主的核染色体组上，并可长期随宿主 DNA 的复制而进行同步复制，因而在一般情况下不进行增殖和引起宿主细胞裂解的噬菌体。

（3）噬菌斑　由于噬菌体的作用而使布满细菌细胞的菌苔上，出现肉眼可见的一个个透亮的小圆斑即为噬菌斑。

（4）噬菌体效价　是指每毫升试样中所含的侵染性噬菌体粒子数，即噬菌斑形成单位数。

3. 一步生长曲线

噬菌体的繁殖过程与细胞型生物完全不同，其繁殖速率大大提高了。平均每个被感染细胞释放出来的新个体数量可通过一步生长曲线来测定。

一步生长曲线是指能定量描述烈性噬菌体生长规律的实验曲线。将高浓度的敏感菌培养物与适量相应的噬菌体悬液相混合一定时间，以离心术或加入抗病毒血清除去过量的游离噬菌体，把经过上述处理的菌悬液进行高倍稀释，以免发生第二次吸附和感染，致使每个菌体只含有一种噬菌体，培养后每隔一定时间取样，接种于敏感菌培养物中培养，通过固体培养物表面噬菌斑的多少，就可测知每个噬菌体感染细菌后释放的新的噬菌体数目，再以培养时间为横坐标，以噬菌斑数为纵坐标作图，绘成的曲线即为噬菌体的一步生长曲线（图 1-3-9）。

一步生长曲线可分为三个时期：潜伏期、裂解期、稳定期。潜伏期是指菌体的核酸侵入宿主细胞后至第一个噬菌体粒子装配前的一段时间。裂解期是指溶液中噬菌体粒子急剧增多的一段时间。稳定期是溶液中噬菌体总数达到最高点后的时期。

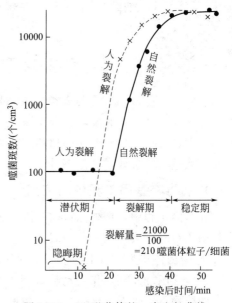

图 1-3-9　T_4 噬菌体的一步生长曲线

4. 溶源性

溶源性是温和噬菌体侵入宿主细胞后产生的一种特性。当温和噬菌体侵入宿主细胞后，其 DNA 随着宿主细胞 DNA 复制而复制，但噬菌体的蛋白质不能合成，宿主细胞也不裂解，继续进行正常的分裂，但在偶尔情况下，某一代中可能有一个宿主细胞发生裂解释放出新的子代噬菌体，而在这许多代不发生裂解的宿主细胞中又检查不到噬菌体，但它们都具有产生成熟噬菌体粒子的潜在能力。人们把温和噬菌体侵入宿主细菌所引起的这种特性叫溶源性。

含有温和噬菌体的 DNA 而又找不到形态上可见的噬菌体粒子的宿主细菌叫溶源性细菌。

附着或融合在溶源性细菌染色体上的温和噬菌体的核酸称为原噬菌体或前噬菌体。

溶源性细菌的基本特性如下所述。

① 自发裂解。在没有任何外来噬菌体感染的情况下，极少数溶源细胞中的原噬菌体偶尔也可恢复活动，进行大量的复制，成为营养噬菌体核酸，并接着成熟为噬菌体粒子，引起宿主细胞裂解。

② 诱发裂解。用某些适量的理化因子如紫外线、丝裂霉素 C 等处理溶源性细菌能导致原噬菌体活化，产生具有感染力的噬菌体粒子，结果使整个细胞裂解并释放出大量噬菌体。

③ 免疫性。溶源性细菌对其本身产生的噬菌体或外来的同源噬菌体不敏感。这些噬菌体虽可侵入溶源性细菌，但不能增殖，也不导致溶源性细菌裂解。

④ 复愈性。溶源性细胞有时消失了其中的原噬菌体，变成非溶源性细胞，这时既不发生自发裂解也不发生诱发裂解。

⑤ 溶源转变。如白喉杆菌只有在含有特定的原噬菌体的情况下才能产生白喉毒素引起被感染机体发病。

在自然界中溶原菌是普遍存在的，检验溶原菌的具体方法是将少量溶原菌与大量的敏感性指示菌（遇溶原菌裂解后所释放的温和噬菌体会发生裂解性生活周期者）相混合，然后加至琼脂培养基中倒平板。过一段时间后溶原菌就长成菌落。由于在溶原菌分裂过程中有极少数个体会发生自发裂解，其释放的噬菌体可不断侵染溶原菌菌落周围的指示菌菌苔，所以会产生一个个中央有溶原菌小菌落、四周有透明圈的特殊噬菌斑。

从上述内容可知温和噬菌体以三种状态存在。①游离态：指已成熟释放并具有侵染性的游离噬菌体。②融合态：指整合在宿主核染色体上处于前噬菌体的状态。③营养态：指前噬菌体经外界理化因子诱导后，脱离宿主核基因组而处于积极复制和装配的状态。

五、病毒与实践

病毒与人类的关系极为密切。由它们引起的宿主病害既可使人类健康和对畜牧业、栽培业和发酵工业带来不利的影响，又可利用它们进行生物防治，此外，还可利用病毒进行疫苗生产和作为遗传工程中的外源基因载体，直接或间接地为人类创造出巨大的经济效益、社会效益和生态效益。

1. 病毒在基因工程中的应用

在基因工程中，把外源目的基因导入受体细胞并使之表达的中介体，称为载体。除原核生物的质粒外，病毒是最好的载体。

① 噬菌体作为原核生物基因工程的载体。通常所用的有 E.coli 的 λ 噬菌体。

② 动物 DNA 病毒作为动物基因工程的载体。通常所用的为 SV40（猴病毒 40），其次为人的腺病毒、牛乳头瘤病毒、痘病毒以及 RNA 病毒等。

③ 植物 DNA 病毒作为植物基因工程的载体。含 DNA 的植物病毒种类较少，故病毒载体在植物基因工程中的应用起步较晚，研究较多的有花椰菜病毒（CaMV）等。

④ 昆虫 DNA 病毒作为真核生物基因工程的载体。应用较多的为杆状病毒。

2. 昆虫病毒用于生物防治

在动物界中，昆虫是种类最多、数量最大、分布最广以及与人类关系极其密切的一个大群。其中一部分对人类有益，而大量的则对人类有害。人类在与害虫作长期斗争过程中，曾创造过物理治虫、化学治虫、绝育治虫、性激素引诱治虫和生物治虫（包括动物治虫、以虫治虫、细菌治虫、真菌治虫和病毒治虫）等手段，其中利用病毒制剂进行生物治虫由于具有资源丰富（已发现的病毒近 2000 种）、致病力强和专一性强等优点，故发展势头很旺，前景诱人。但现阶段由于其杀虫速度慢、不易大规模生产、在野外易失活和杀虫范围窄等缺点，还难以普遍推广，目前正在利用遗传工程等高科技手段对其进行改造。

3. 噬菌体与发酵工业

噬菌体会给人类生产带来极大的危害。如抗生素工业、微生物农药、有机溶剂发酵工业普遍存在着噬菌体的危害，当发酵过程中污染了噬菌体后，轻者使发酵周期延长，发酵单位降低；重则造成倒罐，酿成经济损失。预防噬菌体污染的措施主要有：①决不使用可疑的菌种；②严格保持环境卫生；③决不排放或随便丢弃活菌液；④注意发酵通气质量；⑤加强管道及发酵罐的灭菌；⑥不断筛选抗性菌种，并经常轮换生产菌种。

如果预防不成，一旦发现噬菌体污染，要及时采取合理措施：①尽快提取产品；②使用药物抑制，如加入草酸盐、柠檬酸铵等螯合剂（抑制噬菌体的吸附和侵入）或加入金霉素、四环素等抗生素（抑制噬菌体的增殖或吸附）；③及时改用抗噬菌体生产菌株。

4. 细菌的鉴定

噬菌体与宿主菌的关系有高度特异性，可用于未知细菌的鉴定和分型。如应用伤寒沙门菌 Vi 噬菌体可将有 Vi 抗原的伤寒沙门菌分成 96 个噬菌体型。

复习思考题

1. 何为病毒、病毒粒子？病毒区别于其他生物的特点是什么？

2. 病毒粒子包括哪些基本结构？

3. 何为病毒的噬菌斑、噬菌体效价？在实践中有何意义？

4. 病毒的繁殖过程分几步来完成？

5. 在发酵工业中，为何常受噬菌体的危害，如何防治？

6. 噬菌体在生产实践和科学研究中有何意义？

六、病毒的鸡胚培养技术[*]

1. 实训目的

① 掌握鸡胚的孵化过程和不同日龄鸡胚的接种途径及接种方法。

② 掌握新城疫病毒在鸡胚尿囊腔中的增殖过程，掌握接毒和收毒的方法。

2. 实训原理

病毒培养可用动物接种、鸡胚培养和组织培养法。鸡胚接种培养是病毒学的重要方法之一，来自禽类的病毒，均可在鸡胚中繁殖，哺乳动物的病毒如蓝舌病病毒、流感病毒等也可在鸡胚中增殖。目前鸡胚尤其是 SPF 鸡胚被广泛运用于分离病毒、制造疫苗和抗原等，其来源丰富，操作简便。除病毒外，衣原体、立克次体也可用鸡胚来培养，衣原体可在鸡胚卵黄囊繁殖，致死鸡胚；部分立克次体也可在卵黄囊中繁殖。

3. 材料和用具

白壳鸡胚、孵化箱、1mL 注射器、蛋架、新城疫 Ⅰ 系和 Ⅱ 系弱毒苗等。

4. 实训准备

（1）鸡胚的选择和孵化　应选健康无病鸡群或 SPF 鸡群的新鲜受精蛋。为便于照蛋观察，以来航鸡蛋或其他白壳蛋为好。用孵卵箱孵化，要特别注意温度、湿度和翻蛋。孵化条件一般选择相对湿度为 60％，最低温度 36℃，一般 37.5℃。每日翻蛋最少 3 次，开始可以将鸡胚横放，在接种前 2 天立放，大头向上，注意鸡胚位置，如胚胎偏在一边易死亡。

孵化 3～4 天，可用照蛋器在暗室观察。鸡胚发育正常时，可见清晰的血管及活的鸡胚，血管及其主要分枝均明显，呈鲜红色，鸡胚可以活动。未受精和死胚胚体固定在一端不动，看不到血管或血管消散，应剔除。鸡胚的日龄根据接种途径和接种材料而定，卵黄囊接种，用 6～8 日龄的鸡胚；绒毛尿囊腔接种，用 9～10 日龄鸡胚；绒毛尿囊膜接种，用 9～13 日龄的鸡胚；血管注射，用 12～13 日龄鸡胚；羊膜腔和脑内注射，用 10 日龄鸡胚。

（2）接种前的准备　病毒接种材料的处理——怀疑污染细菌的液体材料，加抗生素（青霉素 100～500IU 和链霉素 100～500μg）置室温中 1h 或冰箱 12～24h 高速离心取上清液，或经滤器滤过除菌。如为患病动物组织，应剪碎、研磨、离心取上清液，必要时加抗生素处理或滤过。

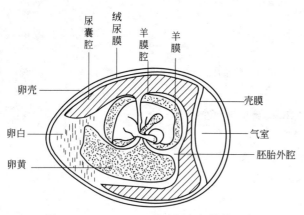

图 1-3-10　10～11 日龄鸡胚各部结构示意

照蛋以铅笔画出气室、胚胎的位置（图 1-3-10），若要作卵黄囊接种或血管注射，还要画出相应的部位。

打孔时用碘酊在接种处的蛋壳上消毒，并在该处打孔。

5. 操作步骤

（1）鸡胚的接种　鸡胚接种一般用结核菌素注射器注射，注射完后均应用熔化的石蜡将接种孔封闭。

① 绒毛尿囊腔内注射取 9～10 日龄鸡胚，用锥子在酒精灯火焰烧灼消毒后，在气室顶端和气室下沿无血管处各钻一小孔，针头从气室下沿小孔处插入，深 1.5cm，即已穿过了外壳膜且距胚胎有半指距离，注射量约 0.1～0.2mL。注射后以石蜡封闭小孔，置孵育箱中直立孵育。

② 卵黄囊内注射取 6～8 日龄鸡胚，可从气室顶侧接种（针头插入 3～3.5cm），因胚胎及卵黄囊位置已定，也可从侧面钻孔，将针头插入卵黄囊接种。侧面接种不易伤及鸡胚，但针头拔出后部分接种液有时会外溢，需用酒精棉球擦去。其余同尿囊腔内注射。

③ 绒毛尿囊膜接种。

a. 人工气室法。取 10～11 日龄鸡胚，先在照蛋灯下检查鸡胚发育状况，画出气室位置，并选择绒尿膜发育区作一"记号"。将胚蛋横卧于蛋座上，绒尿膜发育区"记号"朝上。用碘酒消毒记号处及气室中心部，在气室中心部锥小孔。然后用锥子轻锥记号处蛋壳，约 0.5mm 深，使其卵壳穿孔而壳膜不破。用洗耳球吸去气室部空气的同时，随即因上面小孔进入空气而绒尿膜陷下形成一个人工气室，天然气室消失。接种时针头与卵壳成直角。自上面小孔直刺破卵膜进入人工气室约 3～5mm，注入 0.1～0.2mL 病料，正好在绒尿膜上。接种完毕用熔化石蜡封闭两孔，人工气室向上，横卧于孵化箱中，逐日观察。

b. 直接接种法。将鸡胚直立于蛋座上，气室向上，气室区中央消毒打孔，用针头刺破壳膜，接种时针头先刺入卵壳约 0.5cm，将病料滴在气室内的壳膜上（0.1～0.2mL），再继续刺入约 1.0～1.5cm，拔出针头使病料液慢慢渗透到气室下面的绒尿膜上，然后用石蜡封孔，放入孵化箱培养。本方法的原理为：壳膜脆，刺破后不能再闭合，而绒尿膜有弹性，当针头拔出后被刺破的小孔立即又闭合。

④ 羊膜腔内接种所用鸡胚为 10 日龄，有两种方法。

a. 开窗法。从气室处去蛋壳开窗，从窗口用小镊子剥开蛋膜，一手用平头镊子夹住羊膜腔并向上提，另一手注射 0.05～0.1mL 病料液入腔内，然后封闭人工窗，使蛋直立孵化，此法可靠，但胚胎易受伤而死，而且易污染。

b. 盲刺法。将鸡胚放在灯光向上照射的蛋座上，将蛋转动使胚胎面向上。在气室顶部到边缘的一半处打一孔，用 40mm 长的针头垂直插入，约深 30mm 以上。如已刺入羊膜腔，能使针头拨动胚即可注入病料液 0.1～0.2mL，如针头左右移动时胚胎随着移动，则针头已刺入胚胎，这时应将针头稍稍提起后再注射。拔出针头后用石蜡封闭小孔。置孵化箱中培养。

（2）接种后检查 接种后 24h 内死亡的鸡胚，系由于接种时鸡胚受损或其他原因而死亡，应该弃去，24h 后，每天照蛋 2 次，如发现鸡胚死亡立即放入冰箱，于一定时间内不能致死的鸡胚亦放入冰箱冻死。死亡的鸡胚置冰箱中 1～2h 即可取出收取材料并检查鸡胚病变。

（3）鸡胚材料的收获 原则上接种什么部位，收获什么部位。

① 绒毛尿囊腔内接种者用无菌手术去气室顶壳，开口直径为整个气室区大小，以无菌镊子撕去一部分蛋膜，撕破绒尿膜而不撕破羊膜，用镊子轻轻按住胚胎，以无菌吸管或消毒注射器吸取绒毛尿囊液置于无菌试管中，多时可收获 5～8mL，将收获的材料低温保存。

收获时注意将吸管尖置于胚胎对面，管尖放在镊子两头之间。若管尖不放镊子两头之间，游离的膜便会挡住管尖吸不出液体。收集的液体应清亮，浑浊则表示有细菌污染。最后取 2 滴绒毛尿囊液滴于斜面培养基上放在温箱培养作无菌检查。无菌检查不合格，收集材料废弃。

② 羊膜腔内接种首先收完绒毛尿囊液，后用注射器带针头插入羊膜腔内收集，约可收到 1mL 液体，无菌检查合格保存。

③ 卵黄囊内接种者，先收掉绒毛尿囊液和羊膜腔液，后用吸管吸卵黄液，无菌检查同上。将整个内容物倾入无菌平皿中，剪取卵黄膜保存，若要做卵黄囊膜涂片时，可此时进行。

6. 思考题

① 常用鸡胚接种方法有哪些？

② 鸡胚接种时的注意事项有哪些？

七、噬菌体的分离与纯化*

1. 实训目的

① 学习分离纯化噬菌体的基本原理。

② 掌握纯化噬菌体的方法。

③ 观察噬菌斑的形态和大小。

2. 实训原理

噬菌体广泛分布在自然环境中，在其宿主存在的地方都可以找到噬菌体，例如在阴沟污水中可分离到寄生于人体肠道细菌的噬菌体；在土壤中可以分离到土壤微生物的噬菌体。其分离的基本原理是：①噬菌体对宿主的高度专一性，利用敏感菌株——宿主培养并发现它们；②根据噬菌体感染宿主并使之裂解，可在敏感菌株（即宿主）的琼脂平板上出现肉眼可见的噬菌斑，一个噬菌体可形成一个噬菌斑，对此可进行计数。

3. 材料和用具

（1）菌种 大肠杆菌斜面菌种（37℃，培养 18～24h）。

（2）培养基

① 上层肉汤蛋白胨琼脂培养基（含琼脂 0.6%），用试管分装，每管 4mL；

② 底层肉汤蛋白胨琼脂培养基（含琼脂 1.5%～2%）；

③ 三倍浓缩的肉汤蛋白胨培养基。

（3）其他   无菌吸管、无菌培养皿、无菌抽滤器、无菌玻璃刮棒、三角瓶、恒温水浴箱、蔡氏细菌滤器、真空泵、阴沟污水。

4. 操作步骤

（1）分离

① 制备菌悬液。取大肠杆菌斜面一支，加 4mL 无菌水洗下菌苔，制成菌悬液。

② 增殖噬菌体。取污水 200mL 置于三角瓶内，加入三倍浓缩的肉汤蛋白胨培养基 100mL 及大肠杆菌菌液 2mL 于 37℃培养 12～24h。

③ 制备噬菌体裂解液。将上述混合液离心（1500r/min）15min，所得上清液用蔡氏滤器过滤，并将滤液倒入另一无菌三角瓶中，置 37℃培养过夜，以做无菌检查。

④ 试验。上述滤液若无菌生长，可进行有、无噬菌体存在的试验，其方法有试管法和琼脂平板法两种，本实验用琼脂平板法。

步骤一：于肉汤琼脂平板上滴加大肠杆菌菌液一滴，用无菌玻璃刮棒涂布成一薄层。

步骤二：待平板菌液干后，滴加上述滤液一小滴或数小滴于平板上，再将此平板置于 37℃培养过夜。如滤液内有大肠杆菌噬菌体存在，即加滤液处便无菌生长，而呈蚕食状的空斑。

步骤三：如已证明有噬菌体的存在，可再将滤液接种于原已同时接种有大肠杆菌的肉汤内，如此重复移种数次，即可使噬菌体增多。

（2）纯化   最初分离出来的噬菌体通常不纯，表现在噬菌斑的形态、大小不一致。所以，还需进行噬菌体的纯化。

① 滤液稀释。将含大肠杆菌噬菌体的滤液用肉汤培养基按 10 倍稀释法进行稀释，使成 10^{-1}、10^{-2}、10^{-3}、10^{-4}、10^{-5} 5 个稀释度。

② 倒底层平板。用 9cm 直径的平皿 5 个，每个平皿约倒 10mL 底层琼脂培养基，依次标明 10^{-1}、10^{-2}、10^{-3}、10^{-4}、10^{-5}。

③ 倒上层平板。取 5 支各装有 4mL 上层琼脂培养基的试管，依次标明 10^{-1}、10^{-2}、10^{-3}、10^{-4}、10^{-5}。熔化后放于 50℃左右的水浴锅内保温，然后分别向每支试管加 0.1mL 大肠杆菌菌液和对号加入 0.1mL 各稀释度的滤液，摇匀，然后对号倒入底层琼脂平板上，摇匀铺平。

④ 待上层琼脂凝固后，置 37℃培养 18～24h。

⑤ 在上述出现单个噬菌斑的平板上，用接种针在选定的噬菌斑上针刺一下，接种于含有大肠杆菌的肉汤培养液中，37℃培养 18～24h，再依上述方法进行稀释，倒平板进行分离纯化，直至平板上出现的噬菌斑形态、大小一致，则表明已获得纯的大肠杆菌噬菌体。

5. 实训结果

对平板上出现的噬菌斑进行绘图。

6. 思考题

① 噬菌斑与细菌菌落有何不同？

② 分离纯化噬菌体、细菌等微生物的方法相同吗？有哪些异同点？

模块一　目标综合测试

一、单选题

1.细菌主要以什么方式进行无性繁殖。（　　）

A.出芽　　　　　　　B.二分裂　　　　　　C.产生有性孢子　　　　D.产生无性孢子

2.可以产生有性孢子的微生物是（　　）。

A.细菌　　　　　　　B.放线菌　　　　　　C.真菌　　　　　　　　D.病毒

3.寄生型放线菌的最适生长温度为（　　）。

A. 20～28℃　　　　　B. 37℃　　　　　　　C. 28～32℃　　　　　　D. 50～60℃

4.不属于细胞生物的微生物是（　　）。

A.细菌　　　　　　　B.病毒　　　　　　　C.真菌　　　　　　　　D.放线菌

5.革兰染色法操作中，初染所用的染色液是（　　）。

A.结晶紫　　　　　　B.碘液　　　　　　　C.乙醇　　　　　　　　D.沙黄

6.细菌的基本结构包括（　　）。

A.细胞壁　　　　　　B.菌毛　　　　　　　C.尾丝　　　　　　　　D.尾鞘

7.抗生素产生菌中，其主要产生菌是（　　）。

A.真菌　　　　　　　B.酵母菌　　　　　　C.放线菌　　　　　　　D.病毒

8.不属于原核微生物的是（　　）。

A.细菌　　　　　　　B.支原体　　　　　　C.酵母菌　　　　　　　D.放线菌

9.不属于细菌形态类型的有（　　）。

A.球状　　　　　　　B.杆状　　　　　　　C.蝌蚪状　　　　　　　D.螺旋状

10.病毒的增殖方式为（　　）。

A.二分裂　　　　　　B.芽孢　　　　　　　C.复制　　　　　　　　D.孢子

11.细菌细胞质中不含有的结构是（　　）。

A.核糖体　　　　　　B.胞质颗粒　　　　　C.质粒　　　　　　　　D.荚膜

12.下列哪个结构可以将细菌的某些遗传物质（质粒）从 F^+ 菌直接转移给 F^- 受体菌。（　　）

A.性菌毛　　　　　　B.普通菌毛　　　　　C.鞭毛　　　　　　　　D.荚膜

13.在真核微生物中，下列哪个细胞结构的主要功能是 DNA 翻译和蛋白质合成的场所。（　　）

A.线粒体　　　　　　B.内质网　　　　　　C.高尔基体　　　　　　D.核糖体

14.酵母菌最主要的繁殖方式是（　　）。

A.芽殖　　　　　　　B.裂殖　　　　　　　C.产生无性孢子　　　　D.有性繁殖

15.多数细菌的最适培养温度是（　　）。

A. 22～28℃　　　　　B. 28～32℃　　　　　C. 37℃　　　　　　　　D. 40℃

二、判断题

（　　）1.微生物是单细胞或多细胞的原核生物或真核生物，有的甚至没有细胞结构。

（　　）2.芽孢是细菌的休眠体，不是细菌的繁殖体。

（　　）3.由于巴斯德的巨大成就，使他享有微生物学之父的盛誉。

（　　）4.革兰阳性菌的细胞壁的特有成分是脂多糖。

（　　）5.人类肉眼看到的微生物为微生物的群体。

（　　）6.革兰阳性菌的细胞壁有外膜层。

（　　）7.细菌的鞭毛是细菌的运动器官。

（　　）8.真正看见并描述微生物的第一人是安东·列文虎克。

（　　）9.用革兰染色法染色，革兰阴性菌呈紫色，革兰阳性菌呈红色。

（　　）10.白病毒吸附于细胞开始，到子代病毒在感染细胞内装配完成这一过程，称为病毒的复制周期。

（　　）11.两种病毒同时或短时间先后感染同一细胞时，其中一种病毒可抵制另一种病毒增殖的现象，称为病毒的干扰现象。

（　　）12.链霉菌属是放线菌中最大的一个属。

（　　）13.荚膜是构成细菌致病力的重要因素之一。

（　　）14.一些细菌对不良环境有很强的抵抗力，主要因为具有芽孢结构。

（　　）15.细菌、酵母菌均为单细胞生物。

三、填空题

1.酵母菌的芽体到一定程度脱离母体后，在母体上留下_____，在芽体上留下_____，根据_____多少还可测定该酵母菌的年龄。

2.质粒是染色体外的_____物质。

3.微生物按其大小、结构、组成等可分为三大类：_____、_____、_____。

4.病毒的复制周期包括_____、_____、_____、_____和_____五个连续阶段。

5.细菌菌毛分为_____和_____两种。

6.细菌的特殊结构主要有_____、_____、_____、_____。

四、简答题

1.简述革兰染色法的步骤及其结果。

2.如何从众多的菌落中分辨出放线菌的菌落？

3.简述革兰染色的基本原理。

4.以链霉菌的生活史为例，描述放线菌的发育周期。

5.真核微生物和原核微生物染色体的主要区别是什么？

6.试述细菌群体生长规律及其在生长实践中的应用。

模块二

微生物基本操作技术

有关岗位及主要任务

掌握本知识及相关技能，可以从事微生物菌种培养、发酵生产种子制备、培养基制备、菌种繁育、菌种保藏、微生物药物生产或检验、食品或农业制品微生物生产或检验、微生物研究等的微生物相关岗位。

本部分需掌握微生物营养、消毒、灭菌、育种及菌种保存的基础知识及相关技术。

学习目标

1. 掌握微生物营养需求，消毒、灭菌技术及微生物生长测定技术、菌种保藏技术，熟悉微生物育种基本技术。

2. 能够熟练进行培养基的配制与灭菌操作。

3. 学会微生物的接种与分离培养操作方法。

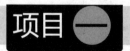 微生物的营养及消毒、灭菌

一、微生物的营养要素

微生物要不断地生长繁殖，就要从它生活的外部环境中吸取所需要的各种营养物质，合成本身的细胞物质，提供机体进行各种生理活动所需要的能量，保证机体进行正常的生长与繁殖，保证其生命的维持和延续，同时将代谢活动产生的废弃物排出体外。

能够满足微生物机体生长、繁殖和完成各种生理活动所需的物质称为营养物质。而微生物获得和利用营养物质的过程称为营养。

1. 微生物细胞的化学组成

微生物细胞的化学成分以有机物和无机物两种状态存在。有机物包含各种大分子，它们是蛋白质、核酸、类脂和糖类，占细胞干重的99%。无机成分包括小分子无机物和各种离子，约占细胞干重的1%。

根据微生物细胞化学成分分析，微生物细胞与其他高等动植物一样，也是由碳、氢、氧、氮、磷、硫、钾、钠、镁、钙、铁、锰、铜、钴、锌、钼等化学元素组成。其中碳、氢、氧、氮、磷、硫六种元素占细胞干重约97%；其他为微量元素。微生物细胞的化学元素组成的比例常因微生物种类的不同而各异。

组成微生物细胞的化学元素分别来自微生物生长所需的营养物质，即微生物生长所需的营养物质应该包含有组成细胞的各种化学元素。这些物质概括为提供构成细胞物质的碳素来源的碳源物质，构成细胞物质的氮素来源的氮源物质和一些含有钾、钠、镁、钙、铁、锰、铜、钴、锌、钼元素的无机盐。

2. 微生物的营养类型

由于微生物种类繁多，其营养类型比较复杂，根据碳源、能源及电子供体性质的不同，可将绝大部分微生物分为光能无机自养型、光能有机异养型、化能无机自养型及化能有机异养型四种类型（表2-1-1）。

表 2-1-1　微生物的营养类型

营养类型	电子供体	碳源	能源	举例
光能无机自养型	H_2、H_2S、S 或 H_2O	CO_2	光能	着色细菌、蓝细菌、藻类
光能有机异养型	有机物	有机物	光能	红螺细菌
化能无机自养型	H_2、H_2S、Fe^{2+}、NH_3 或 NO_2^-	CO_2	化学能	氢细菌、硫杆菌、亚硝化单胞菌属
化能有机异养型	有机物	有机物	化学能	假单胞菌属、真菌、原生动物

3. 微生物的营养要素及其生理功能

微生物需要从外界获得营养，而且来源非常广泛，根据营养物质在机体中生理功能的不同可区分为碳源、氮源、能源、无机盐、生长因子和水六大类。

（1）碳源　在微生物生长过程中为微生物提供碳素来源的物质称为碳源。

从简单的无机含碳化合物如 CO_2 和碳酸盐，到各种各样的天然有机化合物，都可以作为微生物的碳源，但不同的微生物利用含碳物质具有选择性，利用能力有差异（见表2-1-2）。

表 2-1-2　微生物利用的碳源物质

种类	碳源物质	备注
糖	葡萄糖、果糖、麦芽糖、蔗糖、淀粉、半乳糖、乳糖、甘露糖、纤维二糖、纤维素、半纤维素、甲壳素、木质素等	单糖优于双糖，己糖优于戊糖，淀粉优于纤维素，纯多糖优于杂多糖
有机酸	糖酸、乳酸、柠檬酸、延胡索酸、低级脂肪酸、高级脂肪酸、氨基酸等	与糖类相比效果较差，有机酸较难进入细胞，进入细胞后会导致 pH 下降。当环境中缺乏碳源物质时，氨基酸可被微生物作为碳源利用
醇	乙醇	在低浓度条件下被某些酵母菌和醋酸菌利用

续表

种类	碳源物质	备注
脂	脂肪、磷脂	主要利用脂肪,在特定条件下将磷脂分解为甘油和脂肪酸而加以利用
烃	天然气、石油、石油馏分、石蜡油等	利用烃的微生物细胞表面有一种由糖脂组成的特殊吸收系统,可将难溶的烃充分乳化后吸收利用
CO_2	CO_2	为自养微生物所利用
碳酸盐	$NaHCO_3$、$CaCO_3$、白垩等	为自养微生物所利用
其他	芳香族化合物、氰化物、蛋白质、核酸等	利用这些物质的微生物在环境保护方面有重要作用。当环境中缺乏碳源物质时,可被微生物作为碳源而降解利用

　　自养型微生物能以 CO_2 作为主要碳源或唯一碳源来合成各种物质。CO_2 是一个彻底被氧化了的物质,当被还原成为有机的糖类时,需要能量。光能自养型微生物,如蓝细菌经光合作用获得能量。化能自养型微生物,如硝化细菌则利用无机物氧化放出的化学能。因此自养型微生物的碳源和能源分别来自不同物质。

　　异养型微生物的碳源是有机碳化合物,同时也作为能源。它们能利用的碳源种类很多,但其中的糖类(葡萄糖、果糖、乳糖、淀粉等)是微生物最广泛利用的碳源。

　　碳源的生理功能主要是合成菌体自身的物质如糖类、脂肪以及其他含碳化合物,合成生命活动过程中产生的代谢产物,提供维持生命活动所需的能源。

　　微生物种类不同,利用碳源的能力也不同,有的能广泛地利用不同类型的碳源物质,而有些微生物可利用的碳源则较少,例如假单胞菌属中的某些种可利用多达90多种的碳源物质,而一些甲基营养性微生物只能利用甲醇或甲烷等一碳化合物作为碳源物质。

　　(2)氮源　凡是可以被微生物用来构成细胞物质的或代谢产物中氮素来源的营养物质通称为氮源物质。其生理功能是利用各种氮源合成自身的蛋白质、核酸和其他含氮化合物。

　　能被微生物利用的氮源物质有蛋白质及其各类降解产物、铵盐、硝酸盐、亚硝酸盐、分子态氮、嘌呤、嘧啶、脲、酰胺、氰化物(见表2-1-3)等。

　　氮源物质常被微生物用来合成细胞中的含氮物质,少数情况下可作能源物质,如某些厌氧微生物在厌氧条件下可利用某些氨基酸作为能源。

　　有机氮源中的氮往往是蛋白质或其降解产物,其中,氨基酸可以直接吸收而参与细胞代谢,而蛋白质需经菌体分泌的胞外酶水解后才能利用。因为花生饼粉和黄豆饼粉中的氮主要以蛋白质存在,所以被称为"迟效性氮源",而(NH_4)$_2SO_4$ 和玉米浆等被称为"速效性氮源"。

　　当以无机氮化物为唯一氮源培养微生物时,培养基会表现出生理酸性或生理碱性。如以(NH_4)$_2SO_4$ 为氮源时,NH_4^+ 被利用后,培养基的 pH 下降,故有"生理酸性盐"之称;以KNO_3 为氮源时,NO_3^- 被利用后,培养基的 pH 上升,故有"生理碱性盐"之称。

 思考　　生理酸性盐、生理碱性盐在培养基的酸碱度平衡中会有什么应用?

表 2-1-3　微生物利用的氮源物质

种类	氮源物质	备　注
蛋白质类	蛋白质及其不同程度降解产物	大分子蛋白质难以进入细胞，一些真菌和少数细菌能分泌胞外蛋白酶，将大分子蛋白质降解利用，而多数细菌只能利用相对分子质量较小的降解产物
氨及铵盐	NH_3、$(NH_4)_2SO_4$ 等	容易被微生物吸收利用
硝酸盐	KNO_3 等	容易被微生物吸收利用
分子氮	N_2	固氮微生物可利用，但当环境中有化合态氮源时，固氮微生物就失去固氮能力
其他	嘌呤、嘧啶、脲、胺、酰胺、氰化物	大肠杆菌不能以嘧啶作为唯一氮源，在氮限量的葡萄糖培养基上生长时，可通过诱导作用先合成分解嘧啶的酶，然后再分解并利用嘧啶进而不同程度地被微生物作为氮源加以利用

利用 NH_4NO_3 为氮源，可以避免 pH 急剧升降，但是，NH_4^+ 的吸收快，NO_3^- 的吸收滞后，所以，培养基 pH 会先降后升。因此，培养基配方中应加入缓冲物质。

（3）能源　能源是指能为微生物的生命活动提供最初能量来源的营养物或辐射能。微生物的能源谱如下：

$$
能源谱
\begin{cases}
化学物质
\begin{cases}
有机物：化能异养型微生物的能源（与碳源相同）\\
无机物：化能自养型微生物的能源（不同于碳源）
\end{cases}\\
辐射能　光能自养和光能异养型微生物的能源
\end{cases}
$$

化能异养型微生物的能源即碳源。化能自养型微生物的能源都是还原态的无机物，如 NH_4^+、NO_2^-、S、H_2S、H_2、Fe^{2+} 等，它们分别属于亚硝酸细菌、硝化细菌、硫化细菌、硫细菌、氢细菌和铁细菌等。

在能源中，很容易看到某一具体营养物质可同时兼有几种营养要素功能。例如光辐射能是单功能营养物（能源）；还原态的 NH_4^+ 是双功能营养物（能源和氮源）；而氨基酸是三功能的营养物（碳源、能源和氮源）。

（4）无机盐　无机盐是微生物生长必不可少的一类营养物质，它们为机体生长提供必需的金属元素。这些金属元素在机体中的生理作用有参与酶的组成，控制细胞的氧化还原电位和作为某些微生物生长的能源物质等。一般微生物生长所需要的无机盐有硫酸盐、磷酸盐、氯化物以及含有钠、钾、镁、铁等金属的化合物；凡生长所需浓度在 $10^{-4} \sim 10^{-3}\,mol/L$ 范围内的元素可称为大量元素，如 P、S、K、Mg、Na 和 Fe 等；凡生长所需浓度在 $10^{-8} \sim 10^{-6}\,mol/L$ 范围内的元素则称为微量元素，如 Cu、Zn、Mn、Mo、Co、Ni、Sn、Se 等。

其生理功能为：

① 可作为酶的激活剂或作为酶活性中心的组成部分。

② 维持生物大分子和细胞结构的稳定性。

③ 调节并维持细胞的渗透压平衡。

④ 控制细胞内环境的 pH 及氧化还原电位的稳定。

⑤ 作为细胞的能源物质。

① 磷。磷在微生物生长与繁殖过程中起着重要的作用。它既是合成核酸、核蛋白、磷脂与其他含磷化合物的重要元素，也是许多酶与辅酶如辅酶Ⅰ（NAD）、辅酶Ⅱ（NADP）、辅酶A、辅羧化酶等的组成成分。各种核苷磷酸如ADP、ATP、CTP、UTP等在细胞物质合成与能量传递和储存过程中也起着重要作用。此外磷酸盐还是磷酸缓冲剂的组成成分，它对环境中pH起调节作用。

② 硫。硫是胱氨酸、半胱氨酸、甲硫氨酸的组成元素之一，因而它也是构成蛋白质的主要元素之一；另外，硫也参与一些生理代谢活性物质的组成，例如在物质代谢过程中起重要作用的硫胺素、生物素、辅酶A等都含有硫，表明硫在机体内的物质代谢中起着重要作用。硫与硫化物也能作为某些微生物生长的能源物质。微生物生长所需要的硫主要是从含硫的无机盐和含硫的有机物中得到。

③ 镁。微生物生长需要一定数量的镁元素。镁在生活机体内的作用有：a.构成某些酶的活性成分，例如己糖磷酸化酶、异柠檬酸脱氢酶、肽酶、羧化酶、核酸聚合酶等的酶活性和最大酶活性需要镁离子存在；b.它是光合微生物的光合色素——叶绿素或细菌叶绿素的组成元素，因而在光能转换上起重要作用；c.它在微生物细胞中的某些细胞结构如核糖体、细胞膜等的稳定方面起重要作用。不同的微生物对镁的需要量不同。一般来说，革兰阳性细菌对镁的需要量比革兰阴性细菌大。如果环境中缺少镁，微生物生长得不到足够的镁，会导致核糖体与细胞膜的稳定性降低，而影响机体的正常生长。微生物生长所需要的镁主要来自硫酸镁或其他镁盐。

④ 铁。微生物生长需要铁。铁是微生物细胞内过氧化氢酶、过氧化物酶、细胞色素与细胞色素氧化酶的组成元素，同时铁还是某些铁细菌生长的能源物质，因此缺铁会使机体内的某些代谢活动降低或丧失，或使某些铁细菌生长得不到能量，从而使机体的生长受到影响或停止。例如大肠杆菌在缺铁的培养基里培养时，不能合成足够的甲酸脱氢酶，因而在发酵葡萄糖时不生成气体。

⑤ 钾。钾是细胞中的重要阳离子之一，它是许多酶的激活剂。另外，钾也参与细胞内许多物质运输系统的组成。各种无机钾盐都可以用作微生物生长的钾源，其中磷酸的钾盐如磷酸二氢钾与磷酸氢二钾通常是组成缓冲剂的成分，因此它们除了用作钾源外，还在pH的调节上起重要作用。

⑥ 钙。钙也是细胞内的一种重要阳离子，它一方面是某些酶如蛋白酶的激活剂，另一方面也是细菌芽孢的一种重要组成元素。根据资料表明，钙的存在是构成芽孢抗热能力强的因素之一。各种水溶性钙盐通常是微生物的钙素来源。

除上述几种重要元素外，微生物的正常生长通常还需要其他一些重要元素（表2-1-4），这些元素一般是参与酶蛋白的组成，或者能使许多酶活化，它们的存在会大大提高机体的代谢能力，如果微生物在生长过程中缺乏这些元素，会导致机体生理活性降低，或导致生长过程停止。由于机体对这些元素的需要量极其微小，一般称它们为微量元素。微量元素通常混杂存在于其他营养物质中，如果没有特殊原因，在配制培养基的过程中没有必要另外加入。但需要指出的是，微量元素中许多是重金属元素，如果它们过量不仅不能提高机体的代谢活性，反而对机体的正常代谢过程会产生毒害作用，而且单独一种微量元素过量产生的毒害作用更大，因此，微生物生长所需要的微量元素一定要控制在正常的浓度范围内。

表 2-1-4　微量元素与生理功能

元素	生 理 功 能
锌	存在于乙醇脱氢酶、乳酸脱氢酶、碱性磷酸酶、醛缩酶、RNA 与 DNA 聚合酶中
锰	存在于过氧化物歧化酶、柠檬酸合成酶中
钼	存在于硝酸盐还原酶、固氮酶、甲酸脱氢酶中
硒	存在于甘氨酸还原酶、甲酸脱氢酶中
钴	存在于谷氨酸变位酶中
铜	存在于细胞色素氧化酶中
钨	存在于甲酸脱氢酶中
镍	存在于脲酶中，为氢细菌生长所必需

（5）生长因子　生长因子通常指那些微生物生长所必需而且需要量很小，但微生物自身不能合成或合成量不足以满足机体生长需要的有机化合物。

根据生长因子的化学结构和它们在机体中的生理功能的不同，可将生长因子分为维生素、氨基酸与嘌呤与嘧啶几大类。维生素在机体中所起的作用主要是作为酶的辅基或辅酶参与新陈代谢（见表 2-1-5）；有些微生物自身缺乏合成某些氨基酸的能力，因此必须在培养基中补充这些氨基酸或含有这些氨基酸的小肽类物质，微生物才能正常生长；嘌呤与嘧啶作为生长因子在微生物机体内的作用主要是作为酶的辅酶或辅基，以及用来合成核苷、核苷酸和核酸。有的细菌可以自身合成所需要的生长因子，培养这类细菌时，不需要再加入该种生长因子；但有些细菌须从外界摄取生长因子才能生长，因此培养时，必须加入该种生长因子。缺乏合成必需生长因子能力的细菌，称为营养缺陷型细菌。

表 2-1-5　几种维生素的生理功能

化合物	代 谢 中 的 作 用
生物素	催化羧化反应的酶的辅酶，在 CO_2 固定、氨基酸和脂肪酸合成及糖代谢中起作用
辅酶 M	甲烷形成中的辅酶
叶酸	四氢叶酸包括在一碳单位转移辅酶中
泛酸	辅酶 A 的前体，乙酰载体的辅基，转移酰基，参与糖和脂肪酸的合成
硫辛酸	丙酮酸脱氢酶复合物的辅基
烟酸	NAD、NADP 的前体，它们是许多脱氢酶的辅酶
吡哆醇（维生素 B_6）	磷酸吡哆醛是氨基酸消旋酶、转氨酶与脱羧酶的辅基，参与氨基酸的消旋、脱羧和转氨
核黄素（维生素 B_2）	黄素单核苷酸（FMN）和黄素腺嘌呤二核苷酸（FAD）的前体，它们是黄素蛋白的辅基
钴胺素（维生素 B_{12}）	辅酶 B_{12} 包括在重排反应里，与甲硫氨酸的合成有关
硫胺素（维生素 B_1）	硫胺素焦磷酸脱羧酶、转醛酶和转酮酶的辅基
维生素 K	甲基醌类的前体，起电子载体作用（如延胡索酸还原酶）

（6）水　水是微生物生长所需要的另外一种重要物质，它在微生物的生存中起着重要作用。水在机体中的生理作用主要有：①起到溶剂与运输介质的作用，营养物质的吸收与代谢产物的分泌必须以水为介质才能完成；②参与细胞内一系列化学反应；③维持蛋白质、核酸等生物大分子稳定的天然构象；④由于水的比热容高，又是热的良好导体，能有效地吸收代谢过程中放出的热并将吸收的热迅速地散发出去，从而有效地控制细胞内温度变化；⑤水是维持细胞正常形态的重要因素；⑥微生物通过水合作用与脱水作用控制由多亚基组成的结

构，如酶、微管、鞭毛及病毒颗粒的组装与解离。

水在细胞中有两种存在形式：结合水和游离水。结合水与溶质或其他分子结合在一起，很难加以利用；游离水（或称非结合水）则可以被微生物利用。不同生物及不同细胞结构中游离水的含量有较大的差别：

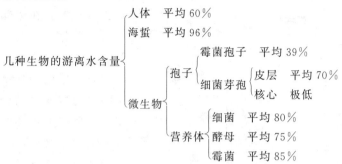

4. 营养物质进入细胞的方式

营养物质能否被微生物利用的一个决定性因素是这些营养物质能否进入微生物细胞。只有营养物质进入细胞后才能被微生物细胞内的新陈代谢系统分解利用，进而使微生物正常生长繁殖。影响营养物质进入细胞的因素主要有三个，其一是营养物质本身的性质，相对分子质量、溶解性、电负性、极性等都影响营养物质进入细胞的难易程度；其二是微生物所处的环境；其三是微生物细胞的透过屏障，渗透屏障主要是由原生质膜、细胞壁、荚膜及黏液层等组成的结构。

根据物质运输过程的特点，可将营养物质进入细胞的运输方式分为单纯扩散、促进扩散、主动运输和基团移位。

（1）单纯扩散

① 单纯扩散概况。原生质膜是一种半透性膜，营养物质通过原生质膜上的含水小孔，由高浓度的胞外（内）环境向低浓度的胞内（外）进行扩散。扩散是非特异性的，但原生质膜上的含水小孔的大小和形状对参与扩散的营养物质分子有一定的选择性。物质在扩散过程中，既不与膜上的各类分子发生反应，其自身分子结构也不发生变化。

② 单纯扩散的特点。单纯扩散是一种最简单的物质跨膜运输方式，为纯粹的物理学过程，在扩散过程中不消耗能量，物质扩散的动力来自参与扩散的物质在膜内外的浓度差，营养物质不能逆浓度运输。物质扩散的速率随原生质膜内外营养物质浓度差的降低而减小，直到膜内外营养物质浓度相同时才达到一个动态平衡。由于细胞膜主要由磷脂双分子层和蛋白质组成，而且膜上分布有含水小孔，膜内外表面为极性表面，中间为疏水层，因而通过细胞膜要经过三步才能完成：从水相到疏水性的脂质层；通过脂质层；离开脂质层，进入水相。

物质跨膜扩散的能力和速率与该物质的性质有关，相对分子质量小、脂溶性、极性小的物质易通过扩散进出细胞。另外，温度高时，原生质膜的流动性增加，有利于物质通过扩散进出细胞，而pH与离子强度通过影响物质的电离程度而影响物质的扩散速率。

③ 通过扩散运输的营养物质。扩散并不是微生物细胞吸收营养物质的主要方式，水是唯一可以通过扩散自由通过原生质膜的分子，脂肪酸、乙醇、甘油、苯、一些气体分子（O_2、CO_2）及某些氨基酸在一定程度上也可通过扩散进出细胞。

（2）促进扩散

① 促进扩散概况。促进扩散是有特异的载体蛋白参加而不需要代谢能的一种运输机制。运输的方向仍然是从浓到稀，但速度较快。载体蛋白就是细胞膜上的特异性膜蛋白。这种蛋白可与被运输营养物质（溶质）发生可逆性结合，并像"渡船"一样把溶质从细胞膜的一侧运到另一侧。在运输前后，载体本身不发生变化，它的存在可加快运输过程。图 2-1-1 表示了这种运输模型。

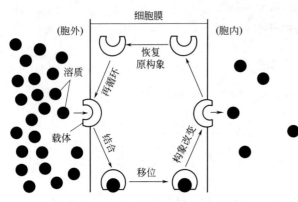

图 2-1-1　促进扩散过程的模式图

载体蛋白的外部是疏水性的，但与溶质的特异性结合部位却是高度亲水的。载体亲水部位取代了极性溶质分子上的水合壳，实现载体与溶质分子的结合。具疏水性外表的载体将溶质带入脂质层，到达另一侧。因为胞内溶质浓度低，所以，溶质就会在胞内侧释放。

② 促进扩散的特点。促进扩散与单纯扩散的主要区别在于通过促进扩散进行跨膜运输的物质需要借助于载体的作用力才能进入细胞，而且每种载体只运输相应的物质，具有较高的专一性。被运输物质与相应载体之间存在一种亲和力，而且这种亲和力在原生质膜内外的大小不同，当物质与相应载体在胞外亲和力大而在胞内亲和力小时，通过被运输物质与相应载体之间亲和力的大小变化，使该物质与载体发生可逆性的结合与分离，导致物质穿过原生质膜进入细胞。被运输物质与载体之间亲和力大小变化是通过载体分子的构象变化而实现的。参与促进扩散的载体主要是一些蛋白质，这些蛋白质能促进物质进行跨膜运输，自身在这个过程中不发生化学变化，而且在促进扩散中载体只影响物质的运输速率，并不改变该物质在膜内外形成的动态平衡状态，被运输物质在膜内外浓度差越大，促进扩散的速率越快，但是当被运输物质浓度过高而使载体蛋白饱和时，运输速率就不再增加，这些性质都类似于酶的作用特征，因此载体蛋白也称为透过酶。透过酶大多是诱导酶，只有在环境中存在机体生长所需的营养物质时，相应的透过酶才合成。

③ 通过促进扩散运输的营养物质。通过促进扩散进入细胞的营养物质主要有氨基酸、单糖、维生素及无机盐等。一般微生物通过专一的载体蛋白运输相应的物质，但也有微生物对同一物质的运输由一种以上的载体蛋白来完成，例如鼠伤寒沙门菌利用四种不同载体蛋白运输组氨酸，酿酒酵母有三种不同的载体蛋白来完成葡萄糖的运输。另外，某些载体蛋白可同时完成几种物质的运输，例如大肠杆菌可通过一种载体蛋白完成亮氨酸、异亮氨酸等的运输，但这种载体蛋白对这三种氨基酸的运输能力有差别。

（3）主动运输

① 主动运输概况。主动运输是广泛存在于微生物中的一种主要的物质运输方式。主动运输是既需要有特异的载体蛋白参加，也需要有代谢能的一种运输机制。运输的方向是从稀到浓，将营养物质逆浓度梯度从胞外运到细胞内，并在细胞内富集的过程。如图 2-1-2 所示。

② 主动运输的特点。主动运输与单纯扩散及促进扩散这两种被动运输方式相比，一个

重要特点是在物质运输过程中需要消耗能量，而且可以进行逆浓度运输。在主动运输过程中，运输物质所需能量来源因微生物不同而异，好氧型微生物与兼性厌氧微生物直接利用呼吸能，厌氧型微生物利用化学能（ATP），光合微生物利用光能，嗜盐细菌通过紫膜利用光能。主动运输与促进扩散类似之处在于物质运输过程中同样需要载体蛋白，载体蛋白通过构象变化而改变与被运输物质之间的亲和力大小，使两者之间发生可逆性结合与分离，从而完成相应物质的跨膜运输，区别在于主动运输过程中的载体蛋白构象变化需要消耗能量。

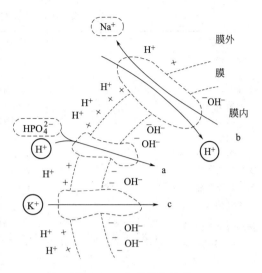

图 2-1-2　主动运输示意

③ 需主动运输的营养物质。主动运输是微生物吸收营养物质的一种主要方式，很多无机离子、有机离子和一些糖类（乳糖、葡萄糖、麦芽糖等）是通过这种方式进入细胞的，对于很多生存于低浓度营养环境中的微生物来说，主动运输是影响其生存的重要营养吸收方式。

（4）基团移位

① 基团移位概况。基团移位是指被运输的物质在膜内受到化学修饰，以被修饰的形式进入细胞的物质运输方式。基团移位也有特异性载体蛋白参与并需要消耗能量。

② 基团移位的特点。基团移位与其他主动运输方式的不同之处在于它有一个复杂的运输系统来完成物质的运输，而物质在运输过程中发生化学变化。基团移位主要存在于厌氧性和兼性厌氧性细菌中，主要用于糖的运输，脂肪酸、核苷、碱基等也通过这种方式运输。

以葡萄糖为例，其特点是每输入 1 个葡萄糖分子，就要消耗 1 个 ATP 的能量。运送的机制是依靠磷酸转移酶系统，即磷酸烯醇式丙酮酸-己糖磷酸转移酶系统。其运送的步骤为：

a. 稳定蛋白（HPr）的激活。细胞内高能化合物磷酸烯醇式丙酮酸（PEP）的磷酸基团把 HPr 激活。

$$PEP+HPr \xrightarrow{\text{酶 I}} P\text{-}HPr+丙酮酸$$

HPr 是一种相对分子质量低的可溶性蛋白质，结合在细胞膜上，具有高能磷酸载体的作用。酶 I 是一种可溶性的细胞质蛋白。

b. 糖被磷酸化后转运入膜内。膜外环境中的糖先与外膜表面的酶 II 结合，再被转运到内膜表面。这时，糖被 P-HPr 上的磷酸激活，通过酶 II 的作用把糖-磷酸释放到细胞内。

$$\underset{\text{（细胞外）}}{HPr\text{-}P+糖} \xrightarrow{\text{酶 II}} \underset{\text{（细胞内）}}{糖\text{-}P+HPr}$$

酶 II 是一种结合于细胞膜上的蛋白，它对底物具有特异性选择作用，因此细胞膜上可诱导出一系列与底物分子相应的酶 II。

由于膜对于大多数极性的磷酸化合物有高度的不渗透性，所以，磷酸化后的糖不易再流出细胞，随即可以进入分解代谢。

（5）四种运输方式的比较　见表 2-1-6。

表 2-1-6　四种跨膜运输方式的比较

比较项目	单纯扩散	促进扩散	主动运输	基团移位
特异载体蛋白	无	有	有	有
运输速度	慢	快	快	快
溶质运输方向	由浓到稀	由浓到稀	由稀到浓	由稀到浓
平衡时内外浓度	相等	相等	胞内较高	胞内较高
运输分子	无特异性	特异性	特异性	特异性
能量消耗	不需要	不需要	需要	需要
运输前后的溶质分子	不变	不变	不变	改变
载体饱和效应	无	有	有	有
与溶质类似物	无竞争性	有竞争性	有竞争性	有竞争性
运输抑制剂	无	有	有	有
运输对象举例	H_2、CO_2、O_2、甘油、少数氨基酸、盐类	SO_4^{2-}、PO_4^{3-}、糖(真核生物)	氨基酸、乳糖等糖类，Na^+、Ca^{2+} 等无机离子	葡萄糖、果糖、甘露糖、嘌呤、核苷、脂肪酸

二、培养基的配制

培养基是人工配制的适合微生物生长繁殖或产生代谢产物的营养基质。培养基中应含有满足微生物生长发育的水分、碳源、氮源、生长因子以及基本的离子、磷、硫、钠、钙、镁、钾和铁及各种微量元素。

此外，培养基还应具有适宜的酸碱度（pH 值）和一定的缓冲能力及一定的氧化还原电位和合适的渗透压。

1. 培养基的类型及应用

培养基种类繁多，根据其成分、物理状态和用途不同可将培养基分成多种类型。

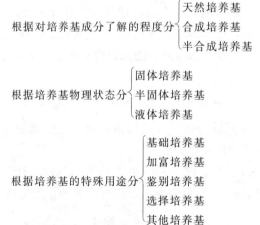

（1）根据对培养基成分了解的程度不同分类

① 天然培养基。这类培养基含有化学成分还不清楚或化学成分不恒定的天然有机物，也称非化学限定培养基。牛肉膏蛋白胨培养基和麦芽汁培养基就属于此类。

常用的天然有机营养物质包括牛肉浸膏、蛋白胨、酵母浸膏、豆芽汁、玉米粉、土壤浸液、麸皮、牛奶、血清、稻草浸汁、胡萝卜汁、椰子汁等。

② 合成培养基。这是由化学成分完全了解的物质配制而成的培养基，也称化学限定培

养基，高氏Ⅰ号培养基和查氏培养基就属于此种类型。配制合成培养基时重复性强，但与天然培养基相比其成本较高，微生物在其中生长速度较慢，一般适于在实验室用来进行有关微生物营养需求、代谢、分类鉴定、生物量测定、菌种选育及遗传分析等方面的研究工作。

③ 半合成培养基。在以天然有机物作为微生物营养来源的同时，适当补充一些成分已知的化学药品所配制的培养基叫半合成培养基。大多数微生物都能在此种培养基上生长，应用广泛。例如很多霉菌在常用的马铃薯葡萄糖培养基上都生长良好。

（2）根据培养基的物理状态分类　根据培养基中凝固剂的有无及含量的多少，可将培养基划分为固体培养基、半固体培养基和液体培养基三种类型。

① 固体培养基。在液体培养基中加入一定量凝固剂，使其成为固体状态即为固体培养基。理想的凝固剂应具备以下条件：a.不被微生物液化、分解和利用；b. 在微生物生长的温度范围内保持固体状态，凝固点温度对微生物无害；c.不会因消毒、灭菌而破坏；d.配制方便，价格低，透明性好。常用的凝固剂有琼脂、明胶和硅胶等。

琼脂是最好的凝固剂。它由石花菜等红藻加工而成，主要由琼脂糖和琼脂胶两种多糖组成。除极少数菌外，大多数微生物无法降解琼脂。琼脂45℃固化，约100℃才融化；灭菌过程中不会被破坏，并且价格低廉。培养基中加0.5％琼脂时可以获得半固体培养基，加入1.5％～2.0％琼脂即成固体培养基，加8％琼脂则成硬固体培养基。明胶是由胶原蛋白制备得到的产物，是最早用来作为凝固剂的物质，但由于其凝固点太低，而且某些细菌和许多真菌产生的非特异性胞外蛋白酶以及梭菌产生的特异性胶原酶都能液化明胶，目前已较少用作凝固剂；硅胶是由无机的硅酸钠（Na_2SiO_3）及硅酸钾（K_2SiO_3）被盐酸及硫酸中和时凝聚而成的胶体，它不含有机物，是适合配制分离与培养自养型微生物的培养基。

除在液体培养基中加入凝固剂制备的固体培养基外，一些由天然固体基质制成的培养基也属于固体培养基。例如，由马铃薯块、胡萝卜条、小米、麸皮及米糠等制成固体状态的培养基就属于此类。又如生产酒的酒曲，生产食用菌的棉籽壳培养基。

在实验室中，固体培养基一般是加入平皿或试管中，制成培养微生物的平板或斜面。固体培养基为微生物提供一个营养表面，单个微生物细胞在这个营养表面进行生长繁殖，可以形成单个菌落。固体培养基常用来进行微生物的分离、鉴定、活菌计数及菌种保藏等。

② 半固体培养基。半固体培养基中凝固剂的含量比固体培养基少，培养基中琼脂含量一般为0.2％～0.7％。半固体培养基常用来观察微生物的运动特征、分类鉴定及噬菌体效价滴定等。

③ 液体培养基。液体培养基中未加任何凝固剂。在用液体培养基培养微生物时，通过振荡或搅拌可以增加培养基的通气量，同时使营养物质分布均匀。液体培养基常用于大规模工业生产中，以及在实验室进行微生物的基础理论和应用方面的研究。

（3）根据培养基的用途分类

① 基础培养基。基础培养基又称最低限度培养基，指能满足某菌种的野生型菌株最低营养要求的合成培养基。不同微生物的基础培养基很不相同，有的极为简单，如大肠杆菌的基础培养基；有的极为复杂，如一些乳酸菌、酵母菌或梭菌的基本培养基。基础培养基有时也需要添加生长因子等。

若在基础培养基中加入富含氨基酸、维生素、碱基等生长因子的营养物质，如蛋白胨、酵母膏等，就可满足各种营养缺陷型菌株的生长需求，这种培养基称为完全培养基。

　　若在基础培养基中只是针对性地加入一种或几种营养成分，以满足相应的营养缺陷型菌株的生长，那么，这种培养基称为补充培养基。

　　② 加富培养基。加富培养基也称营养培养基，即在基础培养基中加入某些特殊营养物质制成的一类营养丰富的培养基，这些特殊营养物质包括血液、血清、酵母浸膏、动植物组织液等。加富培养基主要用于培养某种或某类营养要求苛刻的异养型微生物，如培养百日咳博德菌需要含有血液的加富培养基。加富培养基还可以用来选择性培养（分离、富集）某种微生物，具有助长某种微生物的生长，抑制其他微生物生长的功能。这是因为加富培养基含有某种微生物所需的特殊营养物质，该种微生物在这种培养基中较其他微生物生长速度快，并逐渐富集而占优势，逐步淘汰其他微生物，从而容易达到分离该种微生物的目的。从某种意义上讲，加富培养基类似选择培养基，两者区别在于，加富培养基是用来增加所要分离的微生物的数量，使其形成生长优势，从而分离到该种微生物；选择培养基则一般是抑制不需要的微生物的生长，使所需要的微生物增殖，从而达到分离所需微生物的目的。

　　③ 鉴别培养基。根据微生物的代谢特点，通过指示剂的显色反应用以鉴定不同微生物的培养基，称为鉴别培养基。某种微生物在培养基中生长后能产生某种代谢产物，而这种代谢产物可以与培养基中的特殊化学物质发生特定的化学反应，产生明显的特征性变化，根据这种特征性变化，可将该种微生物与其他微生物区分开来。如远滕氏培养基中的亚硫酸钠使指示剂复红醌式结构还原变浅，但由于大肠杆菌生长分解乳糖，产生的乙醛可使复红醌式结构恢复，可使菌落中的指示剂复红重新呈现带金属光泽的红色，而同其他微生物区别开来。鉴别培养基主要用于微生物的快速分类鉴定，以及分离和筛选产生某种代谢产物的微生物菌种。

　　④ 选择培养基。选择培养基是用来将某种或某类微生物从混杂的微生物群体中分离出来的培养基。根据不同种类微生物的特殊营养需求或对某种化学物质的敏感性不同，在培养基中加入相应的特殊营养物质或化学物质，抑制不需要的微生物的生长，有利于所需微生物的生长。

　　一种类型选择培养基是依据某些微生物的特殊营养需求设计的，例如，以纤维素为唯一碳源的培养基可用于分离纤维素分解菌；用石蜡油来富集分解石油的微生物；用较浓的糖液来富集酵母菌等；另一类选择培养基是在培养基中加入某种化学物质，这种化学物质没有营养作用，对所需分离的微生物无害，但可以抑制或杀死其他微生物，例如，分离放线菌时，在培养基中加入数滴10%的苯酚，可以抑制霉菌和细菌的生长；在分离酵母菌和霉菌的培养基中，添加青霉素、四环素和链霉素等抗生素可以抑制细菌和放线菌的生长；结晶紫可以抑制革兰阳性菌，培养基中加入结晶紫后，能选择性地培养革兰阴性菌；7.5%NaCl可以抑制大多数细菌，但不抑制葡萄球菌，从而选择培养葡萄球菌。

　　⑤ 其他培养基。除上述四种主要类型外，培养基按用途划分还有很多种，比如，分析培养基常用来分析某些化学物质（抗生素、维生素）的浓度，还可用来分析微生物的营养需求；还原性培养基专门用来培养厌氧型微生物；组织培养物培养基含有动、植物细胞，用来培养病毒、衣原体、立克次体及某些螺旋体等专性活细胞寄生的微生物。尽管如此，有些病毒和立克次体目前还不能利用人工培养基来培养，需要接种在动植物体内或动植物组织中才能增殖。常用的培养病毒与立克次体的动物有小白鼠、家鼠和豚鼠，鸡胚也是培养某些病毒与立克次体的良好营养基质，鸡瘟病毒、牛痘病毒、天花病毒、狂犬病毒等十几种病毒也可用鸡胚培养。

2. 培养基的制备

（1）培养基的制备过程　一般配制培养基的步骤为：称取药品→溶解→（加琼脂熔化）→调 pH 值→过滤分装→包扎标记→消毒或灭菌→摆斜面或倒平板等。

在配制培养基时，首先按需要设计或选择合适的培养基配方，然后称取各种原料，再逐一加入水中加热溶解，一般先加无机物，后加有机物。难溶解的物质可先分别溶解后再加入。易受高温破坏的试剂应单独配制，过滤灭菌后备用。

（2）配制培养基的原则

① 选择适宜的营养物质。所有微生物生长繁殖均需要培养基含有碳源、氮源、无机盐、生长因子、水及能源，但不同营养类型的微生物对营养的需求差异很大，应根据所培养菌种对各营养要素的不同要求进行配制。如自养型微生物能从简单的无机物合成自身需要的糖类、脂类、蛋白质、核酸、维生素等复杂的有机物，因而培养自养型微生物的培养基完全可以由简单无机物组成。

就微生物主要类型而言，有细菌、放线菌、酵母菌、霉菌、原生动物、藻类及病毒之分，培养它们所需的培养基各不相同。在实验室中常用牛肉膏蛋白胨培养基培养细菌，用高氏 I 号合成培养基培养放线菌，培养酵母菌一般用麦芽汁培养基，培养霉菌则一般用查氏合成培养基。

② 营养物质浓度及配比合适。营养物的浓度太低，则不能满足微生物生长的需要，浓度太高，又会抑制微生物的生长。如糖和盐都是良好的营养物质，但是浓度升高，则有抑菌作用。

碳氮比（C/N）一般指培养基中元素 C 与 N 的比值。为方便测定和计算，人们常以培养基中还原糖含量与粗蛋白含量的比值来表示。在考察培养基组成时，人们常以碳氮比作为一个重要的指标。一般培养基的 C/N 比为 100：（0.5～2）；在谷氨酸生产菌发酵中，C/N 比为 4/1 时，菌体大量繁殖，谷氨酸积累量较少；当 C/N 为 3/1 时，菌体繁殖受到抑制，谷氨酸大量积累。

在设计营养物配比时，还应该考虑避免培养基中各成分之间的相互作用。如蛋白胨、酵母膏中含有磷酸盐时，会与培养基中钙或镁离子在加热时发生沉淀反应。在高温下，还原糖与蛋白质或氨基酸也会相互作用产生褐色物质。

在培养基配制时，可添加化学试剂补充无机盐。其中，首选的是 K_2HPO_4 和 $MgSO_4$，因为它们包含了四种无机盐。对于微量元素，一般化学试剂、水及器皿上均有存在。

③ 物理化学条件适宜

a.控制 pH 条件。培养基的 pH 必须控制在一定的范围内，以满足不同类型微生物的生长繁殖或产生代谢产物。各类微生物生长繁殖或产生代谢产物的最适 pH 条件各不相同，一般来讲，细菌与放线菌适于在 pH7～7.5 范围内生长，酵母菌和霉菌通常在 pH4.5～6 范围内生长。值得注意的是，在微生物生长繁殖和代谢过程中，由于营养物质被分解利用和代谢产物的形成与积累，会导致培养基 pH 发生变化，若不对培养基 pH 条件进行控制，往往导致微生物生长速度下降或代谢产物产量下降。因此，为了维持培养基 pH 的相对恒定，通常在培养基中加入 pH 缓冲剂，常用的缓冲剂是一氢和二氢磷酸盐（如 KH_2PO_4 和 K_2HPO_4）组成的混合物。K_2HPO_4 溶液呈碱性，KH_2PO_4 溶液呈酸性，两种物质的等量混合溶液的 pH 为 6.8。当培养基中酸性物质积累导致 H^+ 浓度增加时，H^+ 与弱碱性盐结合形成弱酸性化合物，培养基 pH 不会过度降低；如果培养基中 OH^- 浓度增加，OH^- 则与弱酸性盐结合形成弱碱性化合物，培养基 pH 也不会过度升高。

但 KH_2PO_4 和 K_2HPO_4 缓冲系统只能在一定的 pH 范围（pH6.4～7.2）内起调节作用。有些微生物，如乳酸菌能大量产酸，上述缓冲系统就难以起到缓冲作用，此时可在培养基中添加难溶的碳酸盐（如 $CaCO_3$）来进行调节，$CaCO_3$ 难溶于水，不会使培养基 pH 过度升高，但它可以不断中和微生物产生的酸，同时释放出 CO_2，将培养基 pH 控制在一定范围内。

在培养基中还存在一些天然的缓冲系统，如氨基酸、肽、蛋白质都属于两性电解质，也可起到缓冲剂的作用。

b. 调节氧化还原电位。不同类型微生物生长对氧化还原电位（Φ）的要求不一样，一般好氧性微生物在 Φ 值在 +0.1V 以上时可正常生长，一般以 +0.3～+0.4V 为宜，厌氧性微生物只能在 Φ 值低于 +0.1V 条件下生长，兼性厌氧微生物在 Φ 值为 +0.1V 以上时进行好氧呼吸，在 +0.1V 以下时进行发酵。Φ 值与氧分压和 pH 有关，也受某些微生物代谢产物的影响。在 pH 相对稳定的条件下，可通过增加通气量（如振荡培养、搅拌）提高培养基的氧分压，或加入氧化剂，从而增加 Φ 值；在培养基中加入抗坏血酸、硫化氢、半胱氨酸、谷胱甘肽、二硫苏糖醇等还原性物质可降低 Φ 值。

④ 经济节约。在配制培养基时应尽量利用廉价且易于获得的原料作为培养基成分，特别是在发酵工业中，培养基用量很大，利用低成本的原料更体现出其经济价值。例如，在微生物单细胞蛋白的工业化生产过程中，常常利用糖蜜（制糖工业中含有蔗糖的废液）、乳清（乳制品工业中含有乳糖的废液）、豆制品工业废液及黑废液（造纸工业中含有戊糖和己糖的亚硫酸纸浆）等作为培养基的原料。

⑤ 灭菌处理。要获得微生物纯培养，必须避免杂菌污染，因此对所用器材及工作场所必须进行消毒与灭菌。对培养基而言，更是要进行严格的灭菌。对培养基一般采取高压蒸汽灭菌，一般培养基用 0.1MPa、121℃条件下维持 15～30min 可达到灭菌目的。在高压蒸汽灭菌过程中，长时间高温会使某些不耐热物质遭到破坏，如使糖类物质形成氨基糖、焦糖，因此含糖培养基常在 0.56kgf/cm² （1kgf/cm² = 98.0665kPa）、112.6℃ 15～30min 进行灭菌，某些对糖类要求较高的培养基，可先将糖进行过滤除菌或间歇灭菌，再与其他已灭菌的成分混合；长时间高温还会引起磷酸盐、碳酸盐与某些阳离子（特别是钙、镁、铁离子）结合形成难溶性复合物而产生沉淀，因此，在配制用于观察和定量测定微生物生长状况的合成培养基时，常需在培养基中加入少量螯合剂，避免培养基中产生沉淀，常用的螯合剂为乙二胺四乙酸（EDTA）。还可以将含钙、镁、铁等离子的成分与磷酸盐、碳酸盐分别进行灭菌，然后再混合，避免形成沉淀；高压蒸汽灭菌后，培养基 pH 会发生改变（一般使 pH 降低），可根据所培养微生物的要求，在培养基灭菌前后加以调整。

三、消毒与灭菌

消毒与灭菌是微生物实验技术中最基本的操作，因此从事灭菌或无菌制剂的生产，以及从事微生物检验的人员都应了解消毒与灭菌的方法、有效措施及其意义，必须严格遵守操作规程，否则不仅对生产与检验工作有很大影响，也会危及社会和人民的生命安全。

消毒和灭菌都可以采用类似的各种物理和化学方法，但它们也存在一定的差异。消毒偏向于利用一些化学因素，较为温和；而灭菌偏向于利用一些物理因素，较为剧烈。消毒的结果不一定无菌，灭菌的结果应该无菌。除杀死微生物以外，我们常采取一些抑制微生物生长的手段，即抑菌，它包括防腐和化疗。总之，灭菌、消毒和抑菌都是常用的控制有害微生物的措施。

1. 基本概念

（1）抑菌（防腐） （利用某些理化因子）能够防止或抑制微生物生长，但不能杀死微生物群体的方法。如盐渍食品、腊肉、咸菜（仍有微生物但不繁殖）以及糖水蜜橘等。

（2）消毒 杀灭物体上病原微生物的方法（能够杀死、消除或降低材料或物体上的病原微生物，使之不致引起疾病的方法称为消毒）。如煮沸注射器具、来苏尔浸泡手等。

（3）杀菌 能够杀死或消除材料或物体上全部微生物的方法。如高压蒸汽灭菌：0.1MPa、121℃维持 15～30min。

（4）化疗 是指利用某些具有选择毒性的化学药物（磺胺类）或抗生素对生物体的深部感染进行治疗，可以有效地消除宿主体内的病原体。如利用复方新诺明治疗上呼吸道感染。

（5）死亡 微生物不可逆地丧失了生长繁殖的能力，叫死亡。

（6）溶菌 微生物死亡并解体的现象。

环境中生活着各种各样的微生物，微生物离不开环境，当环境条件适合时微生物生长旺盛，环境不利则生长缓慢，甚至引起死亡。微生物培养就是为了给有益微生物创造好的环境条件，使其大量繁殖，并应用不利条件控制或消灭无用甚至有害微生物的生长，达到造福人类的目的。

```
                                        ┌ 杀菌
               ┌ 彻底杀灭──灭菌 ┤
          ┌ 杀灭 ┤              └ 溶菌
          │    └ 部分杀灭──消毒
控制有害菌措施 ┤
          │    ┌ 抑制霉腐微生物──防腐
          └ 抑制 ┤
               └ 抑制宿主体内病原菌──化疗
```

案例导入

安徽华源生物制药"欣弗"事件

2006 年 8 月 15 日，国家食品药品监督管理局召开新闻发布会，通报了对安徽华源某生物制药公司生产的克林霉素磷酸酯葡萄糖注射液（欣弗）引发的致使多人死亡的药品不良事件调查结果：现已查明，该公司违反规定生产，是导致这起不良事件的主要原因。经查，该公司 2006 年 6 月至 7 月生产的克林霉素磷酸酯葡萄糖注射液未按批准的工艺参数灭菌，降低灭菌温度，缩短灭菌时间，增加灭菌柜装载量，影响了灭菌效果。经中国药品生物制品检定所对相关样品进行检验，结果表明，该产品无菌检查和热原检查不符合规定。

请结合该案例回答以下问题：

1. 在高压灭菌时，灭菌锅该怎样操作，有哪些注意事项？

2. 注射液需进行哪些微生物相关的检查？

2. 常见灭菌和消毒的物理方法

最常用的物理方法是高温灭菌（消毒）法。因为微生物的生物功能完全依赖于蛋白质、核酸等生物大分子，而高温可引起这些活性大分子氧化或变性失活，从而导致微生物死亡。

当环境温度超过微生物的最高生长温度时，将会引起微生物死亡。不同微生物的最高生长温度不同，不同生长阶段的微生物抗热性也不一样，因而可以根据不同对象，通过控制热处理的温度和时间达到灭菌或消毒的目的。常见的高温灭菌（消毒）方法主要有干热和湿热两大类。

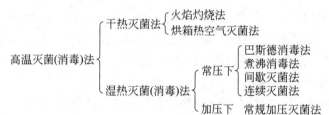

对于不能进行高温处理的物品可以采取过滤除菌、紫外线、γ射线照射等物理方法，或采取化学控菌的方法。

（1）干热灭菌法 干热灭菌时，微生物主要由于氧化作用而死亡。

① 灼烧法。这是最简单、最彻底的干热灭菌方法，它将被灭菌物品放在火焰中灼烧，使所有的生物质炭化。但是，该法对被灭菌物品的破坏极大，适用的范围较小。常用于实验室接种针、勺、试管或三角瓶口和棉塞的灭菌。

② 烘箱热空气灭菌法。将物品放入烘箱内，然后升温至150～170℃，维持1～2h。一般的营养体在100℃、维持1h即会死亡，芽孢在160℃、维持2h才会全部死亡。所以，经过烘箱热空气法可以达到彻底灭菌的目的。该法适用于玻璃、陶瓷和金属物品的灭菌。其优点是灭菌后物品干燥，缺点是操作所需时间长，易损坏物品，对液体的样品不适用。

（2）湿热灭菌法 在相同的温度下，湿热灭菌比干热灭菌效力高，这是因为：①菌体在有水的情况下蛋白质容易凝固，含水量越高则蛋白质凝固所需的温度越低；②热蒸汽的穿透力强；③蒸汽有汽化潜热。

湿热条件下，多数细菌和真菌的营养体在60℃左右、5～10min即死亡；酵母菌和真菌的孢子稍耐热，80℃以上才会死亡；而细菌的芽孢一般在120℃、维持15min才能杀死。常用湿热法有以下几种。

① 巴斯德消毒法。采用60～70℃处理15～30min的消毒方法称为巴斯德消毒法，简称巴氏消毒法。一般啤酒灭菌需65℃、15min；牛乳63～66℃、30min或71℃、15min；此法是据结核杆菌的致死温度为62℃处理15min而制定的。该法能杀灭食品中的病原微生物，同时保持食品的营养和风味。

② 煮沸消毒法。100℃、5～15min（水中煮沸15min以上）能杀死一切细菌的营养体和部分芽孢。本法适于饮用水、解剖用具、注射器等的消毒。

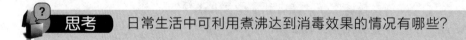

思考 日常生活中可利用煮沸达到消毒效果的情况有哪些？

③ 间歇灭菌法。利用蒸汽反复几次进行灭菌。100℃维持30～60min，以杀死微生物的

营养体，冷却后，于37℃培养一天，次日同法灭菌，如此反复3次，即可达到灭菌的目的。主要应用于一些不宜于高压灭菌的培养基，如糖类、明胶、牛奶等的灭菌。

④ 连续灭菌法。100℃处理8h，达到杀灭微生物及芽孢的目的。

⑤ 高压蒸汽灭菌法。高压蒸汽灭菌法是在密闭的高压蒸汽灭菌锅中进行的，是应用最广、效果最好的湿热灭菌法。将待灭菌的物体放置在盛有适量水的高压蒸汽灭菌锅内。把锅内的水加热煮沸，并把其中原有的冷空气彻底驱尽后将锅密闭，继续加热就会使锅内的蒸气压逐渐上升，从而温度也随着上升到100℃以上。为达到良好的灭菌效果，一般要求温度达到121℃（压力为0.1MPa），时间维持15～30min。也可采用在较低温度（115℃，即0.075MPa）下维持35min的方法进行灭菌。高压蒸汽灭菌法的适用范围为：a.耐高温和潮湿的物品，如培养基、敷料、玻璃器材以及传染性污染物等；b.接种及培养后的培养基。

高压蒸汽法需要的设备为高压蒸汽灭菌锅。

一般微生物实验室使用的小型手提式、立式或卧式高压蒸汽灭菌锅如图2-1-3所示。手提式多为人工控制型，而立式或卧式高压蒸汽灭菌锅现多为全自动或半自动型，使用时根据需要调整灭菌温度与时间。

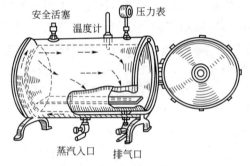

(a) 卧式高压蒸汽灭菌器(锅)

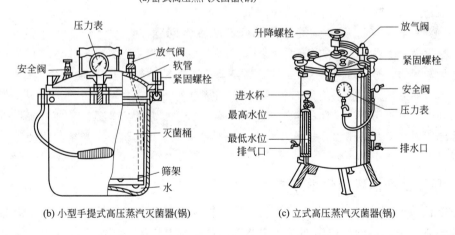

(b) 小型手提式高压蒸汽灭菌器(锅)　　　　(c) 立式高压蒸汽灭菌器(锅)

图2-1-3　高压蒸汽灭菌锅结构

（3）过滤除菌法　过滤除菌法是将液体通过某种微孔的材料（膜滤器上的滤膜），使微生物与液体分离。主要适用于对热不稳定的药物、溶液、气体、水等的除菌，供除菌用的滤器，要求能有效地从溶液中除净微生物，溶液能顺畅地通过，容易清洗，操作简便。常用的过滤材料有：醋酸纤维素、硝酸纤维素、聚醚砜、聚丙烯等膜材料。如常用硝酸纤维素制成微孔滤膜，可根据需要制成从 $0.025\sim25\mu m$ 不同大小的特定孔径。当含微生物的液体通过微孔滤膜时，大于滤膜孔径的细菌等微生物不能穿过滤膜而被阻拦在膜上，与通过的滤液分离开来。微孔滤膜孔径小，价格低，可高温灭菌，操作时滤速快，并且可处理大容量的液体。

（4）辐射灭菌法

① 紫外线灭菌。紫外线是一种较常用的杀菌剂，波长在 $210\sim313nm$ 范围都有效，最常用的波长是 $254nm$ 左右。紫外线进行直线传播，其强度与距离平方成正比减弱，并可被不同的表面反射。其穿透作用微弱，但较易穿透清洁空气及纯净的水，其中悬浮物或水中盐类增多时，其穿透程度显著下降，所以以紫外线广泛用作空气灭菌和表面灭菌之用。其灭菌原理为：a. 紫外线能引起核酸形成胸腺嘧啶二聚体，从而使核酸的复制不能正常进行。b. 紫外线可使空气中的分子氧变为臭氧（O_3），臭氧分解放出的新生态氧 $[O]$ 具有杀菌作用，$O_3^- \longrightarrow O_2 + [O]$。无菌室、缓冲间和接种箱常用紫外灯作空气灭菌。紫外灯管必须保证无尘无油垢，否则辐射强度将大大降低。

② γ 射线灭菌。^{60}Co 可放出 γ 射线，它是较先进的杀菌剂，被灭菌的物质一般仅约升温 $5℃$，因此又称"冷灭菌"。将待灭菌物品通过传送带经过^{60}Co 照射区就可达到灭菌的目的。其优点是每次可灭菌较多的物品，尤其是密封的物品、不耐热的物品；不会留下污染物。医用的一次性塑料用品就是用^{60}Co 照射灭菌的。但该法对设备的要求高，适用范围有限。

③ 微波灭菌法。微波是指频率在 $300MHz\sim300GHz$ 之间的电磁波。水可强烈地吸收微波，使极性分子转动，由于分子间的摩擦而生热。热是在被加热的物质内产生的，所以以加热很均匀，并且升温迅速。同时，由于微波可穿透介质较深，所以在一般情况下，可以做到表里一致地均匀加热。该法对微生物有杀灭作用，因其加热快、均匀、设备简单，常用于消毒、灭菌包装好的物品，如牛奶、某些药品、面包等，也可用于对玻璃器械、敷料包等物品的灭菌。

扫码做自测题

习题 2-1-2

▶ **注意**　**消毒灭菌岗位的安全问题**

　　某大学学生进入制药车间进行生产实习，其中一些学生被分配到消毒灭菌岗位，如果你是车间的师傅，如何向这些实习生讲解消毒灭菌岗位应注意的安全问题？

　　解析要点：工作时，消毒工必须按规定穿戴工作服、工作鞋、工作手套等；带压容器必须有耐压许可证，容器的各部位螺栓不能缺少，并紧固好，压力表要准确；拆卸容器或法兰时，要放掉压力，放掉残留介质再松动螺栓；灭菌过程中严格禁止超压工作。

3. 常见灭菌和消毒的化学方法

化学方法主要用于消毒，用于杀灭病原微生物和抑制微生物生长繁殖，用于消毒的化学药品称为消毒剂。低浓度的消毒剂在一定范围内能抑制有机体表面微生物的生长、繁殖，称为防腐，此时该化学药剂称为防腐剂。

凡用于杀死微生物的化学药品都称为化学消毒剂；凡用于抑制体外微生物生长的化学药品称为防腐剂；实际上，小剂量的消毒剂也就是防腐剂。

消毒剂的种类很多，性质不一，应根据具体情况选择安全又有效的消毒剂。消毒剂在适合酸碱度范围内及适合的浓度下，杀菌速度随着温度的升高而加快，同时，使用消毒剂时还要考虑微生物的种类、数量及环境中有机物质的保护效应。常用的消毒剂种类见表 2-1-7。

表 2-1-7　主要的表面消毒剂及其应用

类型	名称及使用方法	作用机制	应用范围
醇类	70%～75%乙醇	蛋白质变性,破坏细胞膜,脱水,溶解类脂	皮肤,器皿
醛类	0.5%～10%甲醛	破坏蛋白质氢键或氨基	物品消毒,接种室熏蒸
	2%戊二醛(pH8 左右)	破坏蛋白质氢键或氨基	物品消毒
酚类	3%～5%石炭酸	蛋白质变性,损伤细胞膜	地面,家具,器皿
	2%煤酚皂(来苏尔)	蛋白质变性,损伤细胞膜	皮肤
酸类	5～10mL 醋酸/m^2	破坏细胞膜和蛋白质	房间熏蒸消毒
氧化剂	0.1%高锰酸钾	氧化蛋白质活性基团	皮肤,水果,蔬菜
	3%过氧化氢	氧化蛋白质活性基团	污染物品表面
	0.2%～0.5%过氧乙酸	氧化蛋白质活性基团	皮肤,塑料,玻璃,人造纤维
	1mg/L 臭氧	氧化蛋白质活性基团	食品
气体	600mg/L 环氧乙烷	有机物烷化,酶失活	手术器械,食品,毛皮
重金属盐类	0.05%～0.1%升汞	与蛋白质巯基结合使失活	非金属物品,器皿
	2%红汞	与蛋白质巯基结合使失活	皮肤,黏膜,小伤口
	0.01%～0.1%硫柳汞	与蛋白质巯基结合使失活	皮肤,手术部位,生物制品防腐
	0.1%～1% $AgNO_3$	变性、沉淀蛋白	皮肤,新生儿眼睛
	0.1%～0.5% $CuSO_4$	与蛋白质巯基结合使失活	杀植物真菌
卤素及其化合物	0.2～0.5mg/L 氯气	破坏细胞膜、蛋白质	饮水,游泳池水
	10%～20%漂白粉	破坏细胞膜、蛋白质	地面
	0.5%～1%漂白粉	破坏细胞膜、蛋白质	饮水,空气(喷雾),体表
	0.2%～0.5%氯胺	破坏细胞膜、蛋白质	室内空气(喷雾),表面消毒
	4mg/L 二氯异氰尿酸钠	破坏细胞膜、蛋白质	饮水
	3‰二氯异氰尿酸钠	破坏细胞膜、蛋白质	空气(喷雾),排泄物
	2.5%碘酒	酪氨酸卤化,酶失活	皮肤
表面活性剂	0.05%～0.1%新洁尔灭	蛋白质变性,破坏膜	皮肤,黏膜,手术器械
	0.05%～0.1%杜灭芬	蛋白质变性,破坏膜	皮肤,金属,棉织品,塑料
染料	2%～4%龙胆紫	与蛋白质的羧基结合	皮肤,伤口

注：引自岑沛霖，蔡谨.工业微生物学.化学工业出版社，2000。

复习思考题

1.什么叫营养物质？微生物的营养物质有哪些？

2.什么是生长因子？各种微生物对生长因子的需求情况如何？

3.培养基配好后，为什么必须立即灭菌？如何检查灭菌后的培养基是无菌的？

4.过滤除菌法在什么情况下使用？

5.防腐剂效力测定过程中的影响因素有哪些？

6.高压蒸汽灭菌开始之前，为什么要将锅内冷空气排尽？灭菌完毕后，为什么要待压力降到 0 时才能打开排气阀，开盖取物？

四、常用培养基的配制及灭菌技术*

1. 实训目的

① 明确培养基配制的原理及方法，了解培养基中各成分的作用。

② 掌握高压蒸汽灭菌的原理和方法。

③ 学会包扎吸管、培养皿，以及制作棉塞的操作。

2. 实训原理

（1）培养基的制备原理　培养基是按照微生物生长发育的需要，用不同组分的营养物质调制而成的营养基质。人工制备培养基的目的，在于给微生物创造一个良好的营养条件。把一定的培养基放入一定的器皿中，提供了人工繁殖微生物的环境和场所。微生物种类繁多，由于微生物具有不同的营养类型，对营养物质的要求也各不相同，所以培养基在组成原料上也各有差异。但是，不同种类和不同组成的培养基中，均应含有满足微生物生长发育的水分、碳源、氮源、无机盐和生长因子以及某些特需的微量元素等。此外，培养基还应具有适宜的酸碱度（pH值）和一定缓冲能力及一定的氧化还原电位和合适的渗透压。

培养基的类型和种类是多种多样的，必须根据不同的微生物和不同的目的进行选择配制，本实验分别配制常用的培养细菌、放线菌和真菌的牛肉膏蛋白胨培养基、高氏Ⅰ号合成培养基和马铃薯蔗糖培养基等固体培养基。

固体培养基是在液体培养基中添加凝固剂制成的，常用的凝固剂有琼脂、明胶和硅酸钠，其中以琼脂最为常用，其主要成分为多糖类物质，性质较稳定，一般微生物不能分解，故用凝固剂而不致引起化学成分变化。琼脂在95℃的热水中才开始熔化，熔化后的琼脂冷却到45℃才重新凝固。因此用琼脂制成的固体培养基在一般微生物的培养温度范围内（25～37℃）不会熔化而保持固体状态。

（2）高压蒸汽灭菌原理　高压蒸汽灭菌是将待灭菌的物品放在一个密闭的加压灭菌锅内，通过加热，使灭菌锅隔套间的水沸腾而产生蒸汽。待水蒸气急剧地将锅内的冷空气从排气阀中驱尽时，关闭排气阀，继续加热，此时由于蒸汽不能溢出，而增加了灭菌器内的压力，从而使沸点增高，得到高于100℃的温度，导致菌体蛋白质凝固变性而达到灭菌的目的。

在使用高压蒸汽灭菌锅灭菌时，灭菌锅内冷空气的排除是否完全极为重要，因为空气膨胀压大于水蒸气的膨胀压，所以，当水蒸气中含有空气时，在同一压力下，含空气蒸汽的温度低于饱和蒸汽的温度。一般培养基用0.1MPa、121℃、15～30min可达到彻底灭菌的目的。灭菌的温度及维持的时间随灭菌物品的性质和容量等具体情况而有所改变。

3. 实训内容

（1）器皿的准备　在配制培养基的过程中，首先要使用一些玻璃器皿，如试管、培养皿、烧杯、吸管等，这些器皿需要根据要求进行一定的处理，洗刷干净，进行分装、灭菌后才能使用。

① 器皿的清洗

a.新玻璃器皿的洗涤法。新购置的玻璃器皿（包括载玻片、盖玻片、试管、吸管、平皿、三角瓶等）含有游离碱，应用2%的盐酸溶液浸泡数小时，以中和其碱质，再用水充分冲洗干净。

b. 载玻片及盖玻片的洗涤法。用过的载玻片放入 1％洗衣粉溶液中煮沸 20～30min（注意溶液一定要浸没玻片，否则会使玻片钙化变质），待冷却后，逐个用自来水洗净，浸泡于 95％的乙醇中备用。盖玻片散入 1％的洗衣粉溶液中，煮沸 1min，待稍冷后再煮沸 1min，如此重复 2～3 次（如煮沸时间过长会使玻片钙化变白且变脆易碎）。待冷却后用自来水冲洗。洗净后于 95％的乙醇中浸泡。带有活菌的载玻片或盖玻片可先浸在 5％石炭酸、2％～3％来苏水或 0.1％升汞溶液中消毒 24～48h 后，再按上述方法洗涤。使用前，可用干净纱布擦去酒精，经火焰微热，使残余酒精挥发，再用水滴检查，如水滴在玻片上均匀散开，可使用。

c. 一般玻璃器皿的洗涤法。三角瓶、培养皿、试管等可用毛刷蘸洗涤剂、去污粉或肥皂洗去灰尘、油污、无机盐等物质，然后用自来水冲洗干净。如果器皿要盛高纯度的化学药品或者做较精确的实验，可先在洗液中浸泡过夜，再用自来水冲洗，最后用蒸馏水洗 2～3 次。洗刷干净的玻璃器皿烘干备用。

染菌的玻璃器皿，应先经 121℃高压蒸汽灭菌 20～30min 后取出，趁热倒出容器内的培养物，再用热的洗涤剂溶液洗刷干净，最后用水冲洗。染菌的移液管和毛细吸管，使用后应立即放入 5％的石炭酸溶液中浸泡数小时灭菌，然后再冲洗。

d. 含有琼脂培养基的玻璃器皿的洗涤法。先用小刀或镊子、玻璃棒将器皿中的琼脂培养基刮下。如果琼脂培养基已经干燥，可将器皿放在少量水中煮沸，使琼脂熔化后趁热倒出，然后用水洗涤，并用刷子沾洗涤剂擦洗内壁，然后用清水冲洗干净。

如果器皿上沾有蜡或油漆等物质，可用加热的方法使之熔化后揩去，或用有机溶剂（苯、二甲苯、丙酮等）擦拭；如器皿沾有焦油、树脂等物质，可用浓硫酸或 40％氢氧化钠溶液浸泡，也可用洗涤液浸泡。

② 器皿的包扎

a. 培养皿　洗净的培养皿烘干后每 5～10 套（或根据需要而定）叠在一起，用牢固的纸卷成一筒，或装入特制的铁桶中，然后进行灭菌。

b. 吸管。洗净、烘干后的吸管，在吸口的一头塞入少许脱脂棉花，以防在使用时造成污染。塞入的棉花量要适宜，多余的棉花可用酒精灯火焰烧掉。

玻璃器皿的包扎及灭菌操作

每支吸管用一条宽约 4～5cm 的纸条，以 30°～50°的角度螺旋形卷起来，吸管的尖端在头部，另一端用剩余的纸条打成一结，以防散开，标上容量，若干支吸管包扎成一束进行灭菌。使用时，从吸管中间拧断纸条，抽出试管（图 2-1-4）。

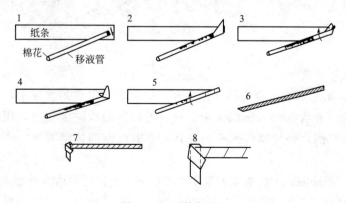

图 2-1-4　吸管的包扎

c.试管和三角瓶。试管和三角瓶都需要做合适的棉塞，棉塞可起过滤作用，避免空气中的微生物进入容器。制作棉塞时，要求棉花紧贴玻璃壁，没有皱纹和缝隙，松紧适宜。过紧易挤破管口和不易塞入；过松易掉落和污染。棉塞的长度不小于管口直径的2倍，约2/3塞进管内（见图2-1-5）。

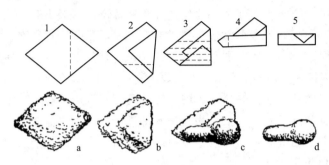

图2-1-5　棉塞的制作

目前，国内已开始采用塑料试管塞，可根据所用的试管的规格和试验要求来选择和采用合适的塑料试管塞。

若干支试管用绳扎在一起，在棉花部分外包裹油纸或牛皮纸，再用绳扎紧。三角瓶加棉塞后单个用油纸包扎。

> **💡小知识**　　　　　　　　**培养管掉塞现象**
>
> 　　培养基的配制是每一个同学都应该掌握的一项微生物基础技术，但是在实训课上常常会出现下面的情况：制备好的培养基经过接种放入培养箱培养，过一段时间从培养箱取出培养基时，试管上的棉塞往往会掉下来，造成染菌。请结合以上实训课易发生的事，简要说出在制作棉塞时应当注意什么。
>
> 　　要点提醒：我们培养的很多微生物是好氧菌，在试管和三角瓶等容器内培养时，既需要空气又需要防止杂菌的污染，所以，最简便实用的方法就是使用棉塞。棉塞的制作要用普通棉，脱脂棉因吸水通常不宜采用。制作时应当松紧、粗细适宜，棉塞过松、过细会脱落、染菌；过紧、过粗会影响通气和操作。插入部分的长度应当适当，一般比容器口径大一倍，太短容易脱落、染菌。此外，棉塞外露部分要短一些，略粗些，结实些，这样才便于操作。

（2）培养基配制方法

① 称量药品、溶解。取一合适的干净烧杯，先加入一定量的蒸馏水，按培养基的配方依次称取各种成分，并依次加入蒸馏水中。在有石棉网的电炉上加热，用玻璃棒不断地搅动，待药品全部溶解后，补加蒸馏水至所配体积。若配制固体培养基，将琼脂加入继续搅拌，以防糊底。

② 调pH值。用精密pH试纸先测量培养基的pH值，再按培养基要求的pH值用10%HCl或10%NaOH调节，并不断地用pH试纸测试，以防调过。回调会增加培养基的离子

浓度。

③ 过滤。一般性实验可不进行过滤。需要过滤的培养基要趁热用滤纸或多层纱布过滤，以滤掉某些杂质。

④ 分装。培养基的分装（图 2-1-6）按使用的目的和要求，可将配制的培养基分装入试管内或者三角烧瓶内。分装培养基时，分装量随着培养基种类而不同。

a.液体分装。分装高度以试管高度的 1/4 左右为宜。分装三角瓶的量则根据需要而定，一般以不超过三角瓶容积的一半为宜。

b.固体分装。分装试管，其装量不超过管高的 1/5，灭菌后制斜面。分装三角瓶的量以三角瓶容积的一半为宜。

c.半固体。试管一般以试管高度的 1/3 左右为宜，灭菌后垂直待凝。

⑤ 加塞、包扎。培养基分装完毕后，在试管口或三角烧瓶上塞上棉塞，以阻止外界微生物进入培养基内而造成污染，并保证有良好的通气性能。

加塞后，将全部试管用麻绳捆好，再在棉塞外包一层牛皮纸，以防止灭菌时冷凝水润湿棉塞，其外再用一道麻绳扎好，用记号笔注明培养基名称、组别、配制日期，三角烧瓶加塞后，外包牛皮纸，用麻绳以活结形式扎好，使用时容易解开，同样用记号笔注明培养基名称、组别、配制日期。

⑥ 灭菌。一般培养基可采用 121℃ 高压蒸汽灭菌 15～20min 的方法灭菌。在各种培养基制备方法中，如无特殊规定，即可用此法灭菌。

某些热敏性成分，如一些糖类，应另行配成 20% 或更高浓度的溶液，以过滤或间歇灭菌法消毒，以后再用无菌操作技术定量加入培养基。

⑦ 搁置斜面或倒平板等。将灭菌的试管培养基冷至 50℃ 左右，将试管口端搁置在玻棒或其他合适高度的器具上，搁置的斜面长度以不超过试管总长的一半为宜（图 2-1-7）。

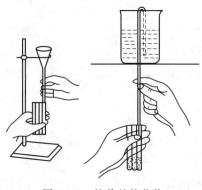

图 2-1-6　培养基的分装

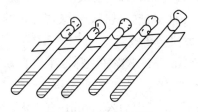

图 2-1-7　斜面的制备

（3）高压蒸汽灭菌锅的使用和注意事项

① 操作步骤

a.加水。热源为蒸汽的不需加水。若为煤气灯或电炉的应先加水（由加水口加至水线）。

b.加料。将待灭菌的物品装进灭菌锅内（注意：物品不能放得太紧，否则达不到灭菌效果），关严锅盖，同时拧紧对角线的一对螺旋，勿漏气，插好插头，再打开开关。

c.排冷空气。锅内水沸腾后或压力为 $0.35kgf/cm^2$ 时，开启放气阀，利用蒸汽驱走锅内空气。过几分钟，待达到100℃或放出蒸汽时，表明空气确已除尽，关闭放气阀（请注意：空气一定要排尽，否则达不到一定压力时的相应温度，影响灭菌效果）。

d. 灭菌。关闭放气阀后，随着蒸汽的增多，锅内温度和压力随之升高，当达到所需压力时，即灭菌开始，此时要控制热源，以维持所需要的压力。

e. 灭菌结束。到预定灭菌时间后，切断热源，自然降压，指针回"0"时，打开排气阀（应注意：排气阀不能提早打开，以防因压力突然下降而使培养基冲出，造成损失且弄湿棉塞）。

f. 开盖取物。揭开锅盖，取出物品，将剩余的水放掉。

② 注意事项

a. 使用高压蒸汽灭菌锅要注意仪器内的水量充足，加水达到标识线。

b. 将灭菌物品疏松排列在高压蒸汽灭菌锅内，保证空气畅通。被灭菌的容器表面必须洁净且不污染有机物质，并用一定方法包扎，防止脱落。

c. 盖好灭菌锅盖，拧紧加压装置，检查放气阀和安全阀，全自动灭菌锅要设置好压力、温度和时间。

d. 加压之前必须先排除仪器内的冷空气，待灭菌锅内有蒸汽持续冒出时，关上放气阀。

e. 实验室常用的方法：121.3℃持续20min，可达到较好的灭菌效果。不能耐受121℃的含糖培养基或注射液可用115℃，持续30min或更长的时间达到灭菌目的。

f. 高压蒸汽灭菌结束时不要急于打开锅的压力阀，要等仪器内外压力平衡后（压力表降至接近"0"时）再打开压力阀，以免锅内液体喷溅伤人及灭菌器皿破裂。

g. 灭菌时不能离开工作现场，控制好灭菌压力，以防压力过高破坏培养基成分，防止高压锅超过耐压范围时爆炸伤人。

4. 常用培养基

（1）牛肉膏蛋白胨培养基的制备

① 实验材料和工具。牛肉膏0.5%，蛋白胨1%，NaCl 0.5%，琼脂2%，pH7.0。10%NaOH溶液、10%盐酸溶液，小烧杯，小铝锅，天平，牛角匙，1000mL刻度搪瓷杯，玻璃棒，pH试纸，试管，分装漏斗，棉花等。

② 方法与步骤

a. 在100mL小烧杯中称取牛肉膏5.0g、蛋白胨10.0g，加50mL自来水，置电炉上搅拌加热至牛肉膏、蛋白胨完全溶解。

b. 向小铝锅中加入500mL自来水，将溶解的牛肉膏、蛋白胨倒入铝锅中并用自来水洗2~3次。加入5.0g NaCl，在电炉上边加热边搅拌。

c. 加入洗净的琼脂条，继续搅拌，加热至琼脂完全熔化，补足水量至1000mL。

d. 用玻璃棒沾少许液体，测定pH值。用NaOH或HCl调至pH7.0。

e. 用分装漏斗分装于18mm×180mm试管中，塞好棉塞，扎捆，用旧报纸将棉塞部分包好。

f. 高压蒸汽灭菌，121℃灭菌30min。

g. 无菌检查：将灭完菌的培养基放入37℃的恒温培养箱中培养24~48h，若无杂菌长出，即为合格的培养基。

（2）高氏Ⅰ号合成培养基的制备

① 实验材料和工具。可溶性淀粉2％，KNO_3 0.2％，K_2HPO_4 0.05％，$MgSO_4 \cdot 7H_2O$ 0.05％，$NaCl$ 0.05％，$FeSO_4 \cdot 7H_2O$ 0.001％，琼脂2％，pH7.2～7.4。10％NaOH溶液，10％盐酸，1000mL刻度搪瓷杯，小铝锅，天平，牛角匙，玻璃棒，100mL烧杯，pH试纸，分装漏斗，棉花，电炉，标签纸。

② 方法与步骤

a.用搪瓷杯先量取500mL蒸馏水置于铝锅中，在电炉上加热。

b.根据培养基配方，依次称取各种药品加入搪瓷杯中，搅拌均匀。其中可溶性淀粉称入100mL烧杯中，加入50mL自来水调成糊状，待培养液沸腾时加入铝锅中，边加边搅拌，以防糊底。

c.加入浸洗过的琼脂煮沸至完全熔化，补足1000mL水量，调pH7.2～7.4。

d.趁热分装于18mm×180mm试管，斜面试管每管约8mL，若倒平板上则每管装15mL，装量根据试验需要而定。

e.塞好棉塞，扎捆并用旧报纸将棉塞部分包好，贴好标签。

f.高压蒸汽灭菌，121℃灭菌30min。

g.无菌检查：将灭完菌的培养基放入30℃的恒温培养箱中培养24～48h，若无杂菌长出，即为合格的培养基。

（3）马铃薯蔗糖琼脂培养基的制备

① 实验材料和工具。马铃薯（去皮）浸出液20％，蔗糖（或葡萄糖）2％，琼脂2％，pH自然。小铝锅，天平，1000mL刻度搪瓷量杯，菜板，小刀，牛角匙，玻璃棒，分装漏斗，纱布，棉花，电炉等。

② 方法与步骤

a.称取去皮新鲜马铃薯200g切成1cm见方小块放于小铝锅中，加入1000mL自来水，置电炉上煮沸20min后，用双层纱布过滤。滤液计量体积后倒入小铝锅中煮沸。

b.加入称好的蔗糖、琼脂，加热搅拌至琼脂完全熔化，并补足水量至1000mL。

c.趁热用分装漏斗分装于18mm×180mm试管，斜面以8mL为宜，柱状15mL为宜。分装完毕后做好棉塞，装入小试管筐并捆扎好，写好标签。

d.高压蒸汽灭菌，121℃灭菌30min。

e.若需摆斜面，灭菌后趁热摆成斜面。

f.无菌检查：将灭完菌的培养基放入30℃的恒温培养箱中培养24～48h，若无杂菌长出，即为合格的培养基。

5. 实训结果

将操作结果填入下表。

实验准备	配制培养基名称及配方	分装所用容器及装量	灭菌温度、时间

实训考评单

常用培养基的配制及灭菌技能

班级：＿＿＿＿＿　　姓名：＿＿＿＿＿

项目	考核内容	分值	评分要点	得分
器皿准备 25分	器皿的清洗	10	玻璃器皿洗涤方式合理,得10分	
			未先用毛刷蘸洗涤剂洗去灰尘、油污、无机盐等物质,扣5分	
			未用自来水冲洗干净,扣5分	
	器皿包扎	15	包扎方式正确,得15分	
			培养皿未用牢固的纸卷成一筒,同时也未装入特制的铁桶,扣5分	
			吸管吸口的一头未塞入少许脱脂棉花以防止染菌,或吸管包扎方式不正确,扣5分	
			试管、三角瓶未塞合适塞子,扣5分	
培养基配制 45分	称量药品、溶解	10	称量药品、溶解方法合理,得10分	
			未按照培养基的配方依次称取各种成分,扣5分	
			未加热溶解药品并补加蒸馏水至所配体积,扣5分	
	调pH值	5	用酸碱调整pH到培养基要求的pH值,得5分	
			未调整pH到培养基要求的pH值,扣5分	
	分装	8	按要求分装好培养基,得8分	
			分装培养基过程中试管、三角瓶瓶口黏附培养基,扣5分	
			液体、固体、半固体培养基装量不合适,扣3分	
	加塞、包扎	7	培养基分装完毕,加塞、包扎好,得7分	
			未加塞,扣3分	
			未用牛皮纸进行包扎,或未注明培养基名称、组别、配制日期,扣4分	
	灭菌	5	灭菌温度、时间正确,得5分	
			未采用正确的灭菌温度和时间,扣5分	
	搁置斜面或倒平板	10	操作正确,得10分	
			搁置斜面长度超过试管总长的一半,扣5分	
			倒平板未铺满或超过20mL,扣5分	
高压蒸汽灭菌 25分	加水	5	高压蒸汽灭菌锅内加水到高水位,得5分	
			高压蒸汽灭菌锅水位在低水位,扣5分	
	加料	5	灭菌物品放入灭菌锅,放置合理,得5分	
			物品放置太紧,影响蒸汽传递,扣5分	
	排冷空气	5	将灭菌锅冷空气排尽,得5分	
			未将灭菌锅冷空气排尽,扣5分	
	灭菌	5	灭菌温度、时间控制正确,得5分	
			未按要求控制好灭菌温度、时间,扣5分	
	灭菌结束	5	灭菌结束,压力掉零以后开排气阀,得5分	
			压力未掉零打开排气阀,扣5分	

续表

项目	考核内容	分值	评分要点	得分
结束工作 5分	清洗	1	仪器及时洗涤得1分	
			未及时洗涤的扣1分	
	切断水电	2	及时切断水电,得2分	
			未及时切断水电,扣2分	
	药品归位	2	仪器药品归位,得2分	
			仪器药品未归位,扣2分	
倒扣项	安全文明操作		每损坏一件仪器倒扣10分;发生安全事故扣倒20分;乱倒(丢)废液、废纸、场地脏乱倒扣5分	
总分		100		

考评人:＿＿＿＿＿＿＿＿ 日期: 年 月 日

6. 思考题

① 在一般情况下为什么试管或三角瓶培养基要用棉花塞而不用软木塞或橡皮塞?

② 高压蒸汽灭菌过程中为什么一定要排放锅内的冷空气?

五、紫外线杀菌试验*

1. 实训目的

了解紫外线的杀菌作用原理,学习紫外线杀菌试验方法。

2. 实训原理

紫外线对微生物有强烈的致死作用,波长254nm的紫外线杀菌力最强。其杀菌机制是短波的紫外线引起细胞核酸变性导致微生物死亡。微生物对紫外线的吸收与剂量有关。剂量高低取决于紫外灯的功率、照射距离与照射时间。在本试验中采用15W紫外灯在距灯30cm处通过改变照射时间来处理微生物。

紫外线穿透力很弱,普通玻璃、薄纸、水层等均能阻止其透过,故紫外线只限于进行物体表面或接种室的空气灭菌。经紫外线照射后的受损细胞,遇光会有光复活现象,故处理后的接种物应避光培养。

由于紫外线对眼结膜及视神经有损伤作用,对皮肤有刺激作用,所以不能直视紫外灯光,更不能在紫外灯光下工作。

3. 材料和用具

(1)活材料 培养24～48h的金黄色葡萄球菌(*Staphylococcus aureus*)、黏质沙雷菌(*Serratia marcescens*)。

(2)培养基 牛肉膏蛋白胨琼脂培养基。

(3)器材 无菌水,无菌平皿,1mL无菌吸管,玻璃刮铲,灭菌五星图案纸(牛皮纸或黑纸),紫外灯箱。

4. 操作步骤

(1)单用紫外线照射试验

① 制平板。取无菌平皿 6 套,将已熔化并冷却至 50℃ 左右的牛肉膏蛋白胨琼脂培养基按无菌操作法倒入平皿中,使冷凝成平板。

② 菌悬液制备。取试管无菌水 2 支,以无菌操作法分别取金黄色葡萄球菌和黏质沙雷菌各 2 环,接入无菌水中充分摇匀,制成菌悬液。

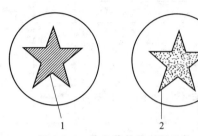

图 2-1-8 检查紫外线对微生物
生长的影响试验

1—图案纸;2—细菌生长区;3—无菌生长区

③ 接种。将已倒入培养基的平皿分为 2 组,每组 3 个,一组接金黄色葡萄球菌,一组接黏质沙雷菌,用无菌吸管吸取已制好的菌悬液各 0.1mL,分别接种于两组平板上,用无菌玻璃刮铲布均涂匀,随即用无菌镊子夹取无菌图案纸一张,小心放在接种好的平皿中央(图 2-1-8)。

④ 分组。将接种的六个平皿分为三组,每组一个金黄色葡萄球菌,一个黏质沙雷菌。

⑤ 紫外线处理。将紫外灯开灯预热 3min。再将上述平皿置于紫外灯下,打开皿盖,在 30cm 距离处照射。1 组照 1min,1 组照 5min,1 组照 10min,小心地取下图案纸,盖上皿盖。用黑布或厚纸遮盖,送入培养室内。

⑥ 培养。将平皿于 28~30℃ 温度下培养 48h。

(2) 化学消毒剂与紫外线照射结合使用试验

① 在无菌室内,先喷洒 3%~5% 的石炭酸溶液,再用紫外灯照射 15min。

② 无菌室内的桌面、凳子用 2%~3% 来苏尔擦洗,再用紫外灯照射 15min。

5. 实训结果

① 取出单用紫外线照射试验平皿观察并分析平板上细菌生长的状况,绘图表示。

② 将化学消毒剂与紫外线照射结合使用试验中两种情况灭菌效果的结果记录于下表。

处理方法	平板菌落数	灭菌效果比较
紫外线照射		
3%~5% 的石炭酸+紫外线照射		
2%~3% 来苏尔+紫外线照射		

 实训考评单

紫外线杀菌技术

班级:_____ 姓名:_____

项目	考核内容	分值	评分要点	得分
单用紫外线照射试验 65 分	制平板	10	操作正确,得 10 分	
			培养基未冷却至 50℃ 左右倒平板,扣 5 分	
			倒平板操作不正确,平板边缘有培养基,扣 5 分	
	菌悬液制备	10	操作正确,得 10 分	
			取菌操作非无菌操作不正确,扣 5 分	
			未分别接入金黄色葡萄球菌和黏质沙雷菌各 2 环,扣 5 分	

续表

项目	考核内容	分值	评分要点		得分
单用紫外线照射试验 65分	接种	15	操作正确,得15分		
			未将培养皿分成两组、每组3个,未用无菌吸管吸取已制好的菌悬液各0.1mL,分别接种于两组平板上,扣10分		
			未用无菌镊子夹取无菌图案纸一张放在接种好的平皿中央,扣5分		
	分组	5	分组正确,得5分		
			未将接种的六个平皿分为三组,每组一个金黄色葡萄球菌,一个黏质沙雷菌,扣5分		
	紫外线处理	20	操作正确,得20分		
			紫外灯未预热,扣5分		
			平皿置于紫外灯下,打开皿盖,在30cm距离处照射,未打开皿盖或照射距离不合适,扣5分		
			3组分别照1min、5min、10min,照射时间不正确,扣5分		
			未取下图案并盖上皿盖,扣5分		
	培养	5	操作正确,得5分		
			平皿未在28～30℃温度下培养48h,扣5分		
化学消毒剂与紫外线照射结合使用试验 20分	石炭酸与紫外线结合试验	10	操作正确,得10分		
			未先喷洒3%～5%石炭酸溶液,再用紫外灯照射15min,扣5分		
	来苏尔与紫外线结合试验	10	操作正确,得10分		
			未先用2%～3%来苏尔擦洗,再用紫外灯照射15min,扣5分		
结果 10分	单用紫外线试验结果	5	记录准确,得5分		
			记录细菌生长的状况不准确或未绘图表示,扣5分		
	化学消毒剂与紫外线结合使用试验	5	记录准确,得5分		
			记录细菌生长的状况不准确或未绘图表示,扣5分		
结束工作 5分	清洗	1	仪器及时洗涤1分		
			未及时洗涤的扣1分		
	切断水电	2	及时切断水电,得2分		
			未及时切断水电,扣2分		
	药品归位	2	仪器药品归位,得2分		
			仪器药品未归位,扣2分		
倒扣项	安全文明操作		每损坏一件仪器倒扣10分;发生安全事故倒扣20分;乱倒(丢)废液、废纸、场地脏乱倒扣5分		
总分		100			

考评人: ＿＿＿＿＿＿＿　　　日期: 　　年　月　日

6. 思考题

① 如何证实紫外线的杀菌效果? 影响紫外线杀菌效果的因素有哪些?

② 试述高压蒸汽灭菌和紫外线杀菌的原理。

拓展知识

微生物培养基的故事

无论是细菌、霉菌还是酵母菌，在自然界的天然环境中并不是彼此独立地生活，而是互相混杂在一起生活的。要研究引起某种疾病或引起某种化学变化的微生物，须把混杂在一起生活的微生物按种类分开，需要让它们长在一种物质即培养基上，这种培养基除了提供微生物需要的养料外，还必须严格防止别的微生物进入。到19世纪末，微生物学家终于获得了比较满意的培养基，以法国微生物学家巴斯德和德国医生科赫为代表的许多微生物学家用无菌技术分离出许多种纯种的微生物。

用液体状的培养基可以用来分离微生物，但过程比较长，也不容易鉴定是否是纯培养。于是科赫使用固体培养基来培养微生物。他看到鱼胶（科学家称之为明胶）比较容易融化但又容易凝固，便把它们融化后倒在玻璃板上铺成一个平面，待它凝固后，用一根烧过的白金针（白金烧过后很快便冷却）挑上一点要分离的含有微生物的样品在明胶表面划线，然后把这块有明胶玻璃板放在保温箱里培养。24h后，明胶表面有划痕的地方便长出了许多肉眼可以看见的斑点，每一个斑点，基本上是由一个微生物细胞通过许多次分裂繁殖而形成的一群微生物，称之为菌落。但明胶在20℃以上便很容易变软，不容易划线，温度再高一些，便开始融化，难划线，即使划好了，在30℃以上培养细菌时，生长的菌落也易挤在一起。后来科赫的一个助手克服了此问题，这个助手的妻子叫丈夫用做果酱的琼脂试试，结果一试便成功了。琼脂是从一种海藻里提取出来的胶状物质，它在将近100℃时才会融化，而冷到45℃左右才凝固，而且绝大部分微生物都不能利用琼脂为养料生长。从科赫时期到现在，100多年过去了，但是世界上只要研究或者应用微生物的地方，仍然在使用琼脂作培养基。

项目二 微生物的生长测定技术

微生物的生长测定技术主要针对实验室或生产实践中微生物的培养,介绍微生物生长的规律(包括个体和群体);环境条件对微生物生长的影响;控制微生物生长特别是有害微生物生长的方法等。

微生物生长是细胞物质有规律地、不可逆增加,导致细胞体积扩大的生物学过程,是个体重量的增加和体积增大的现象。

繁殖是微生物生长到一定阶段,由于细胞结构复制与重建并通过特定方式产生新的生命个体,即引起生命个体数量增多的生物学过程。

一、微生物的培养

1. 微生物的纯培养及获得方法

(1)纯培养 微生物学将从一个细胞或一种细胞群繁殖得到的后代叫纯培养。

(2)获得方法(分离方法) 只有分离到微生物的纯菌种,才能研究和利用微生物,目前常用的分离方法有以下几种。

① 稀释倒平板法。按不同的稀释度将待分离的材料进行稀释(10倍稀释法),然后分别倒平板,培养得到单一菌落,挑取,分离,纯化即得。

② 平皿划线法。在培养基表面用接种环平行、连续、扇形或四格划线,培养可得单菌落,分离纯化得纯培养(图2-2-1)。

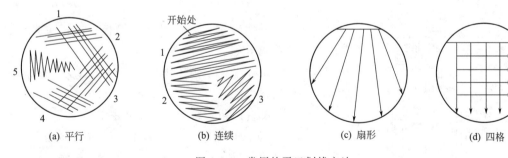

图 2-2-1 常用的平皿划线方法

③ 单细胞挑取法。用单细胞挑取仪(显微镜挑取器)在显微镜下直接挑取单个细胞(菌体)进行培养,而获得纯培养的方法。

④ 选择培养基分离法。用只适于一种微生物生长的培养基培养,结果只有一种微生物生长,挑取即得。

⑤ 涂抹培养皿分离法。平板上滴 0.1mL 菌悬液,用玻璃刮棒涂抹,培养后挑取菌落,纯化即得。

另外,可用煮沸法分离芽孢杆菌;利用致死温度的不同分离噬菌体。

2. 微生物的培养方法

微生物各种功能的发挥是靠"以数取胜"或"以量取胜"的。一个良好的微生物培养装置和适宜的培养条件是获得足够数量微生物的前提。而一个良好微生物培养装置的基本条件是：按微生物生长规律进行科学设计，能在提供丰富而均匀营养物质的基础上，保证微生物获得适宜的温度和良好的通风条件（厌氧菌除外），此外，还要为微生物提供一个适宜的物理化学条件和严防杂菌的污染等。以下就实验室和工业生产上有代表性的微生物培养法作一简要介绍。

（1）根据培养时是否需要氧气 可分为好氧培养和厌氧培养两大类。

① 好氧培养。也称"好气培养"，指这种微生物在培养时，需要有氧气加入，否则就不能良好生长。在实验室中，斜面培养是通过棉塞从外界获得无菌的空气。三角烧瓶液体培养多数是通过摇床振荡，使外界的空气源源不断地进入瓶中。

② 厌氧培养。也称"厌气培养"，这类微生物在培养时，不需要氧气参加。在厌氧微生物的培养过程中，最重要的一点就是要除去培养基中的氧气。一般可采用下列几种方法。

a. 降低培养基中的氧化还原电位。常将还原剂如谷胱甘肽、巯基醋酸盐等加入到培养基中达到目的。有的将一些动物的死的或活的组织如牛心、羊脑加入到培养基中，也可适合厌氧菌的生长。

b. 化合去氧。有很多方法，主要有：用焦性没食子酸吸收氧气，用磷吸收氧气，用好氧菌与厌氧菌混合培养吸收氧气，用植物组织如发芽的种子吸收氧气，用产生氢气与氧化合的方法除氧等。

c. 隔绝阻氧。如深层液体培养，用石蜡油封存进行菌种保藏，半固体穿刺培养等。

d. 替代驱氧。可用二氧化碳驱代氧气，用氮气驱代氧气，用真空驱代氧气，用氢气驱代氧气，用混合气体驱代氧气等。

（2）根据培养基的物理状态 可分为固体培养和液体培养两大类。

① 固体培养。是将菌种接入富有营养的固体培养基中，在合适的条件下进行微生物培养的方法。

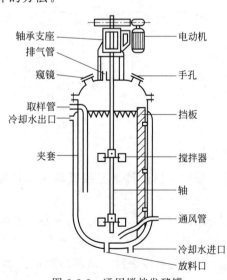

图 2-2-2 通用搅拌发酵罐

（于淑萍. 微生物基础. 化学工业出版社，2005）

a. 实验室。试管斜面、平板、克氏扁瓶、茄子瓶培养等。

b. 工业。半固体物料培养（浅盘法、转桶法、厚层培养法）。

c. 食用菌。袋栽法、床栽法等。

② 液体培养。在实验中，通过液体培养可以使微生物迅速繁殖，获得大量的培养物，在一定条件下，此法还是微生物选择增菌的有效方法。

a. 实验室。有摇瓶培养法，试管液体培养法，小型发酵罐培养等。

b. 工业。常用通用型搅拌发酵罐（图 2-2-2），气泡塔型发酵罐，其他形式的发酵罐培养等。

3. 微生物的同步生长及同步培养方法

（1）同步培养 能使培养物中所有的微生物

细胞都处于相同的生长阶段的培养方法为同步培养。

（2）同步生长　指培养物中所有微生物细胞都处于同一生长阶段，并都能同时分裂的生长方式。

（3）同步培养方法

① 诱导法。采用物理化学因子使微生物细胞生长到某个生长阶段而停止下来，然后再去除该因子，以达到诱导微生物细胞同步生长的目的。如培养大肠杆菌胸腺嘧啶缺陷型菌株，当停止供给胸腺嘧啶时，DNA 合成立即停止，但 RNA 和蛋白质合成速率不受影响，30min 后加入胸腺嘧啶，DNA 合成立即恢复，结果几乎所有细胞在经过 35~40min 的延滞后都进行分裂。再如鼠伤寒沙门菌 25℃ 只生长不分裂，在此温度下培养一定时间后，再放到 37℃ 培养，所有细菌都进行分裂。

② 选择法。由于处于不同生长阶段的细胞体积和重量大小不等，处于同一生长阶段的细胞体积和重量大小相等，故可通过滤膜、密度梯度离心等方法获得同步生长的细胞。

a.离心沉降分离法。有些微生物的子细胞与成熟细胞大小差别较大，通过离心就可使大小不同的细胞群体在一定程度上分开。然后用同样大小的细胞进行培养便可获得同步培养物（图 2-2-3）。

b.膜洗脱法。共分四步：ⓐ将菌液通过硝酸纤维素薄膜，由于细菌与滤膜带有不同电荷，所以不同生长阶段的细胞均能附着于膜上；ⓑ翻转薄膜，再用新鲜培养液滤过培养；ⓒ附着于膜上的细菌进行分裂，分裂后的子细胞不与薄膜直接接触，由于菌体本身的重量，加之它所附着的培养液的重量，便下落到收集器内；ⓓ收集器在短时间内收集的细胞处于同一分裂阶段，用这种细菌接种培养，便能得到同步培养物。

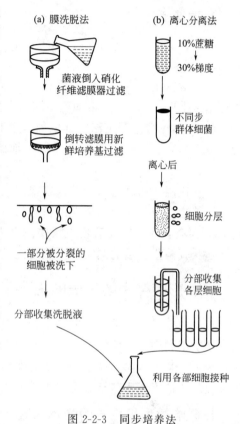

图 2-2-3　同步培养法

二、微生物生长的测定

1. 数量测定

（1）显微镜直接计数法　用细菌计数器在显微镜下直接计数。本法是全菌计数法，操作快速，但结果偏高。

（2）平板菌落计数法　将样品作一系列稀释，一定量的稀释液用涂布或倒平板法在固体培养基上培养，计数出菌落数，即可算出活菌数。该法为活菌计数法，时间较长，因为总有些微生物不能形成菌落，或两三个菌体形成一个菌落，结果偏低。

（3）浊度法　微生物生长引起培养液浑浊，用光电比色计或分光光度计，可以测出菌体的数量，测出培养液的吸光度值。此法简便、迅速，但颜色太深的细菌或菌悬液中有其他物质时不能用此法测定，且不同大小的菌体吸光度值不同，所以有误差。

（4）膜过滤计数法　用微孔薄膜（硝化纤维素薄膜）进行过滤的方法，主要用来测定空气和水体中的菌类含量较少的样品，将水或空气过滤，收集滤膜上的细菌进行培养，计数出菌落数，即可得到含菌量。该法也是活菌计数法，结果偏低，需时较长。

2. 重量测定

（1）称重法　对菌体浓度高的样品，可通过直接称量细菌干重或湿重的方法来测定生长情况。

（2）含氮量测定法　一般细菌含氮量为原生质干重的 16%，用凯氏微量定氮法测定总含氮量（乘以 6.25），即可知原生质的含量。

（3）DNA 含量测定法　细菌细胞中 DNA 含量比较恒定，不易受菌龄和外界条件影响，所以测定 DNA 含量比较准确，每个细菌平均含 8.4×10^{-14} g 的 DNA，据此可得出细菌数量。

（4）代谢产物测定法　有人曾根据微生物的生命活动强度来估算其生物量。如测定单位体积培养物在单位时间内消耗的营养物或 O_2 的数量，或者测定微生物代谢过程中的产酸量或 CO_2 量等，可在一定程度上反映微生物的生物量。

丝状真菌生长量的测定，一般用测量菌丝长度和菌丝重量的方法进行。

三、影响微生物生长的主要因素

环境中生活着各种各样的微生物，微生物离不开环境，当环境条件适合时微生物生长旺盛，环境不利则生长缓慢，甚至引起死亡。影响微生物生长的环境条件主要有物理、化学、生物因素。学习本内容就是为了给有益微生物创造好的环境条件，使其大量繁殖，应用不利条件控制或消灭无用甚至有害微生物的生长，达到造福人类的目的。

1. 影响微生物生长的物理因素

（1）温度　温度是影响微生物生长极重要的因素，由于微生物的生长繁殖是极复杂的生物学过程，各种反应需在一定温度范围内进行，所以温度的变化对微生物生长影响很大，对微生物总体来说范围很大，一般 12～100℃ 之间均有微生物的生长，对某种微生物来说，适于微生物生长的温度范围又很窄。

温度对微生物生长的影响主要表现在：低温抑菌、高温杀菌、适温长菌。

① 微生物生长繁殖的温度三基点

a. 最低生长温度。指微生物生长繁殖的最低温度。在此温度下微生物生长极慢，如低于此温度生长完全停止，但不死亡，因而低温下可以保藏菌种、食品。

b. 最适生长温度。使微生物迅速生长繁殖的温度。不一定是一切代谢活动的最好温度。

c. 最高生长温度。是指微生物生长繁殖的最高温度，高于此温度微生物就要死亡，此温度下微生物也易衰老和死亡。

② 分类。不同微生物的基本生长温度差异很大，但据最适生长温度的不同可分为三类。

a. 嗜冷性微生物（低温微生物）。是指那些最适生长温度为 15℃ 或以下，最高生长温度低于 20℃，最低生长温度在 0℃ 或更低的微生物。

专性嗜冷微生物：最适生长温度 15℃ 左右，最高生长温度 20℃ 的微生物（最低 −12℃，主要分布在南北极地区，如假单胞菌）。

兼性嗜冷微生物：最适生长温度 $25\sim30\text{℃}$，最高生长温度 35℃ 左右的微生物（最低 $-5\sim0\text{℃}$，主要分布在海洋及冷藏食品上，如乳酸杆菌、青霉菌）。

b. 嗜温性微生物（中性微生物）。最适生长温度 $20\sim40\text{℃}$（也有认为是 $25\sim40\text{℃}$）的微生物，大多数微生物属于此类。主要分布于动物、人体、植物、土壤等中。如人类的病原菌，最适生长温度为 37℃。还有啤酒酵母、曲霉、大多数细菌等（最低 $10\sim20\text{℃}$，最高 $40\sim45\text{℃}$）。

c. 嗜热性微生物（高温微生物）。最适生长温度在 $50\sim60\text{℃}$，甚至更高（最低生长温度 $35\sim40\text{℃}$，最高 $70\sim95\text{℃}$），主要分布于温泉、堆肥等。

③ 嗜冷微生物在低温条件下能够生长的原因

a. 有特殊酶类。嗜冷微生物所含的酶在低温下能有效地催化生化反应，而对较高的温度非常敏感，在 $30\sim40\text{℃}$ 时很快失活。

b. 细胞膜结构特殊。此类菌含有较多不饱和脂肪酸，低温下能维持膜的半流动性，它们在低温下主动转运过程仍能正常进行，有效地吸收所需营养物质。

④ 嗜热微生物的特点

a. 酶比别的蛋白质具有更强的抗热性；b. 能产生抗热性的多胺、热亚胺和高温精胺；c. 核酸也有保证热稳定性的结构，氢键多，较稳定；d. 细胞膜含有较多的饱和脂肪酸和直链脂肪酸；e. 生长速率快，合成大分子物质迅速，可以弥补因热而损坏的大分子物质。

不同微生物对热的敏感性不同，但当温度超过其最高生长温度时，都会引起死亡。

（2）氧气　氧对微生物生长的影响很大，根据微生物与氧的关系，微生物可分为专性好氧微生物、专性厌氧微生物、兼性厌氧微生物、微好氧微生物、耐氧微生物。

① 专性好氧微生物。这类微生物需要氧气供呼吸用。没有氧气便不能生长，但是高浓度的氧气对需氧微生物也是有毒的。很多需氧微生物不能在氧气浓度大于大气中氧气浓度的条件下生长。绝大多数微生物都属于这个类型。

a. 菌类。多数细菌、真菌和藻类。

b. 特点。需要良好的空气供应，缺氧便不能生长，对于这类微生物，O_2 是代谢过程中呼吸作用的最终电子受体，生物氧化中也需要 O_2。

c. 应用。在实验室的振荡培养和工业生产上通气搅拌发酵中都必须注意氧的供应。

② 专性厌氧微生物。这类微生物在生长过程中，不需要分子氧。分子氧存在对它们生长产生毒害，不是被抑制，就是被杀死。

a. 菌类。梭状芽孢杆菌属、甲烷杆菌属、瘤胃球菌属和链球菌属。

b. 特点。不需要氧气，氧对它们有毒害作用，因为当有氧时，会产生 H_2O_2 和过氧化物等有毒物质，而此微生物本身不具过氧化氢分解酶或超氧化物歧化酶（SOD），因而受毒害死亡。

c. 应用。生产上要创造一个厌氧的环境。如用焦性没食子酸吸氧，抽真空，通入 N_2 或 H_2 等。

③ 兼性厌氧微生物（兼性好氧性微生物）。这类微生物在有氧气存在或无氧气存在情况下，都能生长，只不过在不同氧气条件下所进行的代谢途径不同。在无氧气存在的条件下，进行发酵作用，例如酵母菌的无氧乙醇发酵。

a. 菌类。范围较广，肠道细菌、人及动物的病原菌、酵母菌和其他一些真菌。

b. 特点。有氧、无氧都能生长，有氧时氧化磷酸化获能，无氧时发酵获能。

c. 应用。不需特殊条件，根据需要而采取不同条件。

④ 微好氧微生物。这类菌是需要氧气的，但只在 0.2 大气压 [1 大气压（atm）＝101325Pa] 下生长最好。这可能是由于它们含有在强氧化条件下失活的酶，因而只能在低压下作用。

⑤ 耐氧微生物。这类微生物在生长过程中不需要氧气，但也不怕氧气存在，不会被氧气所杀死。可在有氧条件下进行厌氧生活，无呼吸链，靠发酵获能，有 SOD 和过氧化物酶，而无过氧化氢酶，如乳酸菌多为此类。

（3）辐射　主要包括可见光、紫外线、X 射线、γ 射线。

① 可见光。波长 400～800nm，可作为能源进行光合作用，但因具有光氧化作用，强光连续照射可杀死微生物（由于光线被细胞内的色素吸收，在有氧条件下，使一些酶和其他敏感成分失活）。

② 紫外线。波长 200～300nm，日光的杀菌作用（晒衣服、棉被）主要是紫外线的杀菌作用。杀菌作用最强的为 264～266nm。

杀菌作用的机理为：a. 紫外线能引起核酸形成胸腺嘧啶二聚体，从而使核酸的复制不能正常进行；b. 紫外线可使空气中的分子氧变为臭氧（O_3），臭氧分解放出的新生态氧 [O] 具有杀菌作用，$O_3 \longrightarrow O_2 + [O]$。经紫外线照射的微生物在可见光下可以激活 DNA 修复酶，能修复紫外线辐射引起的损伤——光复活作用。因此，经紫外线照射后不能马上开日光灯。不同微生物对紫外线的抗性不同，二倍体和多倍体比单倍体抗性强，孢子比营养体抗性强，干燥细胞比湿细胞抗性强。

紫外线穿透力弱，只能作为表面消毒和空气灭菌用。

③ 电离辐射。指 X 射线、γ 射线等高能电磁波，穿透力较强，能使被照射物质产生电离作用。低剂量照射促进微生物生长，或诱发变异（辐射育种）；高剂量处理有杀菌作用。作用机理为：杀菌作用是通过射线照射引起环境和细胞中水分子电离产生自由基，这些游离基团作用于细胞的蛋白质等大分子物质，使之失活，从而引起微生物死亡。

（4）干燥　水是微生物生命活动所不可缺少的，物质的运输以及新陈代谢活动都离不开水，一般微生物生长要求水的活度（A_w）在 0.60～0.99 之间，干燥会使微生物细胞脱水，使代谢活动停止，处于休眠状态，甚至会引起细胞脱水变性，导致菌体死亡。

日常生活中采用的烘干、晒干和熏干等方法来保存物品，就是利用干燥抑菌的原理。

（5）渗透压　高渗溶液能导致细胞质壁分离，低渗溶液能使细胞膨胀破裂死亡。

（6）氧化还原电位（Eh）　Eh 对微生物生长影响较大，氧分压高（O_2 浓度大）则氧化还原电位高，pH 值低氧化还原电位高，氧化剂也能提高氧化还原电位，反之则低，不同微生物对氧化还原电位的要求不同，一般在＋0.82～－0.42V。

好氧微生物在 0.1V 以上，0.3～0.4V 较好，可通过通氧达到。兼性好氧微生物 0.1V 以上好氧呼吸，0.1V 以下进行厌氧呼吸。厌氧微生物以－0.1V 以下最好，可加还原剂，如抗坏血酸、H_2S、Fe 等。

主要影响酶活性，因好氧性微生物的氧化酶要求较高的 Eh，厌氧微生物的脱氢酶要求较低的 Eh。

2. 影响微生物生长的化学因素

习题 2-2-1

（1）营养物质　营养物质对微生物的生长速率影响很大，营养丰富则生长快，繁殖迅速，反之则慢。如培养物转移到营养丰富的环境中，则生长速率加快，形成上升转移；培养物如转移到营养贫乏的简单环境中，则生长速率减慢，形成下降转移。

细菌的生长率（μ）与营养物的浓度（c）有关：

$$\mu = \mu_{max} \times c/(K+c)$$

K 值是细菌生长的基本特性常数。它的数值很小，表明细菌所需要的营养浓度非常低，所以在自然界中，它们到处生长。然而营养太低时，细菌生长就会遇到困难，甚至还会死亡。这是因为除了生长需要能量以外，细菌还需要能量来维持它的生存，这种能量称为维持能。另一方面，随着营养物浓度的增加，生长率愈接近最大值。

营养物浓度与生长率的关系曲线是典型的双曲线。

（2）pH 值　就培养基和环境中的 pH 值而言，大多数微生物在 4.0～9.0 之间（个别可以超出）生长良好，不同微生物要求的 pH 范围不同，每一种微生物都有其最适 pH 值和能适应的 pH 范围。已知大多数细菌、藻类和原生动物的最适 pH 值为 6.8～7.4，适宜范围为 4.0～10.0；放线菌多以 pH 值中性至微碱性为宜，最适 pH 值为 7.0～8.0；真菌一般偏酸，最适 pH 值为 5.0～6.0。pH 值超过一定范围时，则 Eh 过高或过低，均影响微生物对物质的吸收，影响酶的活性，最终影响微生物的生长。另外微生物自身的代谢活动也影响周围环境的 pH 值，产酸 pH 降低，产 NH_3 pH 升高；可用缓冲剂进行调节。

（3）重金属化合物　重金属浓度较低时抑菌，较高时杀菌。汞、银、砷、铜等金属的盐类能使蛋白质变性，使菌体死亡（如升汞 $HgCl_2$、氯化亚汞 Hg_2Cl_2、氯化汞 $HgCl$、$AgNO_3$、$CuSO_4$ 都有一定的消毒作用）。

（4）有机化合物　酚、醇、醛使细菌蛋白质变性及损伤细菌的细胞壁和质膜，如苯酚（石炭酸）、酒精（70%～75%）、甲醛（福尔马林）等。

（5）卤素及其化合物　有抑菌和杀菌作用，1% 的碘酒 10min 可杀死一般细菌和真菌，并使病毒失活。主要作用机理是该物质的氧化作用及碘与菌体蛋白结合使之变性。

（6）其他

① 氧化剂。$KMnO_4$、H_2O_2、过氧乙酸（CH_3COOOH），主要通过氧化作用使巯基氧化成—S—S—，使酶失活。

② 表面活性剂。新洁尔灭、离子除垢剂（肥皂），能降低表面张力，抑菌或杀菌。

③ 染料。例如碱性染料，也能抑菌和杀菌。

四、微生物的接种与纯培养技术*

1. 实训目的

① 理解无菌操作在微生物接种过程中的重要性。

② 掌握几种常用的微生物接种方法。

③ 掌握微生物的培养方法。

2. 实训原理

将微生物接种到适于它生长繁殖的人工培养基上或活的生物体内的过程叫做接种。微生物的接种技术是生物科学研究中的一项最基本的操作技术。由于目的不同，可采用不同的接种方法，如斜面接种、穿刺接种或三点接种等，以获得生长良好的纯种微生物。选择一种好的接种方法，对于微生物的分离、纯化、增殖和鉴别等都很重要。

为了确保纯种不被杂菌污染，在整个过程中，必须进行严格的无菌操作。

3. 材料和用具

（1）菌种　大肠杆菌斜面和菌悬液、啤酒酵母、产黄青霉。

（2）培养基　营养琼脂斜面、肉汤蛋白胨培养液（试管）、营养琼脂平板、半固体肉汤蛋白胨直立柱、PDA 平板、PDA 斜面。

（3）接种工具　接种环、接种针、涂布棒等。

（4）其他　试管、移液管、滴管、培养箱、酒精灯等。

4. 准备工作

（1）无菌室的准备　在微生物实验中，一般小规模的接种操作使用无菌接种箱或超净工作台，工作量大时则使用无菌室进行接种。要求严格的，无菌室内再结合使用超净工作台。

① 无菌室的设计。无菌室的设计可因地制宜，要求严密、避光，隔板以采用玻璃为佳。一般应有里外两间，较小的外间为缓冲间。应安装拉门，以减少空气流动。必要时，安装一个双层的小型玻璃橱窗，便于内外物品传递。工作台台面应抗热、抗腐蚀，便于清洗消毒。

② 无菌室内的设备

a.无菌室的里外两间均应安装日光灯和紫外线杀菌灯。紫外灯常用规格为 30W，吊装在经常工作位置的上方，距地面高度 2.0～2.2m。

b.缓冲间内应设工作台供放置工作服、鞋、帽、口罩、消毒用药物、手持式喷雾器等，并备有废物桶等。

c.无菌室内应备有接种用的常用器具，如酒精灯、接种环、接种针、不锈钢刀、剪刀、镊子、酒精棉球瓶、记号笔等。

③ 无菌室的灭菌

a.熏蒸。在无菌室全面彻底灭菌时使用熏蒸法。先将室内打扫干净，打开进气孔和排气窗通风干燥后，重新关闭，进行熏蒸灭菌。常用的灭菌药剂为福尔马林（含 37%～40% 甲醛的水溶液）。按 $6～10mL/m^3$ 的标准计算用量，取出后，盛于铁制容器中，利用电炉或酒精灯直接加热（应能随时在室外中止热源）或加半量高锰酸钾，通过氧化作用加热，使福尔马林蒸发。熏蒸后应保持密闭 12h 以上。由于甲醛气体具有较强的刺激作用，所以在使用无菌室前 1～2h 在一搪瓷盘内加入与所用甲醛溶液等量的氨水，放入无菌室，使其挥发中和甲醛，以减轻刺激作用。除甲醛外，也可用乳酸、硫黄等进行熏蒸灭菌。

b.紫外灯照射。在每次工作前后，均应打开紫外灯，分别照射 30min，进行灭菌。在无菌室内工作时，切记要关闭紫外灯。

c.石炭酸溶液喷雾。每次临操作前，用手持喷雾器喷 5% 石炭酸溶液，主要喷于台面和地面，兼有灭菌和防止微尘飞扬的作用。

④ 无菌室空气污染情况的检验。为了检验无菌室灭菌的效果以及在操作过程中空气污

染的程度，需要定期在无菌室内进行空气杂菌的检验。一般可在两个时间进行：一是在灭菌后、使用前；二是在操作完毕后。

取牛肉膏蛋白胨琼脂和马铃薯蔗糖琼脂两种培养基的平板各3个，于无菌室使用前（或在使用后），在无菌室内揭开，放置台面上，半小时后重新盖好。另一份不打开的作对照。共同放置30℃下培养，48h后检验有无杂菌生长以及杂菌数量的多少。根据检验结果确定应采取的措施。

无菌室灭菌后使用前检验时，应无杂菌。如果长出的杂菌多为霉菌时，表明室内湿度过大，应先通风干燥，再重新进行灭菌；如杂菌以细菌为主时，可采用乳酸熏蒸，效果较好。

⑤ 无菌室操作规则

a.将所用的实验器材和用品一次性全部放入无菌室（如同时放入培养基则需用牛皮纸遮盖）。应尽量避免在操作过程中进出无菌室或传递物品。操作前先打开紫外灯照射半小时，关闭紫外灯后，再开始工作。

b.进入缓冲间后，应该换好工作服、鞋、帽，戴上口罩，将手用消毒液清洁后，再进入工作间。

c.操作时，严格按无菌操作法进行操作，废物应丢入废物桶内。

d.工作后应将台面收拾干净，取出培养物品及废物桶，用5%石炭酸喷雾，再打开紫外灯照半小时。

（2）接种工具准备　在实验室或工厂实践中，用得最多的接种工具是接种环、接种针。由于接种要求或方法的不同，接种针的针尖部常做成不同的形状，有刀形、耙形等之分。有时滴管、吸管也可作为接种工具进行液体接种。在固体培养基表面要将菌液均匀涂布时，需要用到涂布棒。实验和生产上接种常用的工具如图2-2-4所示。

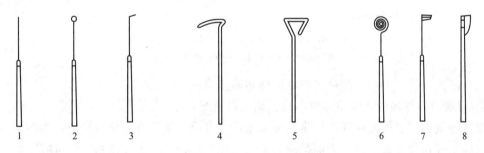

图 2-2-4　接种和分离工具
1—接种针；2—接种环；3—接种钩；4，5—玻璃涂棒；6—接种圈；7—接种锄；8—小解剖刀

5. 操作步骤

（1）斜面接种　由已长好微生物的斜面中挑取少量菌种接种至另一空白斜面培养基上。

① 接种前用记号笔在距试管口2～3cm位置上，注明菌名、接种日期等。

② 将试管放于手掌中，并用手指夹住，使两支试管呈"V"字形。

③ 用火焰将接种环烧红，然后将接种环来回通过火焰数次。

④ 用小指、无名指和手掌拔下试管塞，并持于手中。

⑤ 将试管口在火焰上微烧一周。

⑥ 将烧过的接种环伸入菌种管内，先将环接触一下没有长菌的培养基部分，使其冷却，以免烫死菌体，然后用环在菌苔上轻轻地接触，刮下少许培养物，并将接种环慢慢地从试管

无菌操作与接种技术

中抽出，并迅速地伸入另一试管中，在斜面上划线（波浪或直线），使菌体沾附在培养基上。

⑦ 将接种环抽出，灼烧管口。

⑧ 塞上棉塞。

⑨ 将接种环经火焰灼烧灭菌。

操作步骤如图 2-2-5 所示。

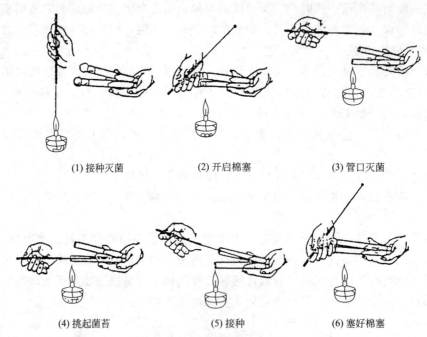

| (1) 接种灭菌 | (2) 开启棉塞 | (3) 管口灭菌 |

| (4) 挑起菌苔 | (5) 接种 | (6) 塞好棉塞 |

图 2-2-5　斜面接种时的无菌操作

（李榆梅. 药学微生物实用技术. 中国医药科技出版社，2008）

（2）液体接种　由斜面菌种接种在液体培养基中。

① 用斜面菌种接种液体培养时，有下面两种情况。

如接种量小，可用接种环取少量菌体移入培养容器（试管或三角瓶）中，将接种环在液体表面振荡或在容器壁上轻轻摩擦把菌苔散开，抽出接种针，塞好棉塞，再将液体摇动，菌体即均匀分布在液体中。如接种量大，可先在斜面菌种试管中注入定量无菌水，用接种环把菌苔刮下研开，再把菌悬液倒入液体培养基中，倒前需要先将试管口在火焰上灭菌。

② 用液体培养物接种液体培养基时，可根据具体情况采用以下不同方法。

用无菌吸管或移液管吸取菌液接种；直接把液体培养物移入液体培养基中接种；利用高压无菌空气通过特制的移液装置把液体培养物注入液体培养基中接种；利用压力差将液体培养物接入液体培养基中接种（如种子罐菌液接入到发酵罐中）。

（3）穿刺接种　这是常用来接种厌氧菌，检查细菌运动性或保藏菌种的一种接种方法，接种工具用接种针。

① 接种前用记号笔在距试管口 2～3cm 位置上，注明菌名、接种日期等。

② 将试管放于手掌中，并用手指夹住，使两支试管呈“V”字形。

③ 用火焰将接种环烧红，然后将接种环来回通过火焰数次。

④ 用小指、无名指和手掌拔下试管塞，并持于手中。接种针先在无菌的培养基部分冷

却，再用接种针的针尖沾取少量菌种。

⑤ 接种有两种手持方法：一种是水平法，它类似于斜面接种；另一种为垂直法，如图 2-2-6 所示。尽管穿刺时手持方法不同，但穿刺时所用接种针都必须挺直，将接种针自培养基中心垂直地刺入培养基。穿刺时要做到手稳、动作轻巧快速，并且要将接种针穿刺到接近试管的底部，然后沿着接种线将针拔出。最后塞上棉塞，再将接种针经火焰灼烧灭菌。

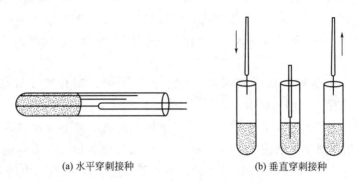

(a) 水平穿刺接种　　　　　　(b) 垂直穿刺接种

图 2-2-6　穿刺接种

（于淑萍. 微生物基础. 化学工业出版社，2005）

（4）平板接种

① 划线接种法

a. 倒置平板。将熔化的琼脂培养基冷却至 45℃ 左右，在酒精灯火焰旁，以右手的无名指及小指夹持棉塞，左手打开无菌培养皿盖的一边，右手持三角瓶向皿里注入 10～15mL 培养基。将培养皿稍加旋转摇动后，置于水平位置待凝（图 2-2-7）。

b. 划线。在酒精灯火焰上灼烧接种环，待其冷却后，以无菌操作取一环待分离菌液。划线时，琼脂平板可放在台子上也可以持在手中。左手握琼脂平板，在火焰附近稍抬起皿盖，右手持接种环伸入皿内，在平板上的一个区域沿"之"字形来回划线。划线时，使接种环与平板表面成 30°～40° 角轻轻接触，以腕力使接种环在琼脂表面作轻快滑动，勿划破表面。灼烧接种环，待其冷却后，将手中培养皿旋转约 70° 角，用接种环在划过线的第一区域接触一下，然后在第二区域进行划线，并以此对第三和第四区域进行划线（图 2-2-8）。划线

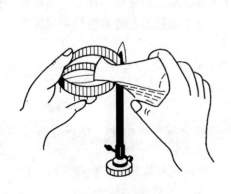

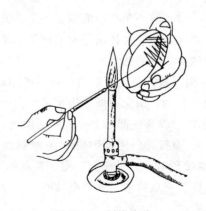

图 2-2-7　倒平板　　　　　　图 2-2-8　划线接种

完毕后，在皿底用记号笔注明菌种名称、日期、操作者姓名（或学号），将整个培养皿倒置放入 28～30℃ 恒温培养箱中培养，48～72h 后，观察并记录单菌落的生长和分布情况。

② 倾注平板法

a. 编号。取 6 支盛有 9.0mL 无菌水的试管排列于试管架上，依次标上 10^{-1}、10^{-2}、10^{-3}、10^{-4}、10^{-5}、10^{-6} 字样。

b. 稀释。以 1mL 无菌吸管按无菌操作从样品管中吸取 1.0mL 菌液于 10^{-1} 试管中，然后用另一吸管在 10^{-1} 试管中来回吹吸三次，使其混合均匀，制成 10^{-1} 稀释液。再用此吸管从 10^{-1} 管中吸取 1.0mL 稀释液注入 10^{-2} 管中，依次制成 10^{-2}、10^{-3}、10^{-4}、10^{-5}、10^{-6} 稀释液。

c. 加样。用 1mL 无菌吸管分别吸取 10^{-4}、10^{-5}、10^{-6} 稀释液 1mL 注入已编好号的 10^{-4}、10^{-5}、10^{-6} 号无菌培养皿中。

d. 倾注平板。将熔化并冷至 45℃ 左右（以手持三角瓶不烫手为宜）的琼脂培养基，向加有稀释液的各培养皿中分别倒入 10～15mL，迅速旋转培养皿，使培养基和稀释液充分混匀 [图 2-2-9(a)]，水平放置，待其凝固后，倒置于 28～30℃ 恒温箱中培养。48～72h 后，观察并记录各平板上菌落的生长和分布情况，确定哪个稀释度最合适。

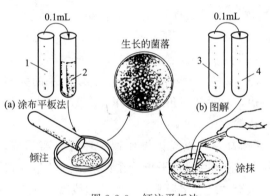

图 2-2-9　倾注平板法

1—菌悬液；2—熔化的培养基；3—培养物；4—无菌水

（沈萍. 微生物学. 高等教育出版社，2000）

③ 涂布接种法

a. 平板制备。

b. 将菌液适当稀释。

注：以上两步与倾注平板法相同。

c. 用 1mL 无菌吸管吸取经适当稀释的菌液 0.2mL 加入平板中。

d. 用无菌涂棒在各平板表面均匀涂布 [图 2-2-9(b)]。

（5）三点接种法　要获得霉菌的单菌落，宜在平板上用三点接种法接种。即用接种针沾取少量霉菌孢子，在琼脂平板上点成等边三角形的三点。经培养后，每皿形成三个菌落。其优点是不但在一个培养皿上同种菌落有三个重复，更重要的是在菌落彼此相接近的边缘，常留有一条狭窄的空白地带，此处菌丝生长稀疏，较透明，还分化出稀疏的典型子实器，因此可以直接把培养皿放在低倍镜下观察，便于根据形态特点进行菌种鉴定。这是单点接种法难以做到的。

① 倒平板。将已灭菌的马铃薯琼脂培养基加热熔化，待冷却至 45℃ 左右（手握不觉得太烫为宜）后，用无菌操作法倒平板。

② 在培养皿底部贴上标签注明菌名、日期等。

③ 三点接种。用接种针从菌种斜面上分别挑取少量菌种孢子（产黄青霉、构巢曲霉等），点接到对应的平板上。操作要点如下。

a. 标明三点位置。欲使点接的三点分布均匀，可用记号笔先在平板底部以等边三角形状标上三点。

b. 取接种针。拿接种针，先在火焰上烧红灭菌，并在平板培养基的边缘冷却且蘸湿。

c. 沾取孢子。将灭过菌并蘸湿的接种针伸入菌种管，用针尖沾取少量霉菌孢子。

d. 点接。以垂直法或水平法把接种针上沾着的孢子以垂直的方向轻轻地点接到平板培养基表面预先做好标记的部位。注意在点接时切勿刺破培养基。

④ 培养。将点接好的平板倒置于28℃恒温箱中培养。48h后开始观察生长情况。

将上述接种好的斜面和平板于恒温箱中培养（细菌37℃、霉菌25~28℃）（平板倒置）。

6. 实训内容

① 用大肠杆菌接种斜面。

② 用大肠杆菌进行液体接种。

③ 用大肠杆菌进行穿刺接种。

④ 用啤酒酵母进行划线接种。

⑤ 用大肠杆菌菌液进行涂布接种。

⑥ 用产黄青霉进行三点接种。

7. 实训结果

① 检查接种后培养物的生长情况和染菌情况。

② 将实训结果填入下表。

培养物	生长情况(＋或－)	染菌情况(＋或－)
斜面		
液体		
半固体		

③ 绘出平板上出现的菌落的生长和分布情况。

④ 选择一典型菌落描述菌落特征。

a. 形状：

b. 突起：

c. 色素：

d. 大小：

⑤ 绘图。

项　　目	大肠杆菌	啤酒酵母	产黄青霉
形状			
突起			
色素			
大小			

实训考评单

接种操作技术

（考核时间：15min，满分100分）

班级：_____　姓名：_____

项目	考核内容	分值	评分要点	得分	
接种技术（80分）[（一）至（四）项中可选其一进行考评]	固体斜面接种技术（一）	80	服装整洁，得5分		
			操作正确，得75分		
			菌种管和待接管手持不正确，扣5分		
			斜面没有面向操作者，扣5分		
			接种环没有灼烧，扣5分		
			接种环灼烧时没有用酒精灯外焰，扣5分		
			灼烧位置不正确，扣5分		
			棉塞或管帽取下不正确，扣5分		
			没有灼烧两试管口，扣2分		
			棉塞或管帽接种时放在了桌子上，扣5分		
			灼烧后的接种环没有冷却，扣5分		
			冷却方法不对，扣5分		
			取菌后的接种环碰到了管壁，扣3分		
			划线位置不正确，扣5分		
			划线方法不正确，扣5分		
			接种后试管口和棉塞没有略烧，扣5分		
			接种后接种环没有灼烧灭菌，扣5分		
			整个操作中有不在无菌区中进行的，扣5分		
	斜面菌种接种液体培养基（接种量小）（二）	80	服装整洁，得5分		
			正确，得75分		
			接种环没有灼烧，扣10分		
			接种环灼烧时没有用酒精灯外焰，扣5分		
			灼烧位置不正确，扣5分		
			棉塞或管帽取下不正确，扣5分		
			没有灼烧试管口，扣5分		
			棉塞或管帽接种时放在了桌子上，扣5分		
			灼烧后的接种环没有冷却，扣5分		
			冷却方法不对，扣5分		
			取菌后的接种环碰到了器壁，扣5分		
			接种时带有菌种的接种环没有在液体表面震荡或者在器壁上摩擦，扣5分		
			接种后器口和棉塞没有略烧，扣5分		
			接种后接种环没有灼烧灭菌，扣5分		
			整个操作中有不在无菌区中进行的，扣5分		
			接种后没有摇动液体，扣5分		

续表

项目	考核内容	分值	评分要点		得分
接种技术（80分）[（一）至（四）项中可选其一进行考评]	斜面菌种接种液体培养基（接种量大）（三）	80	服装整洁,得5分		
			操作正确,得75分		
			棉塞或管帽取下不正确,扣5分		
			没有灼烧试管口,扣5分		
			棉塞或管帽接种时放在了桌子上,扣5分		
			移液器使用时,没有用第一档吸液,扣5分		
			移液器吸液后保持水平或者倒立,扣5分		
			放液体时移液器碰到了菌体,扣5分		
			放液体时移液器没有分段按1档、2档,扣5分		
			取出移液器时碰到了菌体,扣5分		
			接种环没有灼烧,扣5分		
			接种环灼烧时没有用酒精灯外焰,扣5分		
			灼烧位置不正确,扣5分		
			灼烧后的接种环没有冷却,扣5分		
			冷却方法不对,扣5分		
			刮菌苔时用力过大,扣1分		
			菌液倒在了器外,扣5分		
			接种后器口和棉塞没有略烧,扣2分		
			接种后接种环没有灼烧灭菌,扣2分;整个操作中有不在无菌区中进行的,扣5分		
	平板划线接种技术（四）	80	服装整洁,得5分		
			操作正确,得75分		
			培养基未冷却至45℃,扣5分		
			培养基装量超过20mL,扣5分		
			培养基装量低于15mL,扣10分		
			接种环没有灼烧,扣10分		
			接种环灼烧时没有用酒精灯外焰,扣5分		
			灼烧位置不正确,扣5分		
			灼烧后的接种环没有冷却,扣10分		
			冷却方法不对,扣5分		
			取菌后的接种环碰到了器壁,扣5分		
			划线时皿盖掀开过大,扣5分		
			划线方法不对,扣5分		
			接种后接种环没有灼烧灭菌,扣5分		
			整个操作中有不在无菌区中进行的,扣5分		
	培养	20	操作正确,得20分		
			固体培养基没有凝固,扣5分		
			培养温度不对,扣10分		
			平板培养时没有倒置,扣5分		
超时			每超时1min扣5分		

考评人：＿＿＿＿＿＿　　　　　日期：　　年　月　日

8. 思考题

① 接种前后为什么要灼烧接种环？

② 为什么要待接种环冷却后才能与菌种接触？是否可以将接种环放在台子上冷却？如何知道接种环是否已经冷却？

五、平板菌落计数法*

1. 实训目的

学习平板菌落计数的基本原理和方法。

2. 实训原理

平板菌落计数法是将待测样品经适当稀释后，其中的微生物充分分散成单个细胞，取一定量的稀释液接种到平板上，经过培养，由每个单细胞生长繁殖形成肉眼可见的菌落，即一个单菌落应代表原样品中的一个单细胞。统计菌落数，根据其稀释倍数和取样接种量即可换算出样品中的含菌数。但是，由于待测样品往往不易完全分散成单个细胞，所以，长成的一个单菌落也可来自样品中的 2～3 个或更多个细胞。因此平板菌落计数的结果往往偏低。为了清楚地阐述平板菌落计数的结果，现在已倾向使用菌落形成单位（colony-forming unit，cfu），而不以绝对菌落数来表示样品的活菌含量。

平板菌落计数法虽然操作较繁，结果需要培养一段时间才能取得，而且测定结果易受多种因素的影响，但是，由于该计数方法的最大优点是可以获得活菌的信息，所以被广泛用于生物制品检验（如活菌制剂），以及食品、饮料和水（包括水源水）等的含菌指数或污染程度的检测。

3. 材料和用具

（1）菌种　大肠杆菌菌悬液。

（2）培养基　牛肉膏蛋白胨培养基。

（3）仪器或其他用具　1mL 无菌吸管，无菌平皿，盛有 9.0mL 无菌水的试管，试管架，恒温培养箱等。

4. 操作步骤

（1）编号　取无菌平皿 9 套，分别用记号笔标明 10^{-4}、10^{-5}、10^{-6}（稀释度）各 3 套。另取 6 支盛有 9.0mL 无菌水的试管，依次标明 10^{-1}、10^{-2}、10^{-3}、10^{-4}、10^{-5}、10^{-6}。

（2）稀释　用 1mL 无菌吸管吸取 1mL 已充分混匀的大肠杆菌菌悬液（待测样品），精确地放 1.0mL 至 10^{-1} 的试管中，此即为 10 倍稀释。

将 10^{-1} 试管置试管振荡器上振荡，使菌液充分混匀。另取一支 1mL 吸管插入 10^{-1} 试管中来回吹吸菌悬液三次，进一步将菌体分散、混匀。吹吸菌液时不要太猛太快，吸时吸管伸入管底，吹时离开液面，以免将吸管中的过滤棉花浸湿或使试管内液体外溢。用此吸管吸取 10^{-1} 菌液 1mL 放至 10^{-2} 试管中，此即为 100 倍稀释。其余依次类推，整个过程如图 2-2-10 所示。

放菌液时吸管尖不要碰到液面，即每一支吸管只能接触一个稀释度的菌悬液，否则稀释不精确，结果误差较大。

（3）取样　用三支 1mL 无菌吸管分别吸取 10^{-4}、10^{-5} 和 10^{-6} 的稀释菌悬液各 1mL，对号放入编好号的无菌平皿中。

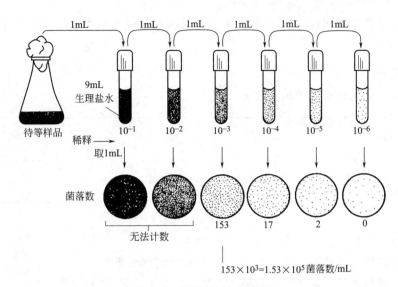

图 2-2-10   稀释平皿测数法

（沈萍. 微生物学. 高等教育出版社，2000）

（4）倒平板   尽快向上述盛有不同稀释度菌液的平皿中倒入熔化后冷却至 45℃左右的牛肉膏蛋白胨培养基约 15mL/平皿，置水平位置迅速旋动平皿，使培养基与菌液混合均匀，而又不使培养基荡出平皿或溅到平皿盖上。

由于细菌易吸附到玻璃器皿表面，所以菌液加入到培养皿后，应尽快倒入熔化并已冷却至 45℃左右的培养基上，立即摇匀，否则细菌将不易分散或长成菌落连在一起，影响计数。

待培养基凝固后，将平板倒置于 37℃恒温培养箱中培养。

（5）计数   培养24h后，取出培养平板，算出同一稀释度三个平板上的菌落平均数，并按下列公式进行计算。

每毫升中菌落形成单位(cfu)＝同一稀释度三次重复的平均菌落数×稀释倍数

一般选择每个平板上长有 30～300 个菌落的稀释度计算每毫升的含菌量较为合适。同一稀释度的三个重复对照的菌落数不应相差很大，否则表示试验不精确。实际工作中同一稀释度重复对照平板不能少于三个，这样便于数据统计，减少误差。由 10^{-4}、10^{-5}、10^{-6} 三个稀释度计算出的每毫升菌液中菌落形成单位数也不应相差太大。

平板菌落计数法，所选择倒平板的稀释度是很重要的。一般以三个连续稀释度中的第二个稀释度倒平板培养后所出现的平均菌落数在 50 个左右为好，否则要适当增加或减少稀释度加以调整。

平板菌落计数法的操作除上述倾注倒平板的方式以外，还可以用涂布平板的方式进行。两者操作基本相同，所不同的是后者先将牛肉膏蛋白胨培养基熔化后倒平板，待凝固后编号，并于 37℃左右的温箱中烘烤 30min，或在超净工作台上适当吹干，然后用无菌吸管吸取稀释好的菌液对号接种于不同稀释度编号的平板上，并尽快用无菌玻璃涂棒将菌液在平板上涂布均匀，平放于实验台上 20～30min，使菌液渗入培养基表层内，然后倒置 37℃的恒温箱中培养 24～48h。

涂布平板用的菌悬液量一般以 0.1mL 较为适宜，不要用 1mL 吸管每次只靠吸管尖部吸0.1mL 稀释菌液放入平皿中，这样容易加大同一稀释度几个重复平板间操作误差。如果菌液过少不易涂布开，过多则在涂布完后或在培养时菌液仍会在平板表面流动，不易形成单菌落。

涂布平皿计数法计数公式如下：

每毫升中菌落形成单位(cfu)＝同一稀释度三次重复的平均菌落数×稀释倍数×10

5.实训结果

① 结果计算。

② 将培养后菌落计数结果填入下表。

稀释度	10^{-4}				10^{-5}				10^{-6}			
	1	2	3	平均	1	2	3	平均	1	2	3	平均
菌落数												
每毫升样品活菌数												

6.思考题

① 为什么熔化后的培养基要冷却至45℃左右才能倒平板？

② 试比较平板菌落计数法和显微镜下直接计数法的优缺点及应用。

③ 当你的平板上长出的菌落不是均匀分散的而是集中在一起时，你认为问题出在哪里？

④ 用倒平板法和涂布法计数，其平板上长出的菌落有何不同？为什么要培养较长时间(48h)后观察结果？

拓展知识

流感病毒

流感病毒属正黏液病毒科、流感病毒属，包括甲、乙、丙三型，甲型抗原变异性最强，可感染人类和其他动物，引起中、重度疾病，它可侵袭所有年龄组人群，常引起世界性大流行。乙型变异性较弱，仅感染人类，一般引起轻微的疾病，主要侵袭儿童，可引起局部暴发。丙型抗原性比较稳定，仅引起婴幼儿感染和成人散发病例。

甲型流感病毒分为许多亚型，其中仅H1N1、H2N2、H3N2亚型主要感染人类，其他许多亚型的自然宿主是多种禽类和动物。其中对禽类危害最大的为H5、H7和H9亚型毒株。一般情况下，禽流感病毒不会感染鸟类和猪以外的动物。但1997年中国香港首次报道发生18例H5N1人禽流感感染病例，其中6例死亡，引起全球广泛关注。1997年以后，世界上又先后几次发生了禽流感病毒感染人的事件。具有高致病性的H5N1、H7N7、H9N2等禽流感病毒，一旦发生变异可具有人与人的传播能力，会导致人禽流感流行，预示着禽流感病毒对人类已具有很大的潜在威胁。

流行性感冒是由流感病毒引起的急性呼吸道传染病，目前尚无特效抗病毒药物。早期发现，及早用药可取得较好疗效。常见预防措施为：

① 提高自身免疫力。可以通过锻炼身体，提高身体免疫力，抵抗病毒。

② 注意卫生。注意饮食卫生，防止病从口入。勤洗手、洗澡，勤换衣，勤晒被褥，房间经常通风。感冒高发季节，尽量少到人员密集场所。

③ 学习相关知识。了解流行性感冒的预防和防治，发现感冒及时就医，以免延误病情，同时需卧床休息，注意保暖，减少活动，多喝水。

项目 三 微生物育种及菌种保藏技术

思考 生物的子代与母代之间性状常有一定的相似性，但又都不会完全相同，为什么？

遗传和变异是生物体最本质的属性之一。遗传性是指亲代生物传递给子代的一套实现与其相同性状的遗传信息，这种信息只有当子代个体生活在合适的环境下，才能转化为具体的性状。在外因和内因的相互作用下，任何生物群体总会有少数个体的遗传性发生改变。凡在遗传物质水平上发生了改变而引起某些相应性状发生改变的特性，称为变异性。变异是可以遗传的。

⊕ 思政案例

1982 年俄国 Vanovski 发现烟草花叶病的病原可通过细菌滤器，但生活在"细菌致病说"时代，他认为该病是由细菌产生的毒素引起的。而 1989 年荷兰的 Beijerinck 在他研究的基础上指出烟草花叶病的致病因子不是细菌，而是另一种新的物质，取名 Virus（病毒）。病毒由此被发现，并被应用到疾病的病因确定，疾病诊断、预防等中。

启示： 由此可见凡事不能迷信权威，特别是科学研究中，应有理性的思维，严谨的科学态度，善于发现问题，勇于创新。

一、微生物的遗传与变异

1. 微生物的遗传物质

遗传性和变异性是生物最本质的属性，但是生物究竟如何将自身的性状特点遗传给下一代呢？直到 20 世纪 40 年代，由于先后三个著名实验的论证，人们才普遍接受核酸是真正的遗传物质。

（1）经典转化实验 1928 年英国格里菲斯（F. Griffith）的转化实验证实 DNA 是遗传物质。他以肺炎链球菌（*Streptococcus pneumomae*）作为研究对象，肺炎链球菌也称肺炎双球菌，是一种球形细菌，常成双或成链排列，可使人患肺炎，也可使小鼠患败血症而死亡。它有许多不同菌株，有的菌株有荚膜，是致病性的，其菌落表面光滑，所以称 S 型（光滑型）；有的不形成荚膜，无致病性，其菌落外观粗糙，故称 R 型（粗糙型）。格里菲斯做了以下四个实验，如图 2-3-1 所示。

在第四个实验中，将 R 型菌和加热杀"死"的 S 型菌混合后感染小鼠能引起小鼠死亡，并从该死亡小鼠体内分离出了 S 型肺炎双球菌。因此，格里菲斯认为那些加热杀死的 S 型细菌和 R 型细菌会重新形成 S 型活菌，由此可见加热杀死的 S 型菌株仍有一种物质会引起 R

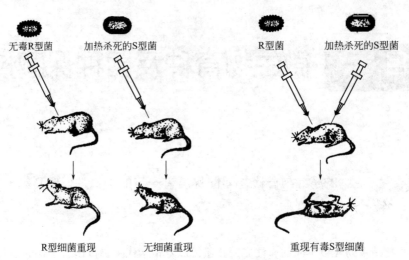

图 2-3-1 肺炎链球菌转化实验过程

（陈玮，董秀芹.微生物学及实验实训技术.化学工业出版社，2007）

型转变成 S 型，从而使 R 型获得了生成荚膜的能力。

　　1944 年埃弗里、麦克劳德和麦卡蒂等做了另一个实验，从热死的肺炎链球菌中提纯了可能作为转化因子的各种成分，并在离体条件下进行了转化实验：从 S 型活菌中提取荚膜多糖、蛋白质、RNA 和 DNA 等，分别将它们和 R 型活菌混合后注射入小鼠体内，结果表明只有 S 型菌株的 DNA 引起 R 型菌株转化为 S 型菌株，并导致小鼠死亡，其他情况均不引起转化。这有力地说明了 DNA 才是转化要素，而且在转化了的细菌及其子代中也可以提取同样具有转化能力的 DNA。

　　最后得出的结论是：DNA 为遗传信息的物质基础，进入细菌细胞体内后，可以重新合成原来的细菌，并再次繁殖下去。

　　（2）噬菌体感染实验　　1952 年，A. D. Hershey 和 M. Chase 做了著名的噬菌体感染实验，证实了 DNA 是噬菌体的遗传物质。两人利用同位素对大肠杆菌（$E.\,coli$）噬菌体 T_2 的吸附、增殖和释放过程进行了示踪研究。因为蛋白质含有硫元素，不含磷元素，而 DNA 含有磷元素，不含硫元素，所以可以用 ^{32}P 或 ^{35}S 标记 T_2 的核酸或蛋白质。将 $E.\,coli$ 培养在以放射性分别得到 $^{32}PO_4$ 或 $^{35}SO_4$ 作为磷源或硫源的组合培养基中，结果获得 ^{32}P 标记的 T_2 和 ^{35}S 标记的 T_2。将标记的噬菌体和大肠杆菌混合，经短时间（约 10min）保温后，T_2 完成了吸附和侵入过程，用 Waring 搅拌器剧烈搅拌使吸附在细胞表面上的噬菌体脱落下来，再离心分离，细菌菌体在沉淀中，而游离的噬菌体悬浮在上清液中。经同位素测定，上清液中 ^{35}S 的含量为 75%，沉淀中的含量为 25%，这表明蛋白质的外壳脱落下来，并未进入细胞中，沉淀中的 25% 可能由于少量的噬菌体经搅拌后仍吸附在细胞上所致。而 ^{32}P 则相反，在沉淀中含有 85%，而在上清液中仅有 15%。表明噬菌体感染细菌后将带有 ^{32}P 的 DNA 已注入细胞中，可能还有少部分噬菌体尚未将 DNA 注入宿主就被搅拌了下来，所以上清液中约有 15% 的 ^{32}P（图 2-3-2）。

　　这意味着大肠杆菌噬菌体 T_2 侵染大肠杆菌时，噬菌体的蛋白外壳完全留在菌体外，而只有 DNA 进入胞内。随后，菌体裂解释放出了具有与亲代同样蛋白质外壳的完整的子代噬菌体，这说明只有核酸才是其全部遗传信息的载体。Hershey 也因此荣获了 1969 年诺贝尔医学生理奖。

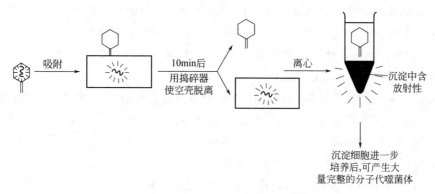

图 2-3-2　*E.coli* 噬菌体感染实验

（3）植物病毒的重建实验　为了证明核酸是遗传物质，弗朗克-康勒托等于 1956 年在植物病毒领域中做了著名的病毒重组实验，并证明了烟草花叶病毒（TMV）的主要感染成分是其核酸（该病毒核酸为 RNA，不含 DNA），而病毒的外壳主要是起保护核心核酸的作用。他们通过普通的 TMV 与毒株霍氏车前花叶病毒（HRV）的核酸和蛋白质的拆开和相互对换重建的过程，同样令人信服地证实了核酸是 TMV 的遗传物质基础。

将 TMV 放在一定浓度的苯酚溶液中振荡，就能将它的蛋白质外壳与 RNA 核心相分离。分离后的 RNA 在没有蛋白质包裹的情况下，也能感染烟草并使其患典型症状，而且在病斑中还能分离出正常病毒粒子。当然，由于 RNA 是裸露的，所以感染频率较低。他还选用了另一株与 TMV 近缘的霍氏车前花叶病毒进行了进一步的实验，当用 TMV-RNA 与 HRV-衣壳重建后的杂合病毒去感染烟草时，烟叶上出现的是典型的 TMV 病斑。再从中分离出来的新病毒也是未带任何 HRV 痕迹的典型的 TMV 病毒。反之，用 HRV-RNA 与 TMV-衣壳进行重建时，也可获相同的结论。这就充分证明，在 RNA 病毒中，遗传物质基础也是核酸，只不过是 RNA。

通过上述这 3 个具有历史意义的经典实验，得到了一个确信无疑的共同结论：只有核酸才是负载遗传信息的真正物质基础。

2. 遗传物质的存在形式

（1）原核微生物的遗传物质　原核微生物不能形成真正的细胞核，细菌的染色体即核质，是一条裸露的共价闭合的环状双链 DNA 分子，该 DNA 分子上也能附着少量的蛋白质，在菌体内以高度盘旋的形式存在。原核微生物的主要遗传信息全部分布于这条 DNA 分子上，因此 DNA 的大小决定其遗传信息量多少。该 DNA 分子也被称为原核微生物的染色体。

（2）真核微生物的染色体　真核微生物都有完整的细胞核，在细胞分裂期，核膜和核仁消失形成一定数目的染色体，其遗传物质主要存于染色体上。真核微生物的染色体主要由 DNA 和蛋白质（组蛋白和非组蛋白）组成，染色体的亚结构单位是核小体，呈串珠状，核小体经反复的螺旋缠绕和折叠，最终形成棍棒状的染色体。

除染色体外，细胞器 DNA 是真核微生物中染色体外遗传物质存在的另一种重要形式。真核微生物所具有的叶绿体、线粒体等细胞器都有自己独立于染色体外的 DNA。细胞器 DNA 与其他物质一起构成具有特定形态的细胞器结构，并且携带有编码相应酶的基因，如线粒体 DNA 携带有编码呼吸酶的基因、叶绿体 DNA 携带有编码光合作用酶系的基因。

（3）病毒的遗传物质　病毒属于非细胞型微生物，简单的病毒粒子只有蛋白质的外壳和内部的核酸，其内部的核酸是遗传信息的载体。与细胞型微生物的差异在于有些病毒粒子的遗传物质为 RNA。此外，核酸的存在状态也有所不同，单链、双链、环状及线状的 DNA 或 RNA 都发现于不同的病毒粒子之中。

（4）质粒　某些微生物除染色体上的遗传物质外，还存在染色体外的遗传物质，如质粒。质粒是游离于微生物染色体外，具有独立复制能力的小型共价闭合环状 DNA 分子，目前仅发现于原核微生物和真核微生物里面的酵母菌。质粒与遗传物质的转移、抗药性及抗生素等次级代谢产物的生物合成有着密切的关系。

① 质粒的基本特性。质粒可以游离存在于微生物细胞质中，也能整合于染色体上。整合状态的质粒被称为附加体。质粒的主要特性有：

a. 化学本质为闭合、环状的双链 DNA 分子，分子大小一般在 $10^4 \sim 10^6$ bp。

b. 具有自我复制能力，如果其复制与核染色体的复制同步，称为严紧型复制控制，在这类细胞中，一般只含 1～2 个质粒；另一类质粒的复制与核染色体的复制不同步，称为松弛型复制控制，在这类细胞中，一般含 10～15 个或更多的质粒。

c. 质粒上可以携带着某些染色体上所没有的基因，使细菌等原核生物具有了某些对其生存并非必不可少的特殊功能，如细菌常出现的抗药性、放线菌合成的一些抗生素、大肠埃希菌分泌的肠毒素和生成的性菌毛等都是由质粒决定的。

d. 质粒并非微生物生活所必需，当受到某些因素影响后，质粒可以丢失，质粒消失后，由质粒所控制的性状也随之消失。

e. 质粒可以在微生物细胞间发生传递，通过质粒的传递可导致两种细胞的遗传物质发生转移和重组。如 F 因子和 R 因子等。

② 重要质粒

a. F 质粒。又称致育性因子或性因子，简称 F 因子。F 因子的大小为 100kb。它决定细菌的性别，与细菌的接合作用有关，主要控制大肠埃希菌性菌毛的生成。携带 F 因子的菌株称为 F^+，无 F 因子的菌株称为 F^-，F^+ 能利用性菌毛作为遗传物质传递的通道，将 F 因子转移至 F^- 菌株中，使之成为 F^+。

b. R 质粒。又称为耐药性质粒，简称 R 因子，是一类分布最广、研究最充分的质粒，带有该质粒的细菌对链霉素、氯霉素和氨苄青霉素等抗生素，磺胺及许多金属离子都呈现出抗性。由于大多数的 R 质粒可以借助接合转移，能从抗药菌传递至敏感菌，导致抗药性的广泛传播，细菌耐抗生素的性状主要是由于 R 因子在菌株之间迅速转移所导致，故具有一定的危害性。

c. Col 质粒。因这类质粒首先发现于大肠埃希菌中而得名，由于它能决定大肠埃希菌产生大肠埃希菌素，故称为大肠埃希菌素因子（Col 因子）。大肠杆菌素是一种细菌蛋白，是使其他原核生物致死的蛋白质类细菌毒素，而宿主菌株却不受其影响。

3. 基因与基因突变

（1）遗传的功能单位——基因　基因就是具有某一特定功能的 DNA 分子片段。

基因（gene）是生物体内具有自我复制能力的最小遗传功能单位，其物质基础是一条以直线排列、具有特定核苷酸序列的核酸片段。每个基因有 1000～1500 个碱基对。

可以分为两种：一种称结构基因，它是指决定某种蛋白质分子结构的一段相应的 DNA 链；另一种称为调节基因，也是 DNA 链上的一小段，它不复制形成蛋白质，但可由它来控制结构基因的活动。

基因组是指微生物细胞内全部基因的总和，也就是染色体上的所有基因。细胞中如果只有一套基因组，称为单倍体；如果有两套基因组，则称为二倍体。原核细胞微生物的染色体只有一条，故属于单倍体；真核细胞微生物的染色体虽然不只一条，但大都是以单体形式存在的，故也属于单倍体；高等生物的染色体是成对出现的，其细胞内有两套同样的基因组，因此属于二倍体。

（2）基因的表示方法　基因的符号常以该基因功能的前 3 个小写英文字母代表，且应排成斜体（书写时可在其下划一底线）；基因表达产物——蛋白质的名称，一般用 3 个大写英文字母（或 1 个大写、2 个小写）表示，并须用正体字；对药物的抗性或敏感以"r"或"s"来表示，写在该基因的右上角，如 str^r 表示该菌株对链霉素具有抗性；该基因功能的存在或缺陷以"＋"或"－"表示，如 his^- 代表组氨酸合成缺陷，即该菌株不能合成组氨酸。

（3）基因突变　基因突变简称突变，泛指细胞内（或病毒颗粒内）遗传物质的分子结构或数量突然发生的可遗传的变化，可自发或诱导产生。狭义的突变专指基因突变，而广义的突变则包括染色体畸变和基因突变（又称点突变）。突变的概率一般很低（$10^{-9} \sim 10^{-6}$）。基因突变是指染色体上基因本身的变化。基因突变是发生在基因水平的突变，是由于 DNA 链上的一对或少数几对碱基发生改变而引起的，它涉及基因的一个或多个序列的改变，包括一对或多对碱基对的替换、增加或缺失。而染色体畸变是指 DNA 的大段变化（损伤）现象。

① 基因突变的类型。基因突变的类型很多，主要包括以下几种。

a.营养缺陷型。某一野生型菌株发生基因突变后，而丧失合成一种或几种生长因子（包括氨基酸、维生素及核苷酸等）的能力，这种突变株生长的环境中必须添加相应的生长因素，才能维持其正常生长，因此称之为营养缺陷型，因而无法再在基本培养基上正常生长繁殖。如赖氨酸营养缺陷型突变株就不能利用环境中的前体物质合成赖氨酸，在培养该菌株时，必须在培养基中加入外源赖氨酸。

b.抗性突变型。由于野生型菌株发生基因突变后，产生了对某种化学药物或致死物理因子的抗性的变异类型。它们可在加有相应药物或用相应物理因子处理的培养基平板上选出。抗性突变型普遍存在，其中比较重要的抗性突变株是抗药突变株和抗噬菌体突变株。

抗药突变株主要是对各种类型抗生素的抗性突变株，该突变株在临床治疗上虽能带来危害，但由于它们具有的独特抗药能力，使这种抗药性成为遗传研究的重要标记。抗噬菌体突变株由于其细胞表面噬菌体的特异性吸附位点改变，使该微生物细胞不能被相应噬菌体侵染。在以微生物发酵进行的工业生产中，很容易感染噬菌体，由此所造成的经济损失较大，因此筛选噬菌体抗性突变株有着十分重要的应用价值。

c.条件致死突变型。某菌株或病毒经基因突变后，在某种条件下可正常地生长、繁殖并实现其表型，而在另一种条件下却无法生长、繁殖的突变类型，称为条件致死突变型。如温度敏感突变型，在正常温度范围内（低于30℃）可以生长，但在高温条件下（高于42℃）就不能生长，因此，30℃与42℃分别为该突变株的许可条件和限制条件；又如某些 T_4 噬菌体突变株在25℃下可感染其大肠杆菌宿主，而在37℃却不能感染等。产生温度敏感突变的原因可能是突变引起了某些重要蛋白质的结构和功能的改变，以致在某特定的温度下能发挥其功能，而在另一温度（一般为较高温度）下则无功能。

d. 形态突变型。指由突变引起的个体或菌落形态的变异，一般属非选择性突变。如孢子的有无，孢子颜色，鞭毛有无或荚膜有无的突变；或菌落表面光滑、粗糙，噬菌斑的大小或清晰度等的突变。

e. 抗原突变型。指由于基因突变而引起细胞抗原结构发生突变的变异类型。一般也属于非选择性突变。具体类型很多，包括细胞壁缺陷变异（L型细菌等）、荚膜变异或鞭毛变异等。

f. 产量突变型。通过基因突变而获得的在有用代谢产物产量上高于原始菌株的突变株，称为产量突变型，也称高产突变株。从提高产量的角度来看，产量突变型实际上有两类：一类是某代谢产物的产量比原始菌株有明显的提高，可称为"正变株"；另一类是产量比原始亲本菌株有所降低，即称"负变株"。产量突变株一般是不能通过选择性培养基筛选出来的。在抗生素、氨基酸、酶制剂及其他以微生物发酵手段进行制备的相关医药产品的工业化生产中，筛选高产突变株具有十分重要的意义。

g. 其他突变型。如毒力、糖发酵能力、代谢产物的种类和数量以及对药物依赖性等的突变型。

💡 小知识　　抗生素是超级细菌的幕后推手

一般人们把对几乎所有抗生素都有抗药性的细菌统称为超级细菌，其实确切来说，导致超级细菌产生的原因是过度使用抗生素。当抗生素被滥用，普通细菌就会产生变异——变得越来越"坚强"，直到抗生素对这些病菌不再起作用，具有了耐药性。如果人类继续滥用抗生素，终有一天，这些药物就不再会对某些细菌起作用了，超级细菌会变得越来越不可控制，人类需要引起足够重视。

② 基因突变的特点

a. 基因突变的自发性和不对应性。基因突变的自发性是指微生物各种性状的突变都可以在没有任何人为诱变因素的作用下自发产生。

基因突变的不对应性是指突变性状与引起突变的原因间无直接对应关系。

b. 基因自发突变的概率低。虽然在自然环境中自发突变随时都可能发生，但自发突变发生的概率是很低的。人们把每个细胞在每一世代中发生某一性状突变的概率称为突变率，自发突变率一般在 $10^{-9} \sim 10^{-6}$ 之间，突变率为 10^{-8} 就表示在有 10^8 个细胞分裂成 2×10^8 个细胞时，平均有一个发生了突变。突变率低是稳定物种、防止变异的重要因素之一。

c. 基因突变的独立性。突变对每个细胞是随机的，引起各种性状发生变异的基因突变也是随机的，相互之间无因果关系，即某一微生物细胞群体均可以一定的突变率产生不同的突变。每个基因的突变是独立的，既不受其他基因突变的影响，也不会影响其他基因的突变。例如如果两个基因发生突变，每一个单独发生突变的突变率分别都是 10^{-6}，则这两个基因同时发生突变的突变率为 $10^{-6} \times 10^{-6} = 10^{-12}$。

d. 基因突变的可诱变性。某些外界的物理或化学因素可显著提高突变率，这种作用就称为诱变，而处理细胞所有的理化因素统称为诱变剂。通过人为的诱变剂作用，一般可以将突变率提高 $10 \sim 10^5$ 倍。常用的物理诱变剂有紫外线、宇宙射线和电磁场等；化学诱变剂有亚硝酸、5-溴尿嘧啶、亚硝基胍及吖啶类染料等；此外，一些生物因子也能作为生物诱变剂引发微生物发生突变，如特殊的噬菌体病毒。由于诱变剂仅仅是提高突变率，所以自发突变和诱发突变所获得的突变菌株并没有本质区别。

e. 基因突变的稳定性。由于突变的根源是DNA的结构发生了稳定的改变，并且这种变化可通过DNA的复制稳定遗传给子代，因此突变产生的新的变异性状是稳定的，也是可遗传的。

f. 基因突变的可逆性。任何突变产生的性状在以后的遗传中仍可能由于突变回复到原先的性状，而且回复突变的概率与突变的概率是相同的。

③ 突变的分子机制。导致微生物发生突变的因素很多，现在认为突变可以是自发的，也是可以诱发的。自发突变是指生物在没有人工干扰下自然发生的突变，自发突变的原因有很多，即用已知的物理、化学或生物因素去作用于生物体，生物体将发生突变。但这并不意味着它的发生是没有原因的，大多数自发突变本质也是诱发的，只不过它不是人为的，而是自然环境或细胞内环境诱发的。

人们将引起突变的因素称为诱发因素，诱发因素是多方面的，主要可以分为细胞外因素、细胞内因素和DNA分子内部因素三个层次。

a. 细胞外的诱发因素。这包括自然环境或人工条件下的物理和化学因素，如自然环境中宇宙间的短波辐射、宇宙射线和紫外线等。

b. 细胞内的诱发因素。生物体细胞的代谢活动会产生一些诱变物质，如过氧化氢、咖啡碱等，它们是引起自发突变的内源诱变剂。

c. DNA分子内部因素。DNA分子中的碱基存在着互变异构效应。

碱基置换，DNA双链中的某一碱基对转变成另一碱基对的现象称为碱基置换；移码突变，是指DNA分子中的一个或几个碱基对的缺失或者增加引起的突变；染色体畸变，是指大段DNA分子的损伤所引起的突变。总之，诱发因素是普遍存在的，因为所有基因的结构都是由四种核苷酸所组成，而一旦核苷酸上的碱基发生了变化，基因就发生了突变，所以所有基因都可能发生突变。

4. 基因重组

凡将两个不同性状个体细胞内的基因借助某种方式转移到一起，经过重新组合后，形成新的遗传型个体的过程称为基因重组。基因重组是生物体在未发生突变的情况下，产生新的遗传型个体的现象。

（1）原核微生物的基因重组　在原核细胞生物中，虽然没有有性繁殖过程，但基因重组现象仍然是存在的。在自然条件下，原核细胞型微生物可借助接合、转化、转导和溶源转变完成遗传物质的转移和重组。

主要有以下几种方式。

① 转化。受体菌直接从周围环境中吸收供体菌游离的裸露的DNA片段，整合到自己的基因组中，从而获得了供体菌部分遗传性状，这种转移方式称为转化。转化在原核微生物中是一种比较普遍的现象。

两个菌种或菌株间能否发生转化，有赖于其进化中的亲缘关系，即亲缘关系相近的微生物之间出现转化的频率较高。即使在一个群体中并不是所有的细胞能够实现转化，受体菌须处于感受态才具有转化能力，我们把细菌细胞吸收外源DNA片段时所具有的生理状态称为感受态，而此时的细胞称为感受态细胞。一般感受态出现在细菌对数生长的中、后期。常见的可实现转化的原核微生物有肺炎链球菌、嗜血杆菌属、芽孢杆菌属、葡萄球菌属、根瘤菌属等。

② 转导。以温和噬菌体为媒介，把供体细胞的小片段 DNA 携带到受体细胞中，从而使后者获得前者部分遗传性状的现象，这种遗传物质转移的方式称转导。为噬菌体提供 DNA 来源的菌株称为供体菌；接受噬菌体转移的 DNA 片段的菌株称为受体菌；而转导中能将供体菌 DNA 带到受体菌的噬菌体则称为转导噬菌体。转导是由噬菌体（包括病毒）介导的细胞间进行遗传物质交换的一种方式，在遗传物质的转移中发挥着重要作用。

自然界中转导现象是普遍存在的，在低等生物进化过程中很可能是一种产生新基因组合的重要方式。转导可分为普遍性转导和局限性转导两种类型。在普遍性转导中，噬菌体可以转导供体染色体上任何部位的 DNA 片段，而局限性转导则只能转导供体染色体上特定部位的 DNA 片段。

③ 溶源转变。当温和噬菌体感染细菌而成为溶源状态时，噬菌体 DNA 与细菌染色体整合，使细菌的 DNA 结构发生改变而导致遗传性的变异，这种转移方式称噬菌体转变。如果噬菌体 DNA 自细菌染色体上切除，则通过噬菌体转变而获得的新性状也随之消失。

④ 接合。通过供体菌与受体菌细胞与细胞间的直接接触，使遗传物质从供体菌转移至受体菌，这种遗传物质的转移方式称为接合。接合是原核微生物间进行遗传物质传递的主要方式，许多细菌的遗传物质都可通过接合方式进行转移。

接合现象最早是在大肠埃希菌中发现的。大肠埃希菌中，含有 F 质粒的菌株能表达性菌毛，并能借助性菌毛将其质粒转移至不含 F 质粒的菌株中。含有 F 质粒的菌株称为 F^+，在接合中作为遗传物质转移的供体菌；而不含 F 质粒的菌株称为 F^-，作为受体菌。F^+ 将其质粒转移至 F^- 后，F^- 由于获得了 F 质粒而转变为 F^+，而原有的 F^+ 供体菌的 F 质粒仍然保留。在 F^+ 与 F^- 细胞接合时，一种转移方式是单独 F 质粒本身的转移，另一种转移方式是在 F 质粒转移中伴随着供体菌染色体 DNA 的转移，但后者发生的概率很低。

（2）真核微生物的基因重组　真核微生物的基因重组方式主要有有性杂交、准性生殖和原生质体融合。

① 有性杂交。杂交是指在细胞水平上的一种遗传重组方式。有性杂交就是两性细胞间发生的接合和随之进行的染色体重组的过程。凡能产生有性孢子的酵母、霉菌和蕈菌，原则上都可以应用与高等动、植物杂交育种相似的有性杂交方法进行育种。

② 准性生殖。是一种类似于有性生殖但比它更为原始的繁殖方式。这是一种在同种微生物的两个不同菌株的体细胞间发生的融合，可不经减数分裂而导致低频率基因重组并产生重组子。它在某些真菌，尤其是在半知菌中最为常见。

③ 原生质体融合。通过人为的方法，使遗传性状不同的两个细胞的原生质体融合，进而发生遗传重组，以产生同时带有双亲性状的、遗传性稳定的融合子的过程，称为原生质体融合。原生质体融合是在 20 世纪 70 年代以后才发展起来的一种育种新技术，是一种有效的转移遗传物质的方法。

能进行原生质体融合的细胞是极其广泛的，无论是真核微生物还是原核微生物都可以进行原生质体融合，甚至高等动植物也可以进行。

原生质体融合的主要步骤是：先选择两个有特殊价值的并有选择性遗传标记的细胞作为

亲本，在高渗溶液中，用适当的方法去除细胞壁；再将形成的原生质体进行聚集，并加入促融合剂聚乙二醇或通过电脉冲等促进融合；然后在高渗溶液中稀释，再涂在能使其再生细胞壁和进行分裂的培养基上。形成菌落后，接种到各种选择性培养基上，鉴定是否为融合子，最后测定其他生物学性状或生产性能。

原生质体融合的优点有：重组率高，遗传物质的传递更加完整，可以实现远缘的菌株间的基因重组，还可以进行多细胞间的基因重组。该基因重组方式正得到越来越广泛的应用。

二、微生物菌种选育技术

微生物发生基因突变后，会产生一些新的特性，表型改变成为突变株。突变株的类型有很多，研究不同种类的突变株不仅有助于研究遗传变异的分子机制，更重要的是可以应用于医药和发酵工业生产中。如筛选高产突变株，将其应用于抗生素的生产上，以提高产量，有着十分重要的意义。常用的菌种选育途径有自然选育和诱变育种等。

1. 自然选育

自然选育是指微生物细胞群体不经过人工处理而利用菌种的自发突变进行菌种选育的育种方式。在日常的生产过程中，微生物会以一定的频率发生自发突变，因而可以在突变后及时选育优良的菌种。例如，从污染噬菌体的发酵液中有可能分离到抗噬菌体的自发突变株；又如在酒精工业中，曾有过一株分生孢子为白色的糖化菌"上酒白种"，就是在原来孢子为黑色的宇佐美曲霉 3758 号菌株发生自发变异后，及时从生产过程中挑选出来的，这一菌株不仅产生丰富的白色分生孢子，而且糖化力比原菌株强，培养条件也比原菌株粗放。

自然选育的优点是菌种选育方法简单，其缺点是筛选周期长，目前已较少采用。

引起微生物自发突变的因素是多方面的，主要可以分为细胞外因素和细胞内因素。

细胞外的诱发因素包括自然环境中的物理和化学因素。如自然环境中宇宙间的短波辐射、宇宙射线和紫外线等。虽然在自然条件下，它们对生物的辐射量并不大，但任何微弱的辐射均有诱变效应。又如自然环境中存在低剂量的金属离子、高分子化合物、生物碱药物、染料及微生物产生的过氧化物等也都能成为引起生物突变的化学因素。

细胞内的诱发因素包括生物体细胞的代谢活动，会产生一些诱变物质，如在一些微生物中曾发现具有诱变作用的物质如咖啡碱、过氧化氢等，它们是引起自发突变的内源诱变剂。在许多微生物的陈旧培养物中易出现自发突变株，可能就是这类原因。

自发突变的发生是偶然的，即在任何时间、任何一个基因都可能发生突变，因而是无法预测的，但这并不意味着无规律可循和无法控制。随着研究工作的深入，对于突变的控制将愈加有效。

2. 诱变育种

所谓诱变育种是指人工利用诱变剂处理微生物细胞，使其 DNA 发生结构改变，以提高突变率和扩大变异幅度，然后从中筛选出性状优良的突变株。诱变育种具有极其重要的实践意义。在当前发酵工业或其他大规模的生产实践中，很难找到在育种谱系中还未经过诱变的菌株。最典型的例子是青霉素生产菌株的选育。

 思考 诱变育种在微生物药物生产菌种选育中有何实际价值？

诱变育种的主要步骤包括：挑选优良的出发菌株、诱变处理和突变株筛选等重要环节。

（1）挑选优良的出发菌株 出发菌株是用于诱变的原始菌株，挑选合适的出发菌株对获得较好的诱变效果具有重要意义。在育种工作中目前还是参考一些实际经验来选用出发菌株。选择时可从以下几方面考虑。

① 最好是经过生产中选育过的自发变异菌株。许多高产突变株往往要经过逐步积累的过程才变得明显，所以有必要多挑选一些已经选育过的菌株为出发菌株，进行多步育种，确保高产菌株的获得。

② 采用具有有利性状的菌株。如生长速度快、营养要求低及产孢子早而多的菌株。

③ 有时可考虑选择已发生其他变异的菌株作为出发菌株。由于有些菌株在发生某一突变后会提高对其他诱变因素的敏感性，因此选择该菌株进行诱变可得到良好的诱变效果。

④ 挑选对诱变剂敏感的菌株。不同的菌株对同一诱变剂表现的敏感程度是不同的，有时差异较大。在选择出发菌株时，要挑选那些对所使用的诱变剂较为敏感的菌株。在细菌中曾发现一类称为增变菌株的变异菌株，它们对诱变剂的敏感性比原始菌株大为提高，故更适宜作为出发菌株。

（2）诱变处理 诱变处理是诱变育种环节中最重要的步骤。其中诱变剂的种类、剂量、作用时间及如何终止诱变作用都是诱变过程中必须考虑的因素。

诱变剂的种类很多，常用的物理因素是紫外线、激光以及能引起电离辐射的 X 射线、γ射线和快中子等。除了上述的物理因素外，还有一些能够引起基因突变的化学诱变剂，如烷化剂、亚硝酸和羟胺等，以及一类化学结构与 DNA 正常碱基十分相似的化学制剂，主要有5-溴尿嘧啶、5-氟尿嘧啶、8-氮鸟嘌呤和 2-氨基嘌呤等。尤其以有着显著的诱变效应的 N-甲基-N'-硝基-N-亚硝基胍（NTG）和亚硝基甲基脲（NMU）最为突出，被称之为"超级诱变剂"。

在诱变育种中，所处理的细胞必须是单细胞、均匀的悬液状态。这是由于：一方面分散的细胞可以均匀地接触诱变剂；另一方面又可避免生长出的菌落不纯。

选择细菌一般以对数期为好，霉菌和放线菌的成熟分生孢子一般都是处于休眠状态，但以稍加萌发的孢子为好。在实际中，要得到均匀分散的细胞，一般可用灭菌的玻璃珠把成团的细胞打散，然后再用脱脂棉过滤。

在诱变过程中应选择最合适的诱变剂量。要确定一个合适的剂量，通常要进行多次试验。各种诱变剂的相对剂量常以杀菌率来表示。目前采用的剂量为杀菌率在 $30\% \sim 75\%$ 之间，出现正突变的概率较大。

（3）突变株筛选 通过诱变处理，在微生物群体中会出现各种突变型个体，并且不同突变株的性质存在较大差异，但其中绝大部分是负变株。要求把极个别的产量提高较显著的正变株筛选出来，是一件极为困难的工作。一般可根据突变株的性质，人为设计和采用效率较高的科学筛选方案和具体的筛选方法。

筛选程序一般可分为两个阶段：第一阶段为初筛，第二阶段为复筛。初筛以量为主，主要目的是利用简便快速的实验手段，从大量的变异株中初步寻找出有可能发生目的突变的菌株；复筛则是以质为主，利用更精确的实验方法，对初筛到的菌株进行定性和定量测定，最终确定筛选到的突变株。

初筛既可在培养平板上进行，也可以在摇瓶中进行，一般以平板上进行为主。其优点是快速简便、工作量小、结果直观性强；缺点是其培养条件与三角瓶、发酵罐中进行液体深层培养时相差大，二者结果常不一致。

初筛一般通过平板稀释法获得单个菌落，然后对各个菌落进行有关性状的初步测定，从中选出具有优良性状的菌落。再用鉴别性培养基的原理或其他方法就可有效地把原来肉眼所观察不到的生理性状或产量性状转化为可见的"形态"性状。例如在琼脂平板上，通过蛋白酶水解圈的大小、淀粉酶变色圈（用碘液使淀粉显色）的大小、氨基酸显色圈的大小、柠檬酸变色圈的大小、抗生素抑制圈的大小、生长因子周围某菌生长圈的大小以及外毒素的沉淀反应圈的大小等，都可用于初筛工作中估计某菌产生相应代谢产物能力的"形态"指标。

复筛指对初筛出的菌株的有关性状做精确的定量测定，是对突变株的生产性能作比较精确的定量测定工作。一般是将微生物接种在三角摇瓶内进行培养，经过对培养液精细的分析测定，得出准确的数据。突变体经过筛选后，还必须经过小型或中型的投产试验，才能用于生产。在摇瓶培养条件下，微生物在培养液内分布均匀，既能满足丰富的营养，又能获得充足的氧气（仅对好氧性微生物），还能充分排出代谢废物，因此与发酵罐的条件比较接近，所以测得的数据更具有实际意义。但这种方法的缺点是要耗费大量的劳力、设备和时间，工作量较大。

扫码做自测题

习题 2-3-1

三、菌种的衰退与复壮技术

菌种是微生物学工作的重要研究对象和材料，也是制药工业生产的宝贵资源，因此应尽力保持它的优良性状，防止菌种退化与污染，并使已经退化的菌种恢复原有的性状。

思考 某菌种使用一定时间后，由原来的鲜艳颜色变成了浅白色，且菌体形态变小，这是什么原因造成的？

1. 菌种的衰退

菌种衰退有的是形态上的，有的是生理上的。最易觉察到的是菌落形态和细胞形态的改变，如菌落颜色的改变、畸形细胞的出现等。其次是生长变得缓慢，产孢子能力下降，如放线菌、霉菌在斜面上多次传代后产生"光秃"现象，从而造成生产上用孢子接种的困难。再次是代谢产物的生产能力或其对寄主寄生能力的下降，例如黑曲霉糖化力的下降、抗生素产生菌产抗生素的量减少、枯草杆菌产淀粉酶能力的衰退以及白僵菌对寄主致病能力的降低等。最后，衰退还表现在抗不良环境条件（抗噬菌体、抗低温等）能力的减弱等。

菌种经过长期人工培养或保藏，在其自发突变的影响下，引起某些优良特性变弱或消失的现象，称为菌种衰退。菌种衰退的主要原因是有关基因的负突变，所谓负突变是指生产菌株的生产性状下降的突变，使菌种性能衰退。

菌种的衰退是一个从量变到质变的逐步演化过程。开始时，在群体中只有个别细胞发生负突变，这时如不及时发现并采取有效措施，继续移种传代，则群体中这种负突变个体的比例会逐渐增高，最后占据优势，而使整个群体发生严重的衰退。因此可根据对菌种衰退原因的分析，制定出一些防止衰退的措施。

菌种衰退的防止措施如下。

① 控制传代次数。基因的突变往往发生在菌体繁殖、DNA 复制的过程中。菌种传代次数越多，菌体细胞的繁殖就越频繁，DNA 复制的次数也就越多，产生基因突变的概率和菌种发生退化的机会也随之增加。因此，无论是实验室还是工业生产，应尽量避免不必要的移种和传代，把传代次数降低到最低水平。

② 利用不同类型的细胞进行接种传代。在放线菌和霉菌中，由于它们的菌丝细胞常含有多个核，甚至是异核体，故当用菌丝接种时就会出现衰退和不纯的子代。而其孢子是单核的，用它来接种，就不会发生这种现象，因而可以防止菌种的衰退。因此在实践中用无菌棉团轻巧地沾取"5406"放线菌的孢子进行斜面移种就可避免接入菌丝，防止衰退；此外，对构巢曲霉来说，用它的分生孢子移接传代容易发生衰退，它的子囊孢子移接传代则不易退化。

③ 创造良好的培养条件。由于培养条件不适合可导致或加速菌种的退化。选择一个适宜原种生长的条件可以防止菌种衰退。如营养缺陷型菌株培养时应保证充分的营养成分，尤其是生长因子；一些抗性菌株培养时应在培养基中适当添加有关药物，以抑制其他非抗性的野生菌生长。要控制碳源、氮源、温度和 pH，避免出现对生产菌不利的条件，限制退化菌株在数量上的增加。比如在赤霉素产生菌藤仓赤霉的培养基中加入糖蜜、天冬酰胺、5′-核苷酸或甘露醇等丰富的营养物后，具有防止菌种退化的效果。

一般来说，微生物培养时，培养基的营养成分过于丰富或贫乏，各种营养元素的配比失当，以及培养温度过高，都会促使菌种的衰退。

此外，由于微生物生长过程积累的有害代谢产物，也会引起菌种退化，故不应使用陈旧的培养物作为种子。

④ 采用有效的保藏方法。对不同的菌种应用最适的保藏方法，其遗传性可以相应持久。由于斜面保藏的时间较短，菌种移接的次数相对较多，故只能作为转接或短期保藏的种子用。而需要长期保藏的菌种，应该采用沙土管、冻干管和液氮管等保藏方法，以便把发生菌种衰退的概率降到最低。

2. 菌种的复壮

用一定的方法和手段使衰退的菌种重新恢复原来的优良特性，称为菌种的复壮。目前所采取的主要复壮方法如下所述。

（1）纯种分离 菌种发生衰退的同时，并不是所有的菌种都衰退，其中未衰退的菌体往往是经过环境条件考验的、具有更强生命力的菌体。因此，采用单细胞菌株分离的措施，即用稀释平板法或用平板划线法，以取得单细胞所长成的菌落，再通过菌落和菌体的特征分析和性能测定，经过扩大培养，就可恢复原菌种的典型性状。

（2）通过寄主体进行复壮 对于寄生型微生物的退化菌株，可回接至相应昆虫或动、植物寄主体上，以恢复或提高菌株原来的性状。例如，根瘤菌属经人工移接，结瘤固氮能力减退，将其回接到相应豆科寄主植物上，令其侵染结瘤，再从根瘤中分离出根瘤菌，其结瘤固氮性能可恢复甚至提高。

（3）淘汰已衰退的个体 将衰退的菌种进行一定的处理（如药物、低温、高温等），往往可以淘汰已衰退的个体而达到复壮的目的。有人曾对"5406"农用抗生菌的分生孢子采用低温（$-30 \sim -10℃$）下处理 $5 \sim 7$ 天，使其死亡率达到 80% 左右，结果发现在抗低温的存活个体中留下了未退化的健壮个体。

四、菌种的保藏技术

1. 菌种保藏的目的

菌种保藏的目的是保证菌种能够保持其原来优良的遗传性状和生活能力，确保菌种不发生变异，不被其他杂菌污染，不死亡，以达到能够很好地研究和使用微生物等的需要。

2. 菌种保藏的原理

菌种保藏主要是根据微生物的生理、生化特性，创造条件使其代谢处于不活泼的休眠状态，生长繁殖受到抑制，从而减低菌种的变异率。从微生物本身来讲，要选用优良的纯种，最好是休眠体（分生孢子或芽孢），从环境条件来讲，主要是通过低温、干燥、缺氧、添加保护剂和降低营养成分等方法，以达到防止突变、保持纯种的目的。

3. 菌种保藏的方法

菌种保藏首先要求能长期地保藏原有菌种的存活率、优良性状和纯度，同时还应考虑到保藏方法的简便和经济。在实际工作中要根据菌种本身的特性与具体条件而定，一般每种菌株至少应采用两种不同的保藏方法。菌种保藏的具体方法很多，大体可分为以下几类。

（1）斜面低温保藏法　低温可以抑制微生物的代谢繁殖速度，降低突变率，是一种简单有效的保藏菌种的方法。将各类微生物菌种接种在不同成分的斜面培养基上，待菌种充分生长后用牛皮纸将斜面棉塞包好，放入 $4℃$ 冰箱中保藏。用斜面低温保藏法，菌种可保藏 $3 \sim 6$ 个月，保存期满，将菌种移植至新鲜斜面后可继续保藏，如此连续不断。细菌、酵母菌、放线菌和霉菌都可以采用这种方法保藏。放线菌、霉菌和有芽孢的细菌一般可保存半年左右，无芽孢的细菌可保存 1 个月左右，酵母菌可保存 3 个月左右。如以胶塞代替棉塞，则可防止水分挥发且能隔氧，因而可以适当延长保藏期。此法的优点是方法简便，存菌率高，易于推广，对大多数微生物都适用。所以许多生产单位和研究机构对经常使用的微生物菌种多采用此法保藏。缺点是保藏期太短，菌体仍有一定的代谢活动，容易发生变异。

（2）半固体琼脂柱保藏法　此法与斜面基本相同，仅将斜面改为直立柱，采用半固体培养基，接种方法为将菌种在半固体培养基顶部的中央直线穿刺到培养基的 $1/3$ 深处，在适宜的培养条件下培养后，加无菌石蜡油（$150 \sim 170℃$ 烘箱灭菌 $1h$）覆盖，最后塞上无菌橡皮塞，移至 $4 \sim 6℃$ 的冰箱中保藏。

（3）隔绝空气保藏法　利用好气性微生物缺氧时不能生长繁殖的原理，通过限制氧的供应来减弱微生物的代谢活动，因此不适用于厌氧菌。

① 液状石蜡保藏法。此法是在培养成熟的菌种斜面上，在无菌条件下倒入灭过菌并已将水分蒸发掉的液状石蜡，油层高过斜面末端 $1cm$，使培养物与空气隔绝，封口后以直立状态在室温下或置于冰箱中保藏。液状石蜡的灭菌可以在烘箱内于 $150 \sim 170℃$ 的温度下灭菌 $1h$；也可以用 $121℃$ 蒸汽灭菌 $30min$，再在 $110℃$ 的烘箱内将水分烤干（约需 $1h$）。使石蜡油面高出琼脂斜面末端 $1cm$。直立试管，室温下或置于 $4℃$ 冰箱中保存。

由于液状石蜡阻隔了空气，使菌体处于缺氧状态下，而且又防止了水分挥发，使培养物不会干裂，因而能延长保藏的时间，保存期可达数年。这种方法操作比较简单，适于保藏霉菌、酵母菌和放线菌，对保藏细菌的效果较差。有些霉菌和细菌如毛霉、根霉与固氮菌、乳杆菌、分枝杆菌、沙门菌等则不宜采用此法。有试验指出，此法用于保藏红曲霉较适宜。

② 橡皮塞密封保藏法。当斜面菌种长到最好时，用灭菌橡皮塞将原有的棉塞换掉，塞紧，用石蜡密封，放在室温下暗处或4℃冰箱中保藏，同样可以达到保藏的目的。

（4）干燥保藏法　　通过断绝微生物的水分供应，使微生物的代谢活动降低。能够作载体的材料很多，如土壤、细沙、硅胶、滤纸片、麸皮等，主要适合于细菌芽孢和霉菌孢子。细菌芽孢用沙土管保藏，霉菌孢子多用麸皮管保藏。

① 沙土管保藏法。这是一种常用的长期保藏菌种的方法，适用于产孢子的霉菌、放线菌及形成芽孢的细菌。将孢子或芽孢掺入到无菌的沙土管中，经真空干燥后放入干燥器内置于4℃冰箱中，可保存1～10年。沙土管法兼具低温、干燥、隔氧和无营养物等诸条件，故保藏效果较好，且制作简单，费用较低。它比液状石蜡法的保藏时间长，通常可达数年，甚至数十年。

② 真空冷冻干燥法。真空冷冻干燥保藏法几乎利用了一切有利于菌种保藏的因素，如低温、缺氧、干燥等，因此是目前最好的一类综合性保藏方法。其保藏时间长，保存期可达5～20年，但操作过程复杂，需要一定的设备条件。其过程是先将微生物制成菌悬液，再与保护剂（脱脂牛奶或血清等）混合，然后使其在-30℃以下迅速冻结成固体，并抽真空使其中水分升华干燥，低温保藏。真空冷冻干燥保藏法广泛适用于细菌、酵母菌、霉菌、放线菌和病毒的保藏。

③ 麸皮保藏法。麸皮保藏法亦称曲法保藏。该法按照不同菌种对水分要求的不同将麸皮与水以一定的比例如1∶0.8或1∶1或1∶1.5掺和，装入试管，高温灭菌后，接入菌种和孢子液进行培养，待孢子长出曲，再放入干燥器中干燥后，置低温下保藏。可保存一年以上。干燥后也可将试管用火焰熔封保藏，效果更好。

（5）低温保藏法　　主要利用低温对微生物的生命活动具有抑制作用的原理进行保藏。一般用-20℃以下的超低温冰箱或干冰（-70℃）、液氮（-195℃）等进行冻结保藏，保藏效果好。

大多数微生物均可在-20℃以下的低温中保藏。本法是在密封性能好的螺口小管中加入1～2mL菌悬液，封口后置低温冰箱中保藏。以采用浓度高的菌悬液为宜。保藏中一旦低温冰箱发生故障或有停电事故，应立即在冰箱内置入干冰，以防止培养物融化。融化后的菌种不能继续低温保存，应重新制作菌悬液后再冷藏。

本法保藏期约1年，某些菌种可长达10年。对容易死亡的无芽孢厌气菌特别适用，大多数能存活数年；对放线菌的保藏也很有效。低温保藏法在实际应用中比冷冻干燥法更方便。

扫码做自测题

习题2-3-2

（6）寄主保藏法　　又称活体保藏法。此法适用于一些难于用常规方法保藏的动植物病原菌和病毒。它们只能寄生在活着的动植物或其他微生物体内，因此可以将此类微生物与寄主细胞混合，低温保藏。

4. 菌种保藏常见机构

微生物菌种保藏是一项重要的基础性工作，是微生物学发展的必然产物，也是支撑生命科技进步与创新的重要科技基础条件。

微生物菌种资源保藏机构起源于欧洲，捷克微生物学家 Fran-tisek Kral 最早从事微生物菌种的公共性保藏。1890～1911 年间，Kral 收集保藏了世界上一大批有价值的菌种，并于 1900 年、1902 年、1904 年和 1911 年连续出版菌种目录。除 Kral 建立的菌种保藏室之外，20 世纪初在巴黎、比利时、伦敦和日本的有关研究所也相继建立了菌种保藏机构。延续至今的有 1906 年在荷兰建立的荷兰微生物菌种保藏中心（CBS）。随后，美国、日本、英国等一些菌种保藏机构相继成立。如美国 1925 年成立美国典型菌种保藏中心（简称ATCC）。

我国近代微生物菌种保存始于 20 世纪 20 年代。1951 年中国科学院成立了菌种保藏委员会，标志着新中国微生物菌种保藏事业的发端。1985 年，中国专利局指定中国普通微生物菌种保藏管理中心（CGMCC）保存用于专利程序的微生物菌种。1995 年 7 月 1 日，经世界知识产权组织批准，中国普通微生物菌种保藏管理中心成为布达佩斯条约国际保藏单位。1995 年，中国科学院为加强其生命科学和生物技术支撑系统的建设，成立了中国科学院典型培养物保藏委员会，CGMCC 是其下设的微生物菌种库。50 年来，通过保藏中心，中科院微生物所为有关产业、科研和教学部门提供了上百万株各类微生物菌种，广泛应用于科研、教学、工农业生产（食品、酿造、保健品、医药卫生、生物防治、生物肥料等）以及环保等领域，为我国生命科学和生物技术的进步发挥了积极作用。

复习思考题

1. 什么是微生物的遗传和变异？它们的物质基础是什么？如何证明？
2. 诱变育种的关键步骤有哪些？
3. 微生物菌种的保藏方法有哪些？举例说明。

五、微生物的诱发突变操作技术*

1. 实训目的

① 通过实验观察紫外线对枯草芽孢杆菌 BF7658 的诱变效应，并掌握物理诱变方法。
② 通过实验观察硫酸二乙酯为诱变剂对栖土曲霉的诱变效应，并掌握化学诱变方法。

2. 实训原理

基因突变可分为自发突变和诱发突变，许多物理因素、化学因素和生物因素对微生物都有诱变作用，这些能使突变率提高到自发突变水平以上的因素称为诱变剂。

在物理因素中紫外线具有较为理想的诱变效果，简便易行，操作方便，是一种不容忽视的微生物诱变育种技术。紫外线（UV）是一种最常用的物理诱变因素，它的主要作用是使DNA 双链之间或同一条链上两个相邻的胸腺嘧啶形成二聚体，阻碍双链的分开、复制和碱基的正常配对，从而引起突变。紫外线照射引起的 DNA 损伤，可由光复活酶的作用进行修复，使胸腺嘧啶二聚体解开恢复原状。因此，为了避免光复活，用紫外线照射处理时以及处理后的操作应在红光下进行，并且将照射处理后的微生物放在暗处培养。

　　化学因素多采用一些化学诱变剂如：硫酸二乙酯、盐酸氮芥、亚硝酸钠、乙酸亚胺、氯化锂和 NTG 等。采用化学诱变剂进行诱变育种也是常用的育种技术。化学诱变剂作用于微生物基因突变的分子基础是在 DNA 链上引起碱基排列的改变或是结构的改变。由于碱基序列或结构的变化，导致了编码氨基酸的变化，因而影响了某些蛋白质的合成酶的活性，生物体随之发生的便是某一性状的改变。这种改变可以稳定地遗传给后代，建立起具有新的遗传性状的菌株，这就是突变型筛选和诱变育种的遗传学基础。实验以紫外线和硫酸二乙酯为例介绍了物理因素和化学因素对微生物的诱变作用。

　　以紫外线诱变剂处理产生淀粉酶的枯草芽孢杆菌 BF7658，根据枯草芽孢杆菌 BF7658 诱变后在淀粉培养基上透明圈直径的大小，来指示诱变效应。一般透明圈越大，淀粉酶活性越强。以栖土曲霉为出发菌株，以硫酸二乙酯为诱变剂，变异指标是白色孢子和蛋白酶活性。

3. 材料和用具

　　（1）菌株　枯草芽孢杆菌 BF7658，栖土曲霉。

　　（2）培养基

　　① 淀粉培养基：牛肉膏 5g，蛋白胨 10g，NaCl 5g，可溶性淀粉 2g，琼脂 20g，蒸馏水 1000mL，调 pH 值为 7.5，121℃灭菌 20min。

　　② LB 液体培养基：酵母膏 5g，蛋白胨 10g，NaCl 10g，蒸馏水 1000mL，调 pH 值为 7.0，121℃灭菌 20min。

　　③ 查氏培养基：蔗糖 30.0g，磷酸氢二钾 1g，硫酸亚铁 0.01g，氯化钾 0.5g，硫酸镁 0.5g，硝酸钠 2.0g，琼脂 20g，水 1000mL，115℃灭菌 30min。

　　④ 酪蛋白培养基：牛肉膏 3g，酪蛋白 10g，琼脂 20g，NaCl 5g，蒸馏水 1000mL，pH7.6～7.8。

　　（3）溶液或试剂　碘液，无菌生理盐水，盛 4.5mL 无菌水试管。pH7.2 的 0.1mol/L 磷酸盐缓冲液，Folin-phenol，0.55mol/L Na_2CO_3，10%三氯乙酸，2%酪蛋白溶液，酪氨酸溶液（100μg/mL）。

　　（4）仪器或其他用具　1mL 无菌吸管，玻璃涂棒，血细胞计数板，显微镜，紫外灯（15W），磁力搅拌器，台式离心机，振荡混合器，无菌三角瓶，培养皿，试管，吸管，无菌脱脂棉，恒温水浴。

4. 操作步骤

　　（1）紫外线对枯草芽孢杆菌 BF7658 的诱变效应

　　① 制备菌悬液

　　a.取培养 48h 的枯草芽孢杆菌 BF7658 的斜面 4～5 支，用无菌生理盐水将菌苔洗下，并倒入盛有玻璃珠的小三角瓶中，振荡 30min，以打碎菌块。

　　b.将上述菌液离心（3000r/min，离心 10min），弃去上清液，将菌体用无菌生理盐水洗涤 2 次，最后制成菌悬液。

　　c.用显微镜直接计数法计数，调整细胞浓度为 10^8 个/mL。

　　② 制作平板。将淀粉琼脂培养基熔化后，冷却至 45℃左右时倒平板，凝固后待用。

　　③ 紫外线诱变处理

a. 将紫外灯开关打开预热约 20min。

b. 取直径 6cm 无菌平皿 2 套，分别加入上述调整好细胞浓度的菌悬液 3mL，分别置磁力搅拌器上。

c. 开动搅拌器，打开板盖，在距离为 28cm、功率为 15W 的紫外灯下分别搅拌照射 1min 和 3min。盖上皿盖，关闭紫外灯。

④ 稀释。用 10 倍稀释法把经过照射的菌悬液在无菌水中稀释成 $10^{-1} \sim 10^{-6}$。

⑤ 涂平板。取 10^{-4}、10^{-5} 和 10^{-6} 三个稀释度涂平板，每个稀释度涂 3 套平板，每套平板加稀释菌液 0.1mL，用无菌玻璃涂棒均匀地涂满整个平板表面。以同样的操作，取未经紫外线处理的菌液稀释涂平板作为对照。

⑥ 培养。将上述涂匀的平板，用黑色的布或纸包好，置 37℃培养 48h。注意每个平板背面要事先标明处理时间和稀释度。

⑦ 计数。将培养好的平板取出进行细菌计数。根据对照平板上的 cfu，计算出每毫升菌液中的 cfu。同样计算出紫外线处理 1min 和 3min 后的 cfu 及致死率。

cfu 代表"菌落形成单位"，cfu/mL 指的是每毫升样品中含有的细菌群落总数。

⑧ 观察诱变效应。选取 cfu 在 5～6 个的处理后涂布的平板观察诱变效应：分别向平板内加碘液数滴，在菌落周围将出现透明圈。分别测量透明圈直径与菌落直径并计算其比值（HC 比值）。与对照平板相比较，说明诱变效应，并选取 HC 比值大的菌落移接到试管斜面上培养，此斜面可作复筛用。

注意事项：

① 紫外线诱变照射计时从开盖起，加盖止。先开磁力搅拌器开关，再开盖照射，使菌悬液中的细胞接受照射均等。操作者应戴上玻璃眼镜，以防紫外线损伤眼睛。

② 紫外线诱变后的稀释分离应在暗室内红灯下操作，涂皿后应放在盒内或用黑纸包好，置 37℃避光培养。

（2）硫酸二乙酯对栖土曲霉菌株的诱变效应

① 接种，培养。从长好的栖土曲霉斜面上取 1 环接种于大试管查氏培养基斜面上，33～34℃培养 4 天。

② 制备孢子悬液。在实际工作中，要得到均匀分散的细胞悬液，通常可用无菌的玻璃珠来打散成团的细胞，然后再用脱脂棉或滤纸过滤。菌悬液的细胞浓度一般控制为：真菌孢子或酵母细胞 $10^6 \sim 10^7$ 个/mL，放线菌或细菌 10^8 个/mL。菌悬液一般用生理盐水（0.85%NaCl）制备。有时，也需用 0.1mol/L 磷酸盐缓冲液稀释，因为当采用某些化学诱变剂进行诱变处理时，常会改变反应液的 pH 值。

a. 用 25mL pH 值为 7.2 的磷酸盐缓冲液把斜面上的孢子分两次洗下，倾入盛有玻璃珠的无菌三角瓶。

b. 振荡 10min，以无菌脱脂棉过滤，孢子液用血球计数板计数，调整孢子浓度至 10^6 个/mL。

③ 硫酸二乙酯处理

a. 稀释制备好孢子液 10^3 个/mL，取 0.1mL 涂培养皿作为对照，33℃培养 72h，计菌落数。

b. 另取 10mL 孢子液加入大试管中，加入硫酸二乙酯稀释液 0.5mL，32℃水浴中处理 3min 或 60s，不断振荡试管。处理后，立即稀释到 10^{-2}、10^{-3}（稀释中止反应）。各取

0.1mL 或 0.2mL 涂布平板，33℃培养 3 天。观察白色菌落并计算，其他菌落也可计数。

④ 酶活力测定

a. 初筛。以平板法测定蛋白酶活力：取 10 只培养皿先倾入查氏培养基，凝固后加入 5mL 酪蛋白培养基，待凝固后，用玻璃打孔器将对照菌和诱变处理后的各种菌落（菌落应编号）各自接到培养基表面，每皿放 3～5 个菌落，其中必须有一个对照。33℃培养 48～72h，根据透明圈的大小，就可推测蛋白酶活力的大小。

b. 复筛。固体曲和液体曲法：由初筛选出的蛋白酶活力较高的菌株，挑选若干株，接种于斜面上，33℃培养成熟，一支保存，另一支制成孢子悬液，取 0.5mL 接入装有固体麸皮等成分的培养料中，充分搅匀，28～30℃培养，24h 搅拌一次，以防结块，再继续培养 12h，即为固体曲（液体振荡培养为液体曲），然后进行酶液浸提。定量称取固体曲，105℃烘干至恒重，计算含水量。另外再定量称固体曲，以 2～4 倍的 40℃温水浸泡，在 40℃恒温下，不断搅匀，浸泡 1～2h，挤压或过滤收集浸出液，即为酶液。

c. Folin-phenol 测定酶液蛋白酶活力。

注意事项：

① 硫酸二乙酯易分解产生硫酸，因此用硫酸二乙酯作诱变剂时，需要在一定温度下的缓冲液中进行。

② 要精确地制备孢子悬液。

③ 测定蛋白酶活力要在 40℃恒温下进行。

5. 实训结果

① 将紫外线诱变结果填入下表。紫外线对枯草芽孢杆菌 BF7658 存活率的影响：

| 剂量 | 稀释度 | 存活数/（个/0.1mL） | | | 平均值/（个/mL） | 存活率/% |
		①	②	③		
对照	10^{-4} 10^{-5} 10^{-6}					
UV 1min						
UV 3min						

观察诱变效应，并填下表：

| 剂量 | HC 比值 | | | | | | 平均值 |
	①	②	③	④	⑤	⑥	
对照							
UV 1min							
UV 3min							

② 记录硫酸二乙酯对栖土曲霉诱变的初筛和复筛结果。

6. 思考题

① 紫外线引起诱变作用的机理是什么？为保证诱变效果，在照射中及照射后的操作应注意哪些问题？

② 硫酸二乙酯作诱变剂应掌握哪些环节？

六、菌种保藏试验*

1. 实训目的

① 了解菌种保藏的基本原理。
② 掌握并比较菌种保藏的常规方法。

2. 实训原理

菌种保藏是为了把从自然界分离到的野生型或者经过人工选育得到的变异型纯种，采用多种方法，使菌种存活，不污染杂菌，不发生或少发生变异，保持菌种原有的各种优良培养特征和生理活性，有利于生产、科研的正常进行，是一项重要的微生物学基础工作。

微生物菌种保藏的基本原理，是使微生物的生命活动处于半永久性的休眠状态，也就是使微生物的新陈代谢作用限制在最低的范围内。干燥、低温和隔绝空气是保证获得这种状态的主要措施。有针对性地创造干燥、低温和隔绝空气的外界条件，是微生物菌种保藏的基本技术。尽管菌种保藏方法很多，但基本都是根据这三种主要措施设计的。

3. 材料和用具

待保存的菌种，医用液状石蜡，甘油，灭菌吸管，无菌水等。

4. 操作步骤

（1）斜面低温保藏法 将菌种接种在适宜的固体斜面培养基上，并用注明菌株名称和接种日期的标签贴在试管斜面的正上方，将接种好的斜面在适宜条件下培养，使菌充分长好后，棉塞部分用油纸或牛皮纸包扎好，将试管移至 4～6℃ 的冰箱中保藏。保存温度不宜过低，否则斜面培养基因结冰脱水会加速菌种的死亡。

保藏时间因微生物的种类不同而异。霉菌、放线菌及有芽孢的细菌可保存 2～4 个月；酵母菌可保存 2 个月；细菌最好每月移种一次。

此法为实验室和工厂菌种室常用的保藏法，优点是操作简单，使用方便，不需特殊设备，可及时检查保藏菌种是否污染了杂菌、变异或死亡；缺点是传代次数多，容易变异，易污染杂菌。若菌种经常使用，而条件不变，可应用此法。

（2）穿刺法 将半固体培养基注入小试管（0.8cm×10cm），使培养基距离试管口约 2～3cm 深。将注有菌株名称和接种日期的标签贴在试管上。用灭过菌的接菌针以无菌操作挑取菌体，在半固体培养基顶部的中央直线穿刺到固体培养基的 1/3 深处，在适宜条件下培养后，熔封试管或是塞上橡皮塞，移至 4～6℃ 的冰箱中保藏。此法可保藏 0.5～1 年以上。

（3）液状石蜡保藏法

① 将医用液状石蜡油装入三角瓶中，装量不超过三角瓶体积的 1/3，塞上棉塞，外包牛皮纸，121℃灭菌 30min，连续灭菌 2 次。然后放在室温或 40℃温箱中（或置 105～110℃烘箱中烘 2h），以除去石蜡油中的水分，使石蜡油变为透明状，即可备用。

② 将需要保藏的菌种采用与斜面保藏法相同的方法进行培养，获得生长良好的菌体或孢子。

③ 用灭菌吸管吸取已灭菌的石蜡，采用无菌操作技术注入已长好的斜面上，其用量以

高出斜面顶端 1cm 为准，使菌种与空气隔绝。如加入量太少，在保藏过程中会因培养基稍露出油面而逐渐变干。

④ 棉塞外包牛皮纸，将试管直立，置低温或室温下保存。放线菌、霉菌及产芽孢的细菌一般可保藏 2 年，酵母菌及不产芽孢的细菌可保藏 1 年左右。一般无芽孢细菌也可保存 1 年左右。

液状石蜡可防止固体培养基的水分蒸发而引起的菌种死亡，另一方面液状石蜡可阻止氧气进入，使好氧菌不能继续生长，从而延长了菌种保藏的时间，此法实用效果好。此法的优点是制作简单，不需特殊设备，不需经常移种；缺点是在保存过程中，菌种必须直立放置，所占空间较大，不便携带。

（4）甘油管法

① 将配制好的 80％甘油按 1mL/瓶的量分装到规格为 3mL 的甘油瓶中，0.1MPa 高压蒸汽灭菌 20min。

② 将待保藏菌种的新鲜培养斜面（或用液体培养基振荡培养成菌悬液）注入 2～3mL 无菌水，刮下斜面培养物，振荡，使菌体细胞分散成均匀的菌悬液，其细胞浓度控制在 $10^8 \sim 10^{10}$/mL。

③ 用灭菌吸管吸取 1mL 菌悬液装于上述有甘油并已灭菌的甘油瓶中，充分混匀后，使甘油终浓度为 40％，然后置－20℃保存（如果是液体培养，直接吸取 1mL 对数期菌液于甘油瓶中）。

（5）沙土管保藏法

① 处理沙土。取河沙经 60 目筛子过筛，去掉大的颗粒，用 10％盐酸加热煮沸 30min（或浸泡 24h），除去有机质，然后倒去盐酸，用清水冲洗至中性，烘干、用吸铁石吸出沙中铁屑，备用。另取非耕作土，加自来水浸泡洗涤数次，直至中性。烘干，碾碎，用 100～120 目筛过筛，以去除粗颗粒，备用。

② 沙土混合。将沙与土按 3：1（质量比）比例混合均匀（或根据需要而用其他比例，甚至可全部用沙或土），装入干净（10mm×100mm）试管中，装置约 1cm 高。加棉塞，121℃灭菌 30min。

③ 无菌检查。灭菌后取少许置于牛肉膏蛋白胨培养液中，在合适的温度下培养一段时间确证无菌生长，才能使用。若发现有微生物生长，所有沙土管则需要重新灭菌，再作无菌检查，直到确保无菌后方可使用。

④ 菌悬液的制备。取生长健壮的新鲜斜面菌种，加入 3mL 无菌水，用接种环轻轻将菌苔洗下，制成菌悬液。

⑤ 分装菌悬液。将沙土管注明标记后，吸取上述菌悬液 0.1～0.5mL 于每一沙土管中，使沙土刚刚润湿为宜。

⑥ 干燥。把含菌的沙土管放入干燥器中，干燥器内用培养皿盛五氧化二磷（或变色硅胶）作干燥剂，再用真空泵抽干水分，以除去沙土管中的水分。

⑦ 收藏。沙土管可选择以下方法之一保藏：a.保藏于干燥器中；b.将沙土管取出，管口用火焰熔封后保藏；c.将沙土管装入有 $CaCl_2$ 等干燥剂的大试管内，塞上橡皮塞并用蜡封管口，置 4℃冰箱中保藏。

⑧ 恢复培养。使用时挑少量混有孢子的沙土接种于斜面培养基上即可。原沙土管仍可

以原法继续保藏。

（6）冷冻真空干燥保藏法 冷冻真空干燥保藏法是先将微生物装入安瓿中，在极低温度（−70℃左右）下快速冷冻，然后在真空的条件下利用升华现象除去水分，最后将安瓿熔封。该法为菌种提供了干燥、低温和缺氧的保藏条件，使菌种的生长与代谢处于极低水平，因而不易发生变异和死亡，可以较长时间保藏，因此它是迄今为止最有效的菌种保藏法之一。

用冷冻真空干燥保藏的菌种，其保藏期可达数年至数十年，其菌种要特别注意纯度，不能污染杂菌，这样再次使用该菌种时才不会出差错。细菌和酵母菌菌种要求培养到稳定期，若用对数生长期菌种进行保藏，其存活率反而会降低，一般细菌培养24~48h，酵母菌培养3天，放线菌与霉菌一般需培养7~10天，保存孢子比其营养体效果更好。

在冷冻过程中，为了避免恶劣条件对微生物的损害，常采用添加保护剂的方法。保护剂的作用是稳定细胞膜，以防止因冷冻和水分不断升华而对细胞造成的损伤，减少保藏过程中及复壮培养时引起的死亡。通常选择对细胞和水有很强亲和力的物质作保护剂，常用作保护剂的有脱脂牛奶、血清、糖类、甘油和二甲基亚砜等。

① 冷冻干燥的操作

a. 安瓿的准备。选择管底为球形的中性硬质玻璃，以便抽真空时受压均匀，不易破裂。安瓿的洗涤按新购玻璃品洗净（用2%的盐酸浸泡8~10h，然后先用自来水冲洗，再用蒸馏水浸泡至pH值中性）。安瓿烘干后塞上棉塞，并标明保藏编号、日期等，（121℃，30min）灭菌。

b. 菌种培养。将要保藏的菌种接入斜面培养，产芽孢的细菌培养至芽孢从菌体脱落或产孢子的放线菌、霉菌至孢子丰满。

c. 保护剂的配制。配制保护剂时应注意浓度、pH值与灭菌方法。血清、糖类物质需用过滤器除菌，脱脂牛奶一般在100℃间歇煮沸2~3次，每次灭菌10~30min。脱脂牛奶可用新鲜牛奶制备，如将新奶放置过夜，除去表层脂肪膜后以3000r/min离心20min即得脱脂牛奶。

保护剂按使用浓度配制灭菌后，随机抽样培养进行无菌检查，确认无菌后才能使用。

d. 菌种的制备。吸取2~3mL保护剂注入菌种斜面试管中，用接种针刮下菌苔或孢子后混合均匀制成菌悬液，真菌菌悬液则需置4℃平衡20~30min。

e. 分装样品。用无菌长滴管将菌悬液分装入备好的安瓿，装量为0.1~0.2mL。菌悬液需在1~2h内分装并预冻，防止室温放置时间过长使细胞重新发育或发芽，也可防止细胞或孢子沉积而形成不均匀状态。最后在几支冻干管中分别装入0.2mL、0.4mL蒸馏水作对照。

f. 预冻。预冻温度控制在−45~−35℃，不同的微生物最佳降温速率有所差异，时间20min~2h。用程序控制温度仪进行分级降温，条件不具备者，可以使用冰箱逐步降温。经过预冻使水分在真空干燥时直接由冰晶升华为水蒸气。

g. 冷冻真空干燥。启动冷冻真空干燥机制冷系统。当温度下降到−50℃以下时，将已预冻好的样品迅速放入冻干机钟罩内，启动真空泵抽气直至样品干燥。

经过真空干燥的样品，可测定样品残留水分，一般残留水分在1%~3%范围内即可进行密封，高于3%需继续进行真空干燥。样品是否达到干燥，可以根据以下经验来判断：ⅰ. 目视冻干的样品呈酥丸状或松散的片状；ⅱ. 真空度接近达到无样品时的最高真空度；ⅲ. 温度计所反映的样品温度与管外的温度接近；ⅳ. 选用指示剂判断。在一安瓿中装入

1%～2%氯化钴，当管内物体真空干燥变深蓝色时可视为干燥完结。

h.熔封。干燥完毕后，将安瓿放入干燥器内，熔封前将安瓿拉成细颈后再抽真空，在真空状态下用火焰熔封。

i.保藏。安瓿放置在恒定温度下低温保藏，如4℃冰箱或更低温（－70～－20℃）保藏，后者对于菌种的长期稳定更好。保藏时要避光，因光照会使冻干菌的DNA发生变化甚至有致命的影响。随时进行检测。

j.恢复培养。因安瓿内为负压，开启时应小心，防止内部菌体逸散。先用75%酒精将管壁消毒，然后将安瓿顶部烧热，再用无菌棉签蘸取无菌冷水，在顶部擦拭一圈使出现裂纹，然后轻磕一下即可。取无菌水或培养液溶解菌块，用无菌吸管移至合适的培养基上进行培养。

② 注意事项

a.用该法保藏的菌悬液浓度应不低于10^8～10^{10}个/mL。

b.此法不适于霉菌的菌丝型，如菇类等的保藏。

c.微生物类别和菌龄不同，保存效果不同，如野生型菌种比突变株易保存，细菌与酵母菌应取静止期菌，放线菌宜用成熟孢子保藏。

d.进行真空干燥过程中，安瓿内的样品应保持冻结状态，以保证抽真空时样品不会因产生泡沫而外溢。

e.熔封安瓿时，火焰要适中，封口处灼烧要均匀。若火焰过旺，封口处易弯斜，冷却后易出现裂缝，从而造成漏气。

（7）液氮冷冻保藏法　液氮冷冻保藏法除适用于一般微生物的保藏外，对如支原体、衣原体、氢细菌、难以形成孢子的霉菌、噬菌体及动物细胞等一些用冷冻干燥法难以保存的微生物，均可用此法长期保藏，而且性状不变异。缺点是需要特殊设备。具体方法如下所述。

① 安瓿的准备。用于液氮保藏的安瓿要求既能经121℃高温灭菌又能在－196℃低温长期存放。现已普遍使用聚丙烯塑料制成带有螺旋帽和垫圈的安瓿（容量为2mL），洗净后，经蒸馏水冲洗多次，烘干，121℃灭菌30min。

② 保护剂的准备。配制10%二甲基亚砜蒸馏水溶液或10%～20%的甘油蒸馏水溶液，121℃灭菌30min，使用前随机抽样进行无菌检查。

③ 待保藏菌悬液的制备。取新鲜的培养健壮的斜面菌种加入2～3mL保护剂；用接种环将菌苔洗下振荡，制成菌悬液，装入无菌的安瓿；用记号笔在安瓿上注明标号，用无菌吸管吸取菌悬液，加入安瓿中，每支管加0.5mL菌悬液，拧紧螺旋帽。

霉菌菌丝体可用无菌打孔器从平板内打取菌落圆块，放入装有保护剂的安瓿内。

如果安瓿的垫圈或螺旋帽封闭不严，液氮罐中液氮进入管内，取出安瓿时，会发生爆炸，因此密封安瓿十分重要，需特别细致。

④ 预冻与保存。将已封口的安瓿用程序控制降温仪以每分钟下降1℃的慢速冻结至－30℃，置于－30℃条件下保存20～30min后，快速转入－70℃超低温冰箱，避免细胞急剧冷冻（在细胞内会形成冰的结晶，降低存活率）。也可根据实验室的条件采用不同的预冻方式，如用不同温度的冰箱、干冰、盐冰等。经－70℃冻结1h，将安瓿快速转入液氮罐液相中，并记录菌种在液氮罐中存放的位置与安瓿数。

⑤ 解冻。需使用保藏的菌种时，戴上棉手套，从液氮罐中取出安瓿；用镊子夹住安瓿

上端迅速放入 37℃ 水浴锅中摇动 1～2min，使样品急速解冻，直到全部溶化为止。再采用无菌操作技术，打开安瓿，将内容物移入适宜的培养基上培养。

5. 实训结果

对所给菌种进行保藏并记录操作。

6. 思考题

试举例说明经常使用的细菌菌种用哪种方法保藏既好又简便。

拓展知识

人体各部位常见的正常菌群

部位	细菌种类
皮肤	葡萄球菌、类白喉棒状杆菌、大肠埃希菌、铜绿假单胞菌、丙酸杆菌等
外耳道	葡萄球菌、类白喉棒状杆菌、铜绿假单胞菌等
眼结膜	葡萄球菌、结膜干燥杆菌等
鼻咽腔	葡萄球菌、甲型链球菌、卡他摩拉球菌、流感嗜血杆菌、大肠埃希菌、铜绿假单胞菌、类杆菌等
口腔	葡萄球菌、甲型链球菌、卡他摩拉球菌、大肠埃希菌、类白喉棒状杆菌、乳杆菌、消化球菌、消化链球菌、梭菌、类杆菌等
肠道	大肠埃希菌、产气杆菌、变形杆菌、铜绿假单胞菌、肠球菌、葡萄球菌、产气荚膜梭菌、类杆菌、双歧杆菌、消化球菌、消化链球菌等
阴道	乳杆菌、大肠埃希菌、类白喉棒状杆菌等
尿道	表皮葡萄球菌、类白喉棒状杆菌、耻垢分枝杆菌等

项目 四 传染与免疫

微生物与人体之间同样存在着寄生关系。如果某种或某些微生物侵入人体，在一定的条件下，就有可能给宿主带来健康上的危害，引发疾病。能引起生物体发生病变的微生物称为病原微生物。病原微生物经适当的途径侵入机体后，在一定的部位生长繁殖，释放毒性物质，与宿主发生斗争，引起不同程度的病理过程叫传染。也有的微生物侵入机体后，不造成宿主感染，这类微生物称为非病原微生物。病原微生物与非病原微生物的概念并非绝对的，有些微生物在正常条件下可能不致病，但在某些条件改变的特殊情况下可能致病，这类微生物称为条件致病微生物或机会致病微生物。

致病微生物侵入机体以后，在发生传染的同时，也激发宿主迅速做出反应，辨认自我和非自我，并对非自我产生应答，与之对抗，尽力排除外来干扰，直至彻底消灭外来"入侵者"，而保持自身稳定。机体的这种抗传染的防御功能，称之为免疫，或称免疫力。免疫是生物在长期进化过程中逐渐发展起来的防御感染和维护机体本身完整的重要武器。它是宿主的一种生理机能，能防止病原微生物侵入自己的机体或消灭侵入机体内的病原微生物。在正常情况下，机体的免疫功能对本身有利，但在一些特殊情况下也可能对机体造成损害。

💡 小知识　　　　　　　　　微生物血液疾病

毒血症是产生外毒素的病原菌在局部组织生长繁殖，外毒素进入血循环，并损伤特定的靶器官、组织所出现的特定性毒性症状。

菌血症是病原菌由局部侵入血流，但未在血流中增长繁殖，只是短暂的一过性通过血循环到达体内适宜部位后再进行繁殖而致病。

脓毒血症是化脓性细菌侵入血流后，在其中大量繁殖，并通过血流扩散到机体其他组织或器官，产生新的化脓性病灶引起的症状。

败血症是病原菌侵入血液，并在其中大量繁殖，产生的毒性代谢产物包括外毒素或内毒素等毒力因子所引起的全身性严重中毒的症状，如高热、皮肤黏膜瘀血、肝脾肿大甚至脏器衰竭等。

病原微生物侵入宿主机体以后是否发生传染，与机体自身的免疫力和当时的环境条件密切相关，其结果取决于病原微生物与宿主两方面的力量强弱。

一、病原微生物的致病机制

病原微生物本身要具有一定的毒力和足够的数量，同时要通过合适的途径才能侵入宿主机体，使宿主发生感染。

1. 毒力

毒力是病原微生物使宿主致病的能力，包括侵袭力和毒素两种。

（1）侵袭力　侵袭力是指病原微生物突破机体的防御机制，侵入机体而获得在体内一定部位生长、繁殖和伤害机体的能力，主要包括荚膜和毒性酶两大类。

① 荚膜。有些病原微生物（如肺炎球菌、炭疽杆菌等）的菌体外面，生有一层光滑黏稠的荚膜。荚膜的存在，可以抵抗白细胞的吞噬和消化，有利于病原微生物在机体内生长繁殖。实验证明，无荚膜的病原体，往往毒力很弱或没有毒力，易被吞噬细胞所消灭；有荚膜的病原体，如果除去荚膜，其毒力也随之大减。

② 毒性酶。有些病原微生物在生长繁殖过程中能产生很多有毒的酶类，对机体产生毒害。毒性酶主要有下列几种。

a. 血浆凝固酶。血浆凝固酶是一种酶原，在血浆内被激活后，能使机体血浆中的纤维蛋白原转变为纤维蛋白，而使血浆凝固，并沉积于菌体表面，以保护病原微生物不易被吞噬细胞所吞噬。致病性葡萄球菌能产生此酶，造成葡萄球菌感染。

b. 透明质酸酶。透明质酸是人体结缔组织细胞间的多糖物质，能起组织胶合剂的作用，阻止或减低异物及病原微生物向组织深部的渗透。某些病原微生物（如乙型溶血性链球菌、葡萄球菌、肺炎球菌等）能产生透明质酸酶，分解透明质酸而使之失去黏性，使结缔组织松弛，通透性增加，有利于病原微生物向周围组织扩散蔓延，故又有扩散因子之称。

c. 链激酶。链激酶也称溶纤维蛋白酶。它是一种酶的激活剂，能激活血液中的溶纤维蛋白酶原为溶纤维蛋白酶，促使纤维蛋白凝块溶解，阻止血浆凝固，有利于病原微生物在组织内进一步蔓延扩散。这种酶的作用正好与血浆凝固酶相反。溶血性链球菌能产生此酶。

d. 胶原酶。胶原酶能水解肌肉和皮下组织的胶原蛋白，从而便于细菌在组织中扩散。产气荚膜杆菌能产生此酶。

e. 脱氧核糖核酸酶。脱氧核糖核酸酶能溶解组织细胞坏死时所释放的 DNA，从而使黏稠性浓汁变稀，便于病原微生物扩散。溶血性链球菌能产生此酶。

f. 卵磷脂酶。卵磷脂酶能分解细胞膜上的卵磷脂，使细胞坏死或红细胞溶解。产气荚膜杆菌能产生此酶。

g. 溶血素。它能溶解红细胞细胞膜上的蛋白质而使红细胞溶解。链球菌、肺炎球菌等均能产生溶血素。

（2）毒素　毒素可分外毒素和内毒素两种。

① 外毒素。外毒素是某些病原微生物在其生命活动过程中分泌到体外周围环境中的一种代谢产物。它的主要成分是蛋白质，不耐热，不稳定，能被蛋白酶分解，遇酸变性。

能产生外毒素的病原微生物主要是革兰阳性细菌，如白喉棒杆菌产生白喉毒素，破伤风梭状芽孢杆菌产生破伤风毒素，肉毒梭状芽孢杆菌产生肉毒毒素等。

外毒素具有以下 4 个基本特点。

a. 毒性强。外毒素的毒性非常强，如白喉毒素对豚鼠的最小致死量为 10～3mg。破伤风毒素对小白鼠的最小致死量为 10～8mg；肉毒毒素的毒性更强，比 KCN 还强 1 万倍，1mg 结晶纯品可杀死 2000 万只小白鼠。

b. 选择性强。外毒素对机体组织的毒性作用具有一定的选择性，引起特殊病变，如白喉毒素主要毒害心脏、神经等部位，引起心肌炎、神经麻痹病；肉毒毒素作用于眼神经和咽神经，引起眼肌麻痹和咽喉头的吞咽机能麻痹。

c. 抗原性强。外毒素的抗原性相当强，能刺激机体产生抗毒素。

d. 减毒后能变成类毒素。用 0.3%～0.4% 甲醛处理，可使其毒性丧失，但仍然保持抗原性。这样的外毒素称为类毒素，如用于预防破伤风的破伤风类毒素、预防白喉的白喉类毒素等。

② 内毒素。内毒素是许多革兰阴性细菌的细胞壁结构成分。只有当细菌死亡、溶解或用人工方法将菌体细胞裂解后才会释放出来，故称为内毒素。

内毒素的毒性较外毒素弱，抗原性也弱，致病作用也无特异性，所引起的症状大致相同，主要表现出使机体发热，对白细胞产生影响，引起微循环障碍和休克等症状。

内毒素的化学组成是磷脂-多糖-蛋白质复合物，主要是脂多糖，而毒性又主要在脂质部分。

内毒素与外毒素不同之处还在于，内毒素对热表现出较强的抵抗力。外毒素在 60℃、20min 即被破坏，而内毒素在 100℃ 条件下，能经受 1h 以上的时间。

内毒素经甲醛处理后，只能降低毒性，但不能成为类毒素。

2. 数量

具有毒力的病原微生物侵入机体后，尚需有足够的数量才能引起传染。一般来讲，毒力越强，引起机体发病的病原微生物数量越少，如鼠疫杆菌只需几个细胞侵入抵抗力弱的机体，就引起鼠疫；而毒力弱的病原微生物则需较大的数量才会引起机体中毒。

3. 侵入途径

具有一定毒力和相当数量的病原微生物，还要通过适当的途径才能侵入机体，使其致病，如伤寒杆菌、痢疾杆菌要经口侵入才引起感染，脑膜炎球菌、流感病毒是经呼吸道感染，破伤风杆菌是经深的伤口感染，乙型脑炎病毒是由蚊子为媒介叮咬皮肤而经血传染。但也有一些病原微生物，可经多种途径进入机体，如结核分枝杆菌既可经呼吸道，又能从消化管或皮肤伤口等途径进入机体。

 思考　人体常接触微生物等外来刺激物质，为什么健康的人却常常并不感染疾病？

二、免疫系统

人体内存在着较完整的免疫系统。免疫系统由免疫器官、免疫细胞和免疫分子组成。

1. 免疫器官

免疫器官按功能可分为中枢免疫器官和周围免疫器官。中枢免疫器官是免疫细胞发生和分化的场所，包括骨髓、胸腺。骨髓是造血干细胞发生的场所，胸腺是 T 淋巴细胞发育的场所。周围免疫器官是免疫细胞居住和发生免疫应答的场所，包括淋巴结、脾、扁桃体和黏膜等。

2. 免疫细胞

免疫细胞主要包括淋巴细胞、粒细胞、肥大细胞和单核细胞等。这些免疫细胞均来自骨髓造血干细胞。

（1）淋巴细胞　淋巴细胞在免疫反应中起着重要作用，具有识别外来异物的特异性能力。淋巴细胞经发育分化后形成 3 类细胞：B 细胞、T 细胞和自然杀伤淋巴细胞。

① B 细胞。B 细胞在骨髓中成熟，然后离开骨髓，随血液进入周围免疫器官。它主要集中在淋巴结中。B 细胞具有与抗原相互作用，产生抗体和免疫记忆等功能。当接触抗原后，细胞分化为记忆细胞和浆细胞。记忆细胞较为长寿，当再次接触相同抗原时，经刺激可迅速增殖，产生更多的记忆细胞和浆细胞。浆细胞形态较大，寿命较短，能合成和分泌抗体。

② T 细胞。T 细胞在胸腺中成熟。离开胸腺后，细胞定居在淋巴结和脾中，然后通过血液和淋巴液分布于全身。所有 T 细胞表面都有特异性抗原受体，并能与特异性抗原相互作用。根据 T 细胞表面带有 CD4 还是 CD8（CD，白细胞分化抗原），细胞可分为 CD4 T 细胞和 CD8 T 细胞两个亚群。成熟的 T 细胞上只携带其中一种。根据功能不同，CD4 T 细胞和 CD8 T 细胞又可各分为两个亚类：CD4 T 细胞分为 T 辅助细胞（TH）和迟发型超敏反应 T 细胞（TD）。TH 细胞能刺激 B 细胞产生大量免疫球蛋白，同时也可以与其他 T 细胞相互作用，以刺激它们成为效应细胞。TD 细胞不与 B 细胞相互作用，而负责召集和活化非特异性效应细胞，通过增殖而释放多种淋巴因子参加免疫反应。CD8 T 细胞分为细胞毒性 T 细胞（TC）和抑制性 T 细胞（TS）。TC 细胞能够直接杀伤表面带有抗原的细胞。TS 细胞可以通过抑制或活化免疫细胞来调节免疫应答。

（2）粒细胞　粒细胞中的细胞核不规则，所以又称为多形核白细胞。粒细胞在骨髓内发育成熟，主要存在于血液内。根据其对染料的亲和性情况，可分为嗜中性、嗜酸性和嗜碱性粒细胞。

（3）肥大细胞　肥大细胞是大型圆细胞，位于皮下疏松结缔组织和呼吸道、消化管等黏膜内。它能分泌多种细胞因子，参与细胞免疫作用。

（4）单核细胞　单核细胞多呈椭圆形，或有伪足，体积较粒细胞大。胞液呈碱性，含有较多的溶酶体。单核细胞具有趋化、吞噬杀伤病原体的功能。

3. 免疫分子

免疫分子包括膜表面免疫因子和体液免疫分子两大类，主要由补体、免疫球蛋白、细胞因子等组成。补体和免疫球蛋白分别是非特异性免疫和特异性免疫中的主要体液成分。细胞因子具有对细胞功能的多方面调节作用，直接参与细胞免疫的应答效应过程，如主要组织相容性复合物（MHC）是机体的自身标志性分子，它参与 T 细胞对抗原的识别及免疫应答中各类免疫细胞间的相互作用，是机体免疫系统中能够区分"敌我"的重要分子基础。MHC 分子依其分子结构、组织分布和功能的不同又可分为 MHC I 类分子和 MHC II 类分子。

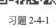

扫码做自测题

习题 2-4-1

三、非特异性免疫

机体的免疫主要是通过非特异性免疫和特异性免疫途径来完成。

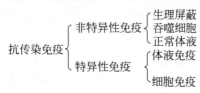

非特异性免疫是机体在长期进化过程中逐渐建立起来的、相对稳定的、能遗传给下一代的一种防御功能，所以又称为天然免疫。

非特异性免疫的特点为：

① 非特异性。非特异性免疫不是针对某一特定病原微生物，而是对多种病原微生物具有一定的防御作用。

② 先天获得。同种系的个体可以通过遗传将非特异性免疫传给下一代，个体一出生就获得相应的非特异性免疫机能。

③ 应答迅速。机体遇到影响健康的外来因素侵扰时，它能迅速做出应答，积极投入战斗，充当"第一道防线"的先锋作用。

④ 功能稳定。当机体再次接触相同的病原微生物或其他异物时，它的免疫功能保持稳定，不会增减。

⑤ 种内相近。非特异性免疫有种间的差异，但在种内个体之间差别较小。

非特异性免疫主要由生理屏障、吞噬细胞和正常体液因素所组成。

1. 生理屏障

（1）皮肤和黏膜

① 机械阻挡作用。完整而健康的皮肤黏膜能机械地阻挡病原微生物等异物的侵入。它是防御病原微生物感染的第一道防线。如鼻子中鼻毛有过滤微生物的作用，气管黏膜表面上的纤毛能定向地向外运动，排出异物。

② 分泌杀菌或抑菌物质。皮肤的汗腺分泌乳酸，使汗液呈酸性；皮脂腺分泌脂肪酸，唾液中的黏多糖，胃酸中的胃酸，消化管中的蛋白酶，唾液、泪液、气管等分泌物中存在的溶菌酶等，都有杀灭或抑制病原微生物的作用。

③ 正常菌群的拮抗作用。寄居在正常人体皮肤黏膜上的微生物菌群一般不致病，而且对一些病原微生物有拮抗作用，如肠道中大肠菌类分泌的酸性产物能抑制金黄色葡萄球菌、痢疾杆菌等。

（2）血-脑屏障　它能防御病原微生物及其毒性产物从血流侵入脑组织，故称为血-脑屏障。

（3）胎盘屏障　在正常情况下，侵入母体的病原微生物及其毒性产物一般不能通过胎盘进入胎儿体内，胎儿可免受感染。

2. 吞噬作用

（1）吞噬细胞的种类　吞噬细胞根据形态大小可分为两类：大吞噬细胞和小吞噬细胞。大吞噬细胞包括固定于肝、脾、淋巴结等各种组织中的巨噬细胞和血液中的大单核细胞。小吞噬细胞包括血流中的中性粒细胞和嗜酸性粒细胞。

（2）吞噬细胞的吞噬作用　吞噬细胞的吞噬杀菌作用一般分为如下 3 个阶段。

① 相遇。当病原微生物侵入机体后，吞噬细胞向入侵地点移动，和病原微生物相遇。

② 吞入。吞噬细胞和病原微生物相遇后，通过吞噬或吞饮作用，将病原微生物吞入细胞内，形成吞噬体。

③ 杀死。当吞噬体形成后，细胞质中的溶酶体便向它靠拢，融合成吞噬溶酶体。此时，溶酶体内的溶菌酶等多种酶类可以杀死并消化分解所吞入的物质。不能消化的残渣排出至细胞外。

3. 正常体液

在正常机体的血液、淋巴液中，含有多种能抑制或杀死病原微生物的物质，主要有补体系统、溶菌酶和干扰素。

（1）补体系统　补体不是一个单一物质，而是存在于正常人和动物血清中的具有酶活性的一组球蛋白组成的酶反应系统。它占血清球蛋白总量的10%。

① 补体的性质。存在于人和动物血清中的球蛋白，在抗原-抗体反应中，具有补充抗体作用的能力，故称为补体。补体的作用没有特异性。它可以对任何抗原-抗体复合物发生作用，但不能单独作用于抗原或抗体。

补体有11个血清成分，常以符号"C"表示。按其发现先后，分别命名为C1、C2、C3、C4、C5、C6、C7、C8和C9。其中C1又分3个亚单位，即C1q、C1r和C1s。

补体是一组酶原，以不活动的形式存在于血清中，只有被激活后才变成一系列的酶。在溶菌作用中，它们先后有次序地与抗原-抗体复合物发生作用，最后促使细菌发生溶解。

补体在血清中的含量，C8、C9含量最少，C3含量最多。补体在激活过程中C2、C3、C4、C5均分别裂解成2个或2个以上的片段，分别标以a、b等符号，如C3a、C3b、C3c等。个体之间的补体含量有所差异，但一般不因免疫而增加。

补体的性质很不稳定，对热敏感，56℃、30min即被灭活。0～10℃只能保存3～4天。冷冻干燥后能较长期保存。许多理化因素，如紫外线照射、机械振荡、乙醇、盐酸、胆汁等均可破坏补体。

② 补体的作用

a. 溶解或杀伤细胞。如霍乱弧菌与相应抗体结合并激活补体后，最易发生溶菌反应。肿瘤细胞在抗体单独存在时，几乎不受影响，但加入补体后，可使肿瘤细胞死亡。

b. 增强吞噬。抗原-抗体复合物或与C3b结合的细胞，具有黏附红细胞的能力，形成较大的颗粒，有利于细胞吞噬作用的发挥。

c. 趋化作用。补体在激活过程中释放出某些物质，具有对中性粒细胞和巨噬细胞的阳性趋化作用，能吸引吞噬细胞向病原体入侵部位移动、集中，对入侵的病原体进行吞噬。

（2）溶菌酶　溶菌酶是一种不耐热的碱性蛋白质。它广泛存在于眼泪、唾液、鼻涕、乳汁、肠道、心、肝、脾、肾以及吞噬细胞的溶酶体颗粒中。

溶菌酶能水解革兰阳性细菌细胞壁中乙酰葡糖胺和乙酰胞壁酸分子之间的连接，使细胞壁受损伤而崩解。当抗体、补体和溶菌酶三者共存时，溶菌作用更为显著。

（3）干扰素　干扰素是干扰素诱导剂作用于活细胞后，由细胞产生的对多种病毒具有抵抗能力的一种蛋白质。病毒、细菌、立克次体、真菌以及人工合成的某些高分子聚合物等都能诱导细胞产生干扰素，这些均称为干扰素诱导剂。

干扰素是一种含糖蛋白质，对热较稳定，37℃、24h不丧失活性。在pH2～11的范围内不变性，对紫外线敏感。

干扰素具有以下特点。

① 干扰素的抗原性很弱，因而不会刺激机体产生抗体并与之结合。

② 干扰素的作用没有特异性，抗病毒范围广。由一种诱导剂产生的干扰素可抑制很多种病毒的生长、增殖。

③ 干扰素对宿主细胞的保护作用具有种属特异性。只有用人或其他灵长类动物细胞制备的干扰素才对人有保护作用，但不能保护鸡。这个特点给大规模地制备、生产干扰素带来了困难。

④ 干扰素不是直接作用于病毒本身，本身并无防御作用，但它能使细胞（包括产生干扰素的细胞及其受影响的邻近细胞）合成抗病毒蛋白质。在其作用下，病毒的信使 RNA 不能与核糖体结合，因此无法合成病毒蛋白质，从而减少了新病毒的合成。

⑤ 干扰素在体内维持的时间较短。

四、特异性免疫

特异性免疫是个体出生后，在生活过程中与病原微生物及其毒性代谢产物等抗原分子接触后产生的一系列免疫防御功能，所以又称为获得性免疫。

特异性免疫具有以下特点。

① 特异性强。它只对引发免疫力的相同抗原有作用，而对其他抗原无效。

② 后天获得。特异性免疫是个体自身只在接触抗原后才能形成的，不能遗传给下一代。

③ 应答缓慢。机体在接触抗原后，有一个识别异物、做出反应、免疫应答的过程，需要一定的时间，因此应答缓慢。

④ 免疫记忆。机体在获得某种特异性免疫后，如再次接触相同抗原时，它能产生记忆作用，并可增强免疫强度。

⑤ 个体差异。不仅种间存在差异，就是种内个体之间或同一个体在不同情况下，也存在着明显差异。特异性免疫由体液免疫和细胞免疫所组成。

1. 体液免疫

体液免疫是以抗体为主的特异性免疫。当病原微生物侵入机体后，体内的 B 细胞在 T 细胞辅助下接受抗原刺激，增殖分化为浆细胞。浆细胞大量合成并分泌抗体，分布于血浆、淋巴和组织等体液中，并与相应的抗原发生特异性结合，在补体参与下进一步增强免疫效应，从而完成免疫作用。由特异性抗体起主要作用的免疫应答称为体液免疫。

（1）抗原　凡能刺激人或其他动物体产生抗体或致敏淋巴细胞，并能与这些产物在体内或体外发生特异性反应的物质，称为抗原。根据定义，抗原物质具有两种能力：一是能刺激机体形成特异性抗体或致敏淋巴细胞的能力，这种能力称为免疫原性或抗原性；二是能与它所产生的抗体或致敏淋巴细胞发生特异性反应，称为反应原性。

① 抗原的性质

a. 异物性。进入机体组织内部的抗原物质必须与该组织细胞成分不相同。它包括异种之间的物质、同种不同个体之间的物质、自身体内的隔绝成分以及自体组织蛋白因某些理化因素作用而发生变性变成抗原等。

b. 特异性。特异性即对应性，如伤寒杆菌刺激产生的抗体，只能与伤寒杆菌发生结合反应，不能与痢疾杆菌结合。抗原的特异性是由抗原物质表面的抗原决定簇所决定的。抗原决定簇是指特殊的化学基团，它的化学组成、空间排列、数目都对特异性产生影响。每一种决定簇可以产生一种特异性抗体。抗原决定簇越多，形成的特异性抗体也越多。

c. 一定的理化性状。凡具有抗原性物质，相对分子质量都较大，通常都在 10000 以上。

相对分子质量越大，抗原性越强。另外还需要一定的化学组成与结构，如明胶相对分子质量高达 10 万，但几乎没有抗原性，这就说明抗原性与化学组成和结构关系密切。

② 抗原的分类。抗原的分类，迄今尚未有统一意见，通常有以下几种分类方法。

a. 根据抗原的免疫性分类

ⓐ 完全抗原。它是指既具有免疫原性又具有反应原性的抗原。绝大多数蛋白质都是完全抗原，如细菌、病毒等。

ⓑ 半抗原。只具有反应原性而无免疫原性的物质称为半抗原，如青霉素、细菌荚膜多糖等。半抗原和蛋白质结合，形成大分子复合物，可变成完全抗原，如青霉素进入人体后与体内蛋白质结合，就有抗原性。

b. 根据抗原结构分类（以细菌为例）

ⓐ 菌体抗原。整个菌体作为抗原。但在实际中，一个菌体具有很多菌体抗原。

ⓑ 鞭毛抗原。存在于细菌的鞭毛上，又称 H 抗原。

ⓒ 表面抗原。不同的细菌表面抗原名称不同。肺炎球菌表面抗原称荚膜抗原，由多糖组成；伤寒杆菌表面抗原称Ⅵ抗原，化学成分为糖脂；大肠杆菌表面抗原称封套抗原或 K 抗原。

c. 根据抗原来源不同分类

ⓐ 外源性抗原。它是来自机体外面的物质，如病原微生物、动物血清等。

ⓑ 内源性抗原。它是来自自身体内的物质，如某些理化因素可使自身组织细胞变成自身抗原。

d. 根据抗原是否特有分类

ⓐ 特异抗原。不同种或不同型的细菌具有自己特有的菌体抗原，称为特异抗原。特异抗原能刺激机体产生特异性抗体。

ⓑ 共同抗原。不同种或不同型之间具有相同的抗原，称为共同抗原或类属抗原。如甲、乙两菌，甲菌含有 1、2 抗原，乙菌有 2、3 抗原。那么 1 就是甲菌的特异抗原，3 是乙菌的特异抗原，而 2 即为甲、乙两菌的共同抗原。由共同抗原产生的共同抗体既能与产生抗体的该菌发生反应，又能与含有共同抗原的其他菌发生反应，称为交叉反应。

e. 根据抗原的化学性质分类。根据抗原的化学性质可分为蛋白质抗原、多糖抗原、脂抗原、抗酸抗原等。

f. 根据刺激机体 B 细胞产生抗体时是否需要 T 细胞辅助分类　可分为胸腺依赖性抗原和非胸腺依赖性抗原。

实践中作为抗原应用的重要物质有：病原微生物、细菌的外毒素和类毒素、异种动物免疫血清、同种异体抗原（红细胞血型抗原、人类白细胞抗原）、自身抗原和植物花粉等。

（2）抗体　抗体（Ig）是由抗原刺激机体后而产生的特异免疫球蛋白，它主要存在于血液的血清部分。含有抗体的血清称抗血清或免疫血清。

① 抗体的种类。到目前为止，人体的免疫球蛋白一共发现了 5 种类型，分别命名为 IgG、IgA、IgM、IgD 和 IgE，抗体的结构如图 2-4-1 所示。

5 种免疫球蛋白的分子结构基本上都相似，它们都是具有 4 条多肽链的复合物，其中 2 条相同的长链称重链（简称 H 链）、2 条相同的短链称轻链（简称 L 链）。各条肽链之间均以二硫键形式连接起来，组成一个完整的功能单位。整个结构呈"Y"字形。

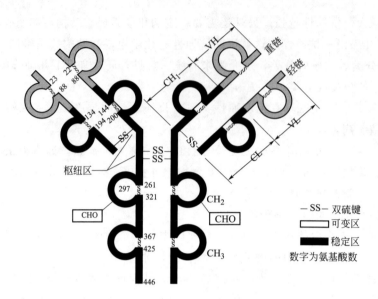

图 2-4-1　Ig 分子基本结构

在多肽链的羧基端（C 端），轻链的 1/2 和重链的 3/4 部分，肽链的一级结构比较恒定，称为恒定区（C 区），在氨基端（N 端），轻链的 1/2 和重链的 1/4 部分，氨基酸的种类和排列顺序可因抗体种类不同而有所变化，称为可变区（V 区）。抗体的多样性与特异性均由可变区反映出来，抗原结合点在可变区。在重链的 C 区还有一枢纽区，抗体分子可在此处发生转动而使形状改变。

用木瓜蛋白酶可将 IgG 水解成 3 个片段：两个相同的抗原结合片段（Fab）和一个可结晶片段（Fc）。Fab 含有完整的轻链和重链的一部分，它能与抗原发生结合。Fc 只含有两条重链的部分，不能与抗原发生结合，但具有与补体结合、凝集反应等许多生物活性。如用胃蛋白酶水解，可在 IgG 重链之间二硫键近羧基端切断，只得到一个具有抗体活性的 Fab 段，剩余的两段游离的 Fc 段被水解成小分子肽而不呈现生物活性。

IgG、IgD 和 IgE 都是一个"Y"字形的单体结构。有的以二、三或四聚体形式存在。IgM 是由 5 个单体组成的五聚体，为巨球蛋白，它是 Ig 中最大的分子。

② 抗体的性质。所有的免疫球蛋白都是糖蛋白。大部分组成成分是球蛋白，少量是糖类，通常是己糖和氨基己糖，存在于重链部分。

免疫球蛋白的相对分子质量在 15 万～100 万之间。最大的是 IgM 为 90 万。

每一个"Y"字形抗体分子具有两个抗原结合点，能与两个抗原决定簇相结合，所以抗体是"二价"的。

抗体在体外可与相应的抗原结合而发生可见反应，在体内能与病原微生物结合，起抗传染作用。

如果某种抗原能刺激机体产生几类免疫球蛋白，其在血清中出现的先后顺序有一定的规律：IgM 最早出现，以后依次是 IgG、IgA、IgD 和 IgE。

③ 抗体形成的规律。当机体受到抗原刺激时，能在淋巴结、脾中形成相应抗体。抗体的形成一般经过两次应答的过程。

a.初次应答。当机体初次接触抗原后，需经过一段时间后才能在血清中产生特异性抗体。随后抗体量逐渐上升，然后再缓慢下降。机体的这种对初次接触抗原产生的反应称为初次应答。在初次应答中，出现的抗体主要是 IgM。

b. 再次应答。保留几天或几周后，再次接触同一抗原，只需很短时间就会产生相应抗体，并且抗体量迅速上升到最大幅度，通常是初次应答的 10～100 倍，并能在体内维持一定时间，然后再慢慢下降。这种因再次接触抗原而大幅度提高抗体量的反应称为再次应答。在再次应答中，出现的抗体主要是 IgG。

c. 免疫记忆。再次接触同一抗原时反应更快、更强的现象称为免疫记忆。免疫记忆是由记忆细胞完成的，记忆细胞是抗原刺激下的细胞在分化为浆细胞的同时，分化出的一群具有抗原特异性的寿命较长、形态较小的细胞。

④ 抗体的作用。各种免疫球蛋白的作用不尽相同，但总的来讲，抗体具有两个重要作用：

a. 能够辨别侵入机体的异体细胞。当病原微生物侵入机体时，就会刺激机体产生相应的抗体，并与之结合，阻止病原微生物进一步扩散。

b. 激活补体，增强杀伤力。病原微生物和抗体结合形成的复合物，能激活补体，共同参与杀伤病原微生物。

2. 细胞免疫

细胞免疫是以 T 细胞为主的免疫应答。T 细胞在抗原刺激下，大量增殖，分化为致敏淋巴细胞。致敏淋巴细胞再次与抗原相遇，细胞毒性 T 细胞直接杀伤抗原，迟发型超敏 T 细胞释放多种淋巴因子，相互配合，增强免疫效应，将病原微生物杀死。

扫码做自测题

习题 2-4-2

目前已发现的淋巴因子中，重要的有以下几种。

① 趋化因子。能将吞噬细胞吸引集聚到抗原所在区。

② 吞噬细胞移动抑制因子。对于已经集聚到抗原所在区的吞噬细胞，此因子可抑制其游走，使其停留在现场发挥作用。

③ 皮肤反应因子。能引起局部皮肤的炎症反应，增强反应部位血管的通透性，有利于吞噬细胞和体液因素的渗出和聚集。

④ 淋巴毒素。能直接破坏病原体寄生的细胞，也能杀死或抑制肿瘤细胞。

⑤ 巨噬细胞激活因子。能使吞噬细胞的杀菌能力加强，其机制是促进巨噬细胞的氧化代谢，促使细胞内的溶菌酶生成。

⑥ 干扰素。能抑制病毒的生长增殖。

(1) 天然免疫 在自然条件下，机体对另一种生物传染病的病原微生物具有不易感染的能力，称为天然免疫。天然免疫又可分为天然主动免疫和天然被动免疫两种。

① 天然主动免疫。机体在受微生物抗原刺激后，在自然情况下自体产生的免疫力，称为天然主动免疫，如患天花、麻疹等传染病产生隐性传染后获得的免疫力。

② 天然被动免疫。在自然条件下，不是机体自己产生的，而是通过异体获得的免疫力，称为天然被动免疫，如婴儿通过母亲的胎盘或母乳获得的免疫力，在一定时间内对某些传染病有抵抗力。

(2) 人工免疫 采用人工方法，将某种抗原或含有某种特异性抗体、细胞免疫制剂等接种于人体，以增强宿主的抗病能力，称为人工免疫。人工免疫也可分为人工主动免疫和人工被动免疫两种。

① 人工主动免疫。采用人工方法，将疫苗或类毒素等接种于人体，使机体本身产生获得性免疫力的防治微生物感染的一种措施，称为人工主动免疫。人工主动免疫用于预防。

② 人工被动免疫。采用人工方法，将含有特异性抗体的免疫血清或纯化免疫球蛋白抗体，或细胞因子等细胞免疫制剂，注射入人体，使机体即刻获得免疫力，以达到治疗疾病的目的。由于这些免疫物质不是病人自己产生的，故称为人工被动免疫。人工被动免疫常用于紧急预防和治疗疾病。

复习思考题

1. 作为抗原要具备哪些条件？病原微生物的主要抗原有哪些？

2. 什么叫干扰素？有哪些特点？

3. 试比较 T 淋巴细胞和 B 淋巴细胞的区别。

4. 试说明现有疫苗的类型及各自特点。

5. 特异性免疫主要通过哪些途径获得？

拓展知识

牛痘接种的发现

天花曾是世界上传染性最强的疾病之一，这种病毒可以在空气中以惊人的速度传播，几千年来，千百万人因此毁容甚至死亡。牛痘接种的发现使人类免受天花之灾，它的发明者爱德华·詹纳也成了世界医学史上最令人钦佩和喜爱的医生之一。

詹纳出生在英国的格洛斯特，13 岁那年，他成了一名外科医生的助手，并在这个岗位工作了 6 年。那时，天花还是无药可治的传染病。一天，一位在乡村奶牛场工作的少女来到他的外科诊所，当他们谈到天花的问题时，少女说："我不会得这样的病，因为我已经得过牛痘了。"少女的话给詹纳的印象很深，他发现在自己周边的农夫家庭中确实如此。詹纳从中得到启示，开始了他对牛痘接种长达 20 年的研究。1796 年 5 月 14 日，詹纳从一名感染牛痘的挤奶女工手上的脓包中提取物质，接种在一名健康的 8 岁男孩胳膊上，男孩并没有得病反应，六周后，詹纳给这个孩子又接种了人类天花脓包中的物质，这名男孩也没有患上天花。随后，詹纳又在其他人身上反复进行了相同实验，更进一步证明了牛痘预防天花的作用。牛痘接种防疫天花的实验终于获得了成功，这个消息很快传遍了欧洲甚至全世界。

然而，事情并不总是一帆风顺的，当詹纳将接种牛痘预防天花的研究成果写成论文准备在英国皇家学会上发表时，遭到了拒绝，各种怀疑和反对的声音也相继出现。有些人甚至造谣说接种了牛痘后，人的头上会长出牛角，还会发出牛叫的声音。但真理终能战胜一切，牛痘接种可以预防天花的事实，终于在医学历史上占据了应有的地位。今天，天花已经从世界上完全消失，而詹纳不屈不挠的研究精神却不会被人们遗忘。

项目 五 微生物的代谢与药物生产

代谢是新陈代谢的简称，通常泛指发生在活细胞中的各种生化反应的总称，它是生物体存在的前提，主要由分解代谢和合成代谢两个过程组成。

分解代谢又称异化作用，是指细胞将大分子物质（营养物质或细胞物质）逐步降解成小分子物质的过程，并在这个过程中产生能量，是产能反应。合成代谢又称同化作用，是指细胞利用简单的小分子物质合成复杂大分子的过程，在这个过程中要消耗能量，是耗能反应。合成代谢所利用的小分子物质来源于分解代谢过程中产生的中间产物或环境中的小分子营养物质。

在整个代谢过程中，分解代谢将生物大分子分解成小分子物质，合成代谢将生物小分子合成生物大分子，这两个过程构成了物质代谢过程；在分解代谢过程中需要消耗能量，是耗能代谢，在合成代谢过程中释放能量，是产能代谢，这两个过程构成了代谢中的能量代谢。无论是分解代谢还是合成代谢，代谢途径都是由一系列连续的酶促反应构成的，前一步反应的产物是后续反应的底物。细胞通过各种方式有效地调节相关的酶促反应，来保证整个代谢途径的协调性与完整性，从而使细胞的生命活动得以正常进行。

一、微生物的产能代谢

由于一切生命活动都需要消耗能量，因此能量代谢是新陈代谢中的核心问题。微生物的产能代谢就是研究微生物如何把外界环境中多种形式的能量转化成一切生命活动都能利用的能量。对微生物来说，它们可利用的能源是有机物、日光辐射能和还原态无机物三类。另外，某些微生物在代谢过程中除了产生其生命活动所必需的初级代谢产物和能量外，还会产生一些次级代谢产物，这些次级代谢产物除了有利于这些微生物的生存外，还与人类的生产与生活密切相关。

1. 生物氧化

生物氧化就是发生在活细胞内的一系列产能性氧化反应的总称。生物氧化的过程可分为底物脱氢（或电子）、递氢（或电子）和受氢（或电子）三个阶段，包括需氧呼吸、无氧呼吸和发酵三种类型。

生物氧化是在体温和近于中性 pH 值及有水环境中，在一系列酶、辅酶和中间传递体的作用下逐步进行的，每一步都放出一部分的能量，这样不会因氧化过程中能量的骤然释放而损害机体，同时可以使释放的能量得到有效的利用。真核生物细胞内的生物氧化都是在线粒体内进行；在不含线粒体的原核生物如细菌细胞内生物氧化则在细胞膜上进行。

不同类型微生物进行生物氧化所利用的物质是不同的，异养微生物利用有机物氧化分解获得能量，自养微生物则利用无机物通过生物氧化来进行产能代谢。

2. 异养微生物的产能

异养微生物是主要以有机物作为营养物质进行生命代谢活动的一类微生物。对于化能异养微生物来说，有机物既是碳源又是能源，对于光能异养微生物来说，有机物是主要碳源而不是能源。微生物产能与耗能都是在生物氧化过程中发生的，根据生物氧化过程中受氢体性质的不同，可把生物氧化分为发酵、有氧呼吸和无氧呼吸三种类型。

（1）发酵 广义的"发酵"是指利用微生物生产有用代谢产物的一种生产方式。狭义的"发酵"指在能量代谢或生物氧化中，在无氧条件下，底物（有机物）氧化释放的氢（或电子）不经呼吸链传递，而直接交给某种未完全氧化的中间产物的一类低效产能过程。

① 发酵的途径。可作为发酵的底物有糖类、有机酸、氨基酸等。这里以葡萄糖作为发酵的典型底物来探讨，葡萄糖的降解主要通过四条代谢途径来完成。

a. EMP 途径（Embden-Meyerhof-Parnas pathway）。又称糖酵解途径或二磷酸己糖途径，是绝大多数微生物共有的主流代谢途径。它是以 1 分子葡萄糖为底物，约经过 10 步反应产生 2 分子丙酮酸、2 分子 ATP 和 2 分子 NADH＋H$^+$的过程（图 2-5-1）。

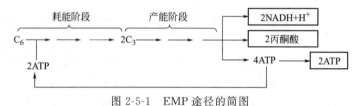

图 2-5-1 EMP 途径的简图

C$_6$ 为葡萄糖，C$_3$ 为甘油醛-3-磷酸，外有方框者为终产物

EMP 途径的总反应式为：

$$C_6H_{12}O_6 + 2NAD^+ + 2ADP + 2Pi \longrightarrow 2CH_3COCOOH + 2NADH + 2H^+ + 2ATP + 2H_2O$$

因此，EMP 途径可概括为 2 个阶段（耗能和产能）、3 种产物和 10 个反应。

在其终产物中，2NADH＋2H$^+$在有氧条件下可经呼吸链的氧化磷酸化反应产生 6ATP，而在无氧条件下，则可把丙酮酸还原成乳酸，或把丙酮酸的脱羧产物——乙醛还原成乙醇，所以，从与人类的生产实践的关系来看，它与发酵生产关系密切。

b. HMP 途径（hexose monophosphate pathway）。又称为单磷酸己糖途径或磷酸戊糖支路。其特点是葡萄糖不经 EMP 途径和 TCA 循环而得到彻底氧化，并能产生大量 NADPH＋H$^+$形式的还原力以及多种重要中间代谢产物。其总反应可简要地用图 2-5-2 表示。

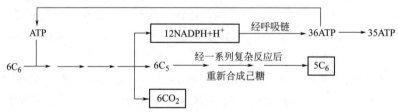

图 2-5-2 HMP 途径的简图

C$_6$ 为己糖或己糖磷酸，C$_3$ 为核酮糖-5-磷酸，外有方框者为本途径的直接产物；

NADPH＋H$^+$必须先由转氢酶将其上的氢转到 NAD$^+$上并变成 NADH＋H$^+$后，才能进入呼吸链产 ATP

从图 2-5-2 可知，6 分子葡萄糖-6-磷酸经 HMP 途径降解的结果，相当于净消耗 1 分子葡萄糖-6-磷酸，产生 12 分子 NADPH＋H$^+$和 6 分子 CO$_2$ 和 36 分子的 ATP。由于 1 分子葡萄糖在被磷酸化生成 1 分子葡萄糖-6-磷酸时需要消耗 1 分子的 ATP，所以 1 分子葡萄糖经 HMP 途径最终可得到 35 分子的 ATP。需要注意的是，6 分子的 CO_2 并非来自同一个葡萄糖分子，而是来自 6 个葡萄糖-6-磷酸分子的第一位碳原子；另外，在途径中虽然可以产生大量的 ATP，但一般认为 HMP 途径的主要目的不是产能，而是为生物合成提供大量的还原力（$NADPH+H^+$）和中间代谢产物。

HMP 途径的总反应式为：

6 葡萄糖-6-磷酸 $+12NADP^+ +6H_2O \longrightarrow$ 5 葡萄糖-6-磷酸 $+12NADPH+12H^+ +6CO_2 +Pi$

HMP 途径可概括为三个阶段：i.葡萄糖分子通过几步氧化反应产生 5-磷酸核酮糖和 CO_2；ⅱ.5-磷酸核酮糖发生同分异构化分别产生 5-磷酸核糖和 5-磷酸木酮糖；ⅲ.在无氧条件下产物发生碳架重排，生成己糖磷酸和丙糖磷酸，丙糖磷酸一方面可通过 EMP 途径转化成丙酮酸再进入 TCA 循环进行彻底氧化，另一方面也可通过果糖二磷酸醛缩酶和果糖二磷酸酶的作用而转化为己糖磷酸。

大多数好氧和兼性厌氧微生物中都有 HMP 途径，而且在同一微生物中往往同时存在 EMP 和 HMP 途径，单独具有 HMP 途径的微生物较少见。

c. ED 途径（Entner-Doudoroff pathway）。又称 2-酮-3-脱氧-6-磷酸葡糖酸（KDPG）裂解途径，此途径最早是在 1952 年由 N. Entner 和 M. Doudoroff 两人发现而得名。ED 途径（图 2-5-3）是某些缺乏完整 EMP 途径的微生物中的一种替代途径，是微生物所特有的一条途径，特点是葡萄糖只经过四步反应即可快速获得丙酮酸。

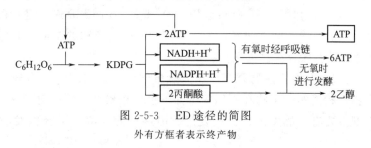

图 2-5-3 ED 途径的简图

外有方框者表示终产物

ED 途径的总反应式为：

$C_6H_{12}O_6 +ADP+Pi+NADP^+ +NAD^+ \longrightarrow$

$$2CH_3COCOOH+ATP+NADPH+H^+ +NADH+H^+$$

ED 途径可不依赖于 EMP 和 HMP 途径而单独存在，产能效率低，但可与 EMP 途径、HMP 途径和 TCA 循环等代谢途径相联，可相互协调，满足微生物对能量、还原力和不同中间代谢产物的需要。

d. WD 途径。WD 途径是由沃勃（Warburg）、狄更斯（Dickens）、霍克（Horecker）等人发现的，故称 WD 途径。WD 途径的特征性酶是磷酸解酮酶，所以也称此途径为磷酸解酮酶途径。根据解酮酶的不同，把具有磷酸戊糖解酮酶的称为 PK 途径，把具有磷酸己糖解酮酶的称为 HK 途径。

某些细菌如明串珠菌属和乳杆菌属中的一些细菌，由于缺少醛缩酶，不能够将磷酸己糖裂解为 2 个三碳糖，所以要通过磷酸解酮酶途径将糖降解。

i. PK 途径（phospho-pentose-ketolase pathway）。这条途径是 HMP 的变异途径，从葡萄糖到 5-磷酸木酮糖均与 HMP 相同，然后又在这条途径的关键酶——磷酸戊糖解酮酶的作用

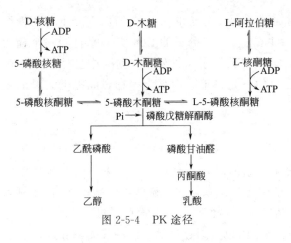

图 2-5-4　PK 途径

下，生成乙酰磷酸和 3-磷酸甘油醛。以这条途径进行糖代谢的微生物可以利用葡萄糖和戊糖（D-核糖、D-木糖、L-阿拉伯糖）作为能源，但经这条途径 1 分子的葡萄糖只产生 1 分子丙酮酸，所得 ATP 也只是 EMP 途径的一半（图 2-5-4）。

ⅱ. HK 途径（phospho-hexose-ketolase pathway）。这条途径是 EMP 途径的变异途径，从葡萄糖到 6-磷酸果糖与 EMP 相同，然后又在这条途径的关键酶——磷酸己糖解酮酶的作用下，生成乙酰磷酸和 4-磷酸赤藓糖。

在糖降解过程中生成的丙酮酸可被进一步代谢，在无氧条件下，不同的微生物分解丙酮酸后会积累不同的代谢产物。目前发现多种微生物可以发酵葡萄糖产生乙醇。能进行乙醇发酵的微生物包括酵母菌、根霉、曲霉和某些细菌。不同的微生物进行乙醇发酵时，其发酵途径也各不相同。如酵母将葡萄糖经 EMP 途径降解为丙酮酸，然后丙酮酸脱羧生成乙醛，乙醛作为氢受体使 NAD^+ 再生，发酵终产物为乙醇。运动发酵单胞菌和厌氧发酵单胞菌是利用 ED 途径降解葡萄糖为丙酮酸，最后得到乙醇。对于某些生长在极端酸性条件下的严格厌氧菌，如胃八叠球菌（*Sarcina ventriculi*）和肠杆菌（*Enterobacter*）则是利用 EMP 途径进行乙醇发酵。许多细菌能利用葡萄糖产生乳酸，这类细菌称为乳酸细菌。根据产物的不同，乳酸发酵有三种类型：同型乳酸发酵、异型乳酸发酵和双歧发酵。

② 发酵的类型。微生物的种类繁多，在无氧条件下，不同的微生物分解丙酮酸后会积累不同的代谢产物，相同的微生物在不同的条件下也会积累不同的代谢产物。根据发酵产物不同，发酵的类型主要有乙醇发酵、乳酸发酵、丙酮丁醇发酵、混合酸发酵、Stickland 反应等。

a. 乙醇发酵。目前发现多种微生物可以发酵葡萄糖生产乙醇，主要包括酵母菌、某些细菌、曲霉和根霉。

ⅰ. 酵母菌的乙醇发酵。酵母菌是兼性厌氧菌，在厌氧和偏酸（pH＝3.5～4.5）的条件下，通过糖酵解（EMP）途径将葡萄糖降解为 2 分子丙酮酸，丙酮酸再在乙醇发酵的关键酶——丙酮酸脱羧酶作用下脱羧生成乙醛，乙醛在乙醇脱氢酶的作用下还原成乙醇；而在有氧的条件下丙酮酸就进入三羧酸循环，彻底氧化成 CO_2 和 H_2O。每分子葡萄糖经酵母菌的乙醇发酵后净产生 2 分子 ATP、2 分子乙醇和 2 分子 CO_2。

ⅱ. 细菌的乙醇发酵。细菌也能进行乙醇发酵，并且不同的细菌进行乙醇发酵时的发酵途径也各不相同。如厌氧发酵单胞菌是利用 ED 途径分解葡萄糖为丙酮酸，最后得到乙醇；而某些生长在极端酸性条件下的严格厌氧菌如胃八叠球菌则是利用 EMP 途径进行乙醇发酵。每分子葡萄糖经 ED 途径进行乙醇发酵后，净增 1 分子 ATP、2 分子乙醇和 2 分子 CO_2。

b. 乳酸发酵。乳酸发酵是指乳酸细菌将葡萄糖分解产生的丙酮酸还原成乳酸的生物学过程。它可分为同型乳酸发酵和异型乳酸发酵。

　　ⅰ.同型乳酸发酵。发酵产物中只有乳酸一种的发酵称同型乳酸发酵（图2-5-5）。能进行此类发酵的细菌有：乳链球菌和乳酸乳杆菌等。在同型乳酸发酵过程中，葡萄糖经 EMP 途径降解为丙酮酸，丙酮酸在乳酸脱氢酶的作用下被 NADH 还原成乳酸。此过程每发酵1分子葡萄糖产生2分子乳酸、2分子 ATP，不产生 CO_2。

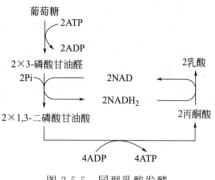

图 2-5-5　同型乳酸发酵

　　ⅱ.异型乳酸发酵。发酵产物中除乳酸外同时还有乙醇（或乙酸）、CO_2 和 H_2 等，称异型乳酸发酵。在肠膜明串珠菌的异型乳酸发酵中，葡萄糖首先经 HK 途径分解，产生3-磷酸甘油醛和乙酰磷酸，其中3-磷酸甘油醛进一步转化为乳酸，乙酰磷酸经两次还原变为乙酸。当发酵戊糖时，则是利用 PK 途径，磷酸解酮糖酶催化5-磷酸木酮糖裂解生成乙酰磷酸和3-磷酸甘油醛。异型乳酸发酵每发酵1分子葡萄糖产生1分子乳酸、1分子乙醇和1分子 CO_2，净增1分子 ATP。

　　c.丙酮丁醇发酵。在葡萄糖的发酵产物中，以丙酮、丁醇为主（还有乙醇、CO_2、H_2 以及乙酸）的发酵称为丙酮丁醇发酵。有些细菌如梭菌属的丙酮丁醇梭菌能进行丙酮丁醇发酵。在发酵中，葡萄糖经 EMP 途径降解为丙酮酸，由丙酮酸产生的乙酰辅酶 A 通过双双缩合为乙酰乙酰辅酶 A。乙酰辅酶 A 一部分可以脱羧为丙酮，另一部分经还原生成丁酰辅酶 A，然后进一步还原生成丁醇。在此过程中，每发酵2分子葡萄糖可产生1分子丙酮、1分子丁醇、4分子 ATP 和5分子 CO_2。

　　d.混合酸发酵。能积累多种有机酸的葡萄糖发酵称为混合酸发酵。大多数肠道细菌（如大肠杆菌、产气肠杆菌等）均能进行此类发酵。在混合酸发酵中，先通过 EMP 途径将葡萄糖分解为丙酮酸，然后由不同的酶系将丙酮酸转化成不同的产物，如乳酸、乙酸、甲酸、乙醇、CO_2 和 H_2，还有一部分磷酸烯醇式丙酮酸用于生成琥珀酸。而肠杆菌中的一些细菌，能将丙酮酸转变成乙酰乳酸，乙酰乳酸经一系列反应生成丁二醇，由于这类肠道菌还具有丙酮酸-甲酸裂解酶、乳酸脱氢酶等，所以其终产物还有甲酸、乳酸、乙醇等。

　　e.Stickland 反应。某些专性厌氧细菌如梭状芽孢杆菌在厌氧条件下生长时，以一种氨基酸作为氢的供体，进行氧化脱氨，另一种氨基酸作为氢的受体，进行还原脱氨，两者偶联进行氧化还原脱氨，并有 ATP 生成，这个反应被称为 Stickland 反应。此反应在1934年由 L. H. Stickland 发现而得名。此反应的产能效率很低，每分子氨基酸只产1个 ATP。以丙氨酸和甘氨酸为例，它们的总反应是：

$$\underset{\text{丙氨酸}}{\overset{\displaystyle CH_3}{\underset{\displaystyle COOH}{\overset{|}{\underset{|}{CHNH_2}}}}} + 2\underset{\text{甘氨酸}}{\overset{\displaystyle CH_2NH_2}{\underset{\displaystyle COOH}{\overset{|}{|}}}} \xrightarrow{\ ADP+Pi\quad ATP\ } \underset{\text{乙酸}}{3CH_3COOH} + 3NH_3 + CO_2$$

　　（2）有氧呼吸　又称好氧呼吸，指微生物在降解底物的过程中，将脱下的氢（或电子）经完整的呼吸链（又称电子传递链）传给外源电子受体分子氧，从而生成水并释放出大量 ATP 形式能量的生物氧化过程。这是一种最普遍、最重要的生物氧化和产能的方式，是一种必须在有氧条件下完成的生物氧化作用，是一种高效产能方式。

有氧呼吸作用与发酵作用的根本区别在于：电子不是直接传递给底物降解的中间产物，而是交给电子传递系统，逐步释放出能量后再交给最终电子受体分子氧。

许多微生物可以有机物作为氧化底物，进行有氧呼吸获得能量。在发酵过程中，葡萄糖经过糖酵解作用形成的丙酮酸在厌氧条件下转变成不同的发酵产物，而在有氧呼吸过程中，丙酮酸进入三羧酸循环（简称 TCA 循环），被彻底氧化生成 CO_2 和水，同时释放大量能量（图 2-5-6）。

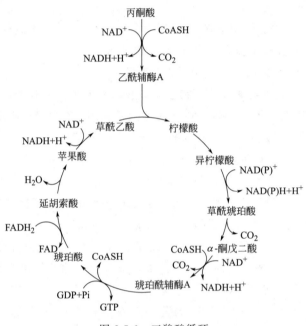

图 2-5-6 三羧酸循环

在三羧酸循环过程中，丙酮酸完全氧化共释放出 3 分子的 CO_2，一个是在乙酰辅酶 A 形成过程中，一个是在异柠檬酸脱羧时产生的，还有一个是在 α-酮戊二酸的脱羧过程中产生。同时生成 4 分子的 NADH 和 1 分子的 $FADH_2$，NADH 和 $FADH_2$ 可经电子传递系统重新被氧化，由此每氧化 1 分子 NADH 可生成 3 分子 ATP，每氧化 1 分子 $FADH_2$ 可生成 2 分子 ATP。另外，琥珀酰辅酶 A 在氧化成延胡索酸时，包含着底物水平磷酸化作用，由此产生 1 分子 GTP，随后 GTP 可转化成 ATP。至此，每 2 次三羧酸循环可生成 15 分子 ATP，而每分子葡萄糖可转化为 2 分子丙酮酸，因此，最终生成 30 分子 ATP。此外，在葡萄糖转变为 2 分子丙酮酸时还可借底物水平磷酸化生成 2 分子的 ATP；在糖酵解过程中产生的 2 分子 NADH 可经电子传递系统重新被氧化，产生 6 分子 ATP。因此，需氧微生物在完全氧化葡萄糖的过程中总共可得到 38 分子的 ATP。其总反应式表示如下：

$$C_6H_{12}O_6 + 6O_2 + 38ADP + 38Pi \longrightarrow 6CO_2 + 6H_2O + 38ATP$$

电子传递系统是由一系列氢和电子传递体组成的多酶氧化还原体系，包括 NADH 脱氢酶、黄素蛋白、铁硫蛋白、细胞色素、醌及其化合物。这些体系具两种基本功能：一是从电子供体接受电子并将电子传递给电子受体；二是通过合成 ATP 把在电子传递过程中释放的一部分能量保存起来。

与发酵过程相比，呼吸作用可产生更多的能量，这是由于 NADH 的氧化方式不同而造成的。在呼吸过程中，NADH中的电子不是传递给中间产物——丙酮酸，而是通过电子传递系统传递给氧分子或其他最终电子受体，使葡萄糖可以被彻底氧化成 CO_2 而放出更多的能量。

（3）无氧呼吸 又称厌氧呼吸，指以无机氧化物（少数为有机氧化物）代替分子氧作为最终氢（或电子）受体的生物氧化过程。这是一类在无氧条件下进行的、产能效率较低的特殊呼吸。根据最终氢（或电子）受体不同可分为硝酸盐呼吸、硫酸盐呼吸、碳酸盐呼吸等多种类型。

3. 自养微生物的产能

能够利用简单的无机物作为营养物质进行正常生命代谢活动的微生物称为自养微生物。自养微生物生物氧化和产能的类型很多，而且途径复杂。在光能自养微生物中，其所需能量ATP和还原力 [H] 都是通过循环光合磷酸化、非循环光合磷酸化或紫膜的光合磷酸化而获得的；在化能自养微生物中，其ATP主要是通过还原态无机物经过生物氧化过程中的氧化磷酸化产生的，还原力 [H] 则是通过消耗ATP的无机氢（$H^+ + e^-$）的逆呼吸链传递而产生的。

（1）光能自养微生物的生物氧化和产能 光能自养微生物是以 CO_2 作为唯一或主要碳源并利用光能进行生长的微生物。光能自养微生物利用光合色素（叶绿素或细菌叶绿素、类胡萝卜素和藻胆色素）进行光合作用，将 CO_2 还原成细胞物质。光合作用是自然界一个极其重要的生物学过程，其实质是通过光合磷酸化将光能转变成化学能，用于合成细胞物质。进行光合作用的微生物主要包括藻类、蓝细菌和光合细菌（包括紫色细菌、绿色细菌、嗜盐菌等）。

光合磷酸化是在光照条件下，叶绿体将ADP和无机磷（Pi）结合形成ATP的生物学过程，是光合细胞吸收光能后转换成化学能的一种储存形式。当一个叶绿素分子吸收光量子时，叶绿素性质上即被激活，导致叶绿素（或细菌叶绿素）释放一个电子而被氧化，释放出的电子在电子传递系统中的传递过程中逐步释放能量，这就是光合磷酸化的基本动力。

① 循环光合磷酸化。这是一种存在于光合细菌中的原始光合作用机制，由于它是一种在光能驱动下通过电子的循环式传递而完成的磷酸化，故称为循环光合磷酸化。在光合细菌中，吸收光量子而被激活的细菌叶绿素释放出高能电子，高能电子通过类似呼吸链的循环，又回到细菌叶绿素，其间产生ATP（图2-5-7）。在循环光合磷酸化中，只产能（ATP）而不产生还原力 [H] 和氧气。

具有循环光合磷酸化的生物，都是原核生物真细菌中的光合细菌，主要包括紫色细菌和绿色细菌，它们都是厌氧菌，由于其细胞内所含的细菌

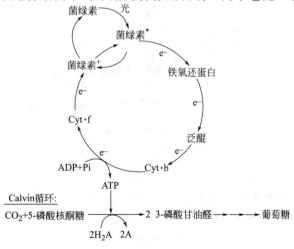

图 2-5-7 循环光合磷酸化

H_2A 为硫化氢等无机氢供体，菌绿素* 表示激发态的菌绿素

叶绿素和类胡萝卜素的量和比例的不同，使菌体呈现红、橙、蓝绿、紫红、紫或褐等不同颜色。

② 非光合磷酸化。各种绿色植物、藻类和蓝细菌通过这种磷酸循环化反应来利用光能产生 ATP。它包括两个光合系统：光反应系统 Ⅰ（含叶绿素 a）和光反应系统 Ⅱ（含叶绿素 b）。其过程是：光反应系统 Ⅰ 的叶绿素吸收红光被激活后逐出电子，电子经最初电子载体还原 $NADP^+$，生成 $NADPH+H^+$；光反应系统 Ⅱ 利用蓝光使 H_2O 光解产生的 $1/2O_2$ 可及时释放，而放出的电子经电子传递链去还原光反应系统 Ⅰ 的叶绿素分子，电子传递的过程中生成 ATP。

非循环光合磷酸化的反应式为：

$$2NADP^+ + 2ADP + 2Pi + 2H_2O \longrightarrow 2NADPH + 2H^+ + 2ATP + O_2 \text{（产氧型）}$$

$$NAD^+ + H_2S + ADP + Pi \longrightarrow NADPH + H^+ + ATP + S \text{（不产氧型）}$$

③ 紫膜的光合磷酸化。这是一种直至 20 世纪 70 年代才揭示的只有嗜盐菌才有的无叶绿素或菌绿素参与的独特光合作用。

嗜盐菌的细胞膜可分成红色和紫色两部分，前者主要含细胞色素和黄素蛋白等用于氧化磷酸化的呼吸链载体，后者在膜上呈斑片状独立分布，其总面积约占细胞膜的一半，这就是能进行独特光合作用的紫膜，含量占紫膜的 75%，是一种称为细菌视紫红质的蛋白质，它与人眼视网膜上的柱状细胞中所含的一种蛋白质——视紫红质十分相似，二者都以紫色的视黄醛作为辅基。

细菌视紫红质与叶绿素相似，在光量子的驱动下，具有质子泵的作用，这时它将产生的 H^+ 推出细胞膜外，使紫膜内外造成一个质子梯度差。根据化学渗透学说，这一质子动势在驱使 H^+ 通过 ATP 合成酶进入膜内而得到平衡时，就可合成细胞的通用能源 ATP（图 2-5-8）。

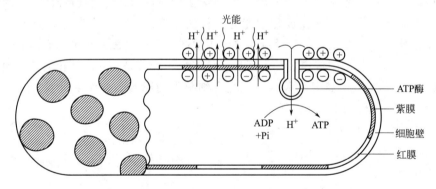

图 2-5-8　嗜盐菌的紫膜及其光介导 ATP 合成反应

（2）化能自养微生物的生物氧化和产能　能从无机物氧化中获得能量，以 CO_2 或碳酸盐作为唯一或主要碳源的微生物，称为化能自养微生物。其产能的途径主要是借助于经过呼吸链的氧化磷酸化反应，因此，化能自养菌一般都是好氧菌，主要有硝化细菌、硫化细菌、氢细菌和铁细菌等。

① 氨的氧化。由氨氧化为硝酸的过程也称硝化作用，氨和铵盐是可以用作能源的最普通的无机氮化合物，能被硝化细菌所氧化，放出能量，使 CO_2 还原成有机物。硝化细菌可分为两个亚群：亚硝化细菌和硝化细菌。由氨氧化为硝酸的过程就是通过这两类细菌依次进行的，先由亚硝化细菌将氨氧化为亚硝酸，再由硝化细菌将亚硝酸氧化为硝酸。这两类细菌往往伴生在一起，在

它们的共同作用下将铵盐氧化成硝酸盐，避免亚硝酸积累所产生的毒害作用。

② 硫的氧化。硫化细菌能将一种或多种还原态或部分还原态的硫化合物（包括硫化物、元素硫、硫代硫酸盐和亚硫酸盐等）氧化成元素硫或硫酸，并从中获得能量。硫细菌在进行还原态硫的氧化时会产酸（主要是硫酸），因此它们的生长会显著地导致环境的 pH 下降，有些硫细菌可以适应很酸的环境，例如在 pH 低于 1 的环境中生长。

与硝化细菌一样，硫细菌也是通过电子的逆呼吸链传递来生成还原力。

③ 铁的氧化。自然界中有些细菌能够将亚铁离子氧化为高铁离子，并利用这个过程所产生的能量和还原力同化二氧化碳进行自养生长，这些细菌统称为铁细菌。大部分铁细菌是专性化能自养菌。

氧化亚铁硫杆菌（*Thiobacillus ferrooxidans*）在富含 FeS_2 的煤矿中繁殖，产生大量的硫酸和 $Fe(OH)_3$，从而造成严重的环境污染。

④ 氢的氧化。氢细菌都是一些呈革兰阴性的兼性化能自养菌，它们能利用分子氢氧化产生的能量同化二氧化碳，也能利用其他有机物生长。反应式为：

$$H_2 + 1/2O_2 \longrightarrow H_2O + 237.2kJ$$

$$2H_2 + CO_2 \longrightarrow [CH_2O] + H_2O$$

$$6H_2 + 2O_2 + CO_2 \longrightarrow [CH_2O] + 5H_2O$$

二、微生物的耗能代谢

扫码做自测题

习题 2-5-1

微生物利用能量代谢产生的能量、中间产物以及从外界吸收的小分子物质，合成复杂的细胞物质，这个过程是微生物的耗能代谢。

1. 细胞物质合成的耗能代谢

生物所共有的重要物质，包括糖类、蛋白质、核酸、脂类和维生素等合成的耗能代谢知识是生物化学课程的重点内容，在此不做重复介绍。本部分内容选择介绍微生物所特有的、重要的和有代表性的合成耗能代谢，包括微生物的 CO_2 固定和生物固氮。

（1）CO_2 固定　将空气中的 CO_2 同化成细胞物质的过程，称为 CO_2 的固定作用。CO_2 是自养微生物的主要碳源，异养微生物也能利用其作为辅助的碳源。微生物固定 CO_2 有两种方式：一种是自养式固定，将 CO_2 加在一个特殊的受体上，经过循环反应，使之合成糖并重新生成该受体；另一种是异养式固定，异养微生物将 CO_2 固定在某种有机酸上（TCA 循环中间产物），因此异养微生物虽然能同化 CO_2，最终却必须靠吸收有机碳化合物生存。

在微生物中，现已了解到的 CO_2 固定途径有 4 条，包括 Calvin 循环、厌氧

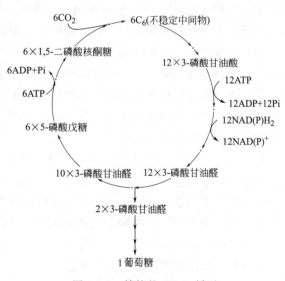

图 2-5-9　精简的 Calvin 循环

乙酰辅酶 A 途径、逆向 TCA 循环途径和羟基丙酸途径。

① Calvin 循环。Calvin 循环又称为核酮糖二磷酸途径或还原性戊糖磷酸循环，是光能自养生物和化能自养生物固定 CO_2 的主要途径。核酮糖二磷酸羧化酶和磷酸核酮糖激酶是本途径的两种特有的酶。Calvin 循环同化 CO_2 的过程分为三个阶段：羧化反应、还原反应和 CO_2 受体的再生。每循环一次，可将 6 分子 CO_2 同化成 1 分子葡萄糖（图 2-5-9），其总反应式为：

$$6CO_2 + 18ATP + 12NAD(P)H_2 \longrightarrow C_6H_{12}O_6 + 18ADP + 18Pi + 12NAD(P)$$

a. 羧化反应。1 个 1,5-二磷酸核酮糖通过二磷酸核酮糖羧化酶将 1 分子 CO_2 固定，并形成 2 个 3-磷酸甘油酸分子。

b. 还原反应。在羧化反应之后，立即发生 3-磷酸甘油酸的羧基还原为醛基。

c. CO_2 受体的再生。生成的 3-磷酸甘油醛有 1/6 可通过 EMP 途径逆转形成葡萄糖，其余 5/6 经过复杂的反应并消耗 ATP 后，最终再生 1,5-二磷酸核酮糖分子，以便重新接受 CO_2 分子。

② 厌氧乙酰辅酶 A 途径。这个体系不需要 ATP，存在于一些严格的厌氧菌（产甲烷菌、硫酸盐还原菌和产乙酸菌）中，光合细菌也有可能利用这个体系把 CO_2 转换为乙酸。在厌氧乙酰辅酶 A 途径中，以 H_2 为电子供体，把 1 分子的 CO_2 还原成乙酸的甲基，把另一分子 CO_2 在 CO 脱氢酶的作用下还原成乙酸的羧基，之后转变成乙酰辅酶 A，即可产生乙酸，也可在丙酮酸合成酶的催化下，与第三个 CO_2 分子结合，形成分解代谢和合成代谢中的关键中间代谢物——丙酮酸。

③ 逆向 TCA 循环。是通过逆向 TCA 循环固定 CO_2 的途径，只存在于一些绿色硫细菌中。实质上它是三羧酸循环的逆向还原途径。每次循环可固定 2 分子 CO_2，合成 1 分子乙酰辅酶 A，再由它固定 1 分子 CO_2 后，就可进一步形成丙酮酸。

④ 羟基丙酸途径。这条途径只存在于少数绿色硫细菌中，是以 H_2 或 H_2S 作为电子供体进行自养生活时所特有的一种 CO_2 固定途径。这些细菌没有前面所说的固定 CO_2 的途径，通过本途径把 2 个 CO_2 分子转变成 CHO—COOH（草酰乙酸），草酰乙酸再通过丝氨酸或甘氨酸中间代谢物形式为细胞合成提供必要的原料。

(2) 生物固氮　生物固氮是指微生物将空气中的分子氮经细胞内固氮酶的作用还原为氨的过程。生物固氮反应是一种极其温和的生化反应，生物界中只有一小部分原核生物才有固氮作用，可这种作用却非常重要，如果把光合作用看做是地球上最重要的生物化学反应，那么仅次于它的就是生物固氮作用。它是整个生物圈中一切生物生存和繁荣发展不可缺少和可持续供应还原态氮化物的源泉。

① 固氮微生物。现已发现的固氮微生物包括细菌、放线菌和蓝细菌，共有 80 多个属。固氮微生物可分为自生固氮微生物、共生固氮微生物和联合固氮微生物三个类群。

自生固氮微生物能独立进行固氮，有好氧自生固氮微生物、厌氧自生固氮微生物和兼性厌氧自生固氮微生物。这些微生物在固氮酶的作用下将分子氮转化成氨，但不释放到环境中，而是进一步合成氨基酸，组成自身蛋白质。这些菌体蛋白只有在固氮微生物死亡后才被植物通过氨化作用所吸收，固氮效率低。

共生固氮微生物是必须与其他生物共生在一起才能进行固氮的微生物。如根瘤菌与豆科植物共生固氮，弗兰克菌与非豆科树木共生固氮，蓝细菌与某些植物共生固氮等。其中以与豆科植物共生的根瘤菌较为重要。与豆科植物共生的根瘤菌每公顷每年大约能固定 150～180kg 氮素，并且能将所固定的氮约 90％供植物利用。所以，农业上栽培豆科植物常作为养地的一项重要措施。据统计，根瘤菌固定的氮约占生物固氮总量的 40％。与自生固氮微生物相比，共生固氮微生物具有更高的固氮效率。

联合固氮微生物是一类必须生活在植物根际、叶面或动物肠道等处才能进行固氮的微生物。它们既不同于共生固氮微生物，不形成根瘤等特殊结构；也不同于自生固氮微生物，因为它们有较强的寄主专一性，并且固氮作用比在自生条件下强得多。

② 固氮作用机理。生物固氮具有重大理论意义和使用价值，一直受到研究者的高度重视。生物固氮是一个将 N_2 转变为含氮化合物的耗能生化反应过程，生物固氮反应必须在有固氮酶、ATP、还原力 [H] 及其传递载体、还原底物 N_2、镁离子和严格的厌氧微环境的条件下才能进行。各类固氮微生物进行固氮作用的基本反应式为：

$$N_2 + 8[H] + 18 \sim 24ATP \longrightarrow 2NH_3 + H_2 + 18 \sim 24ADP + 18 \sim 24Pi$$

2. 其他耗能反应

微生物的运动性细胞器的活动、跨膜运输和生物发光也需要消耗能量，这些能量也是微生物利用产能反应所形成的 ATP 和质子动力。

（1）运动　很多细菌具有特殊的运动细胞器，如鞭毛、纤毛，从而使它们具有一种独立运动的能力。大多数原核生物是利用鞭毛运动的，鞭毛运动的能量主要来自细胞内 ATP 的水解；真核微生物是利用鞭毛和纤毛运动的，它们均具有 ATP 酶，可以水解 ATP 产生自由能，成为运动所需的动力。

（2）运输　目前认为营养物质跨膜运输有四种机制：单纯扩散、促进扩散、主动运输和膜泡运输。其中主动运输和膜泡运输需要消耗能量。

（3）生物发光　许多活的生物体，包括某些细菌、真菌和藻类都能够发光。尽管它们的发光机制不同，但在所有生物中，发光都包含着能量的转移。先形成一种分子的激活态，当这种激活态返回到基态时即发出光来。

三、微生物药物

微生物对人类有有害的一方面，也有有利的一方面，它们除了直接参与自然界的物质循环外，还被广泛应用于工业、农业和医药领域等的生产中，尤其在药物制剂的生产方面更起着重要作用。微生物药物主要包括抗生素、氨基酸、维生素、酶及酶抑制剂、激素、疫苗和菌体制剂等。

复习思考题

1. 什么叫生物氧化？异养微生物的生物氧化途径有哪几条？比较各途径的主要特点。

2. 列表比较酵母菌的乙醇发酵和细菌的乙醇发酵，以及同型乳酸发酵和异型乳酸发酵。

3. 什么是生物固氮作用？能固氮的微生物有哪几类？固氮过程需要满足哪些条件？对生产实践有何重要意义？

模块二 目标综合测试

一、单选题

1.下列物质不可能是生长因子的是（   ）。

A.维生素   B.嘌呤   C.氨基酸   D.二氧化碳

2.下列哪项不属于防止菌种衰退的措施。（   ）

A.创造良好的培养条件   B.采用有效的保藏方法

C.不断传代   D.采用合适的细胞类型进行接种传代

3.常用于细菌培养的是（   ）。

A.牛肉膏蛋白胨培养基   B.高氏Ⅰ号培养基

C.马铃薯培养基   D.查氏培养基

4.高压蒸汽灭菌法通常在温度为（   ）时维持15～20min，即可杀死包括细菌芽孢在内的所有微生物。

A. 121℃   B. 100℃   C. 113℃   D. 80℃

5.对医疗用具、药物制剂以及微生物学实验器皿等进行灭菌时，应以杀灭细菌的（   ）作为标准。

A.芽孢   B.荚膜   C.鞭毛   D.菌毛

6.下面哪一项是干热灭菌的灭菌条件。（   ）

A. 160～170℃ 2h   B. 130～140℃ 2h

C.120～130℃ 3h   D. 170～180℃ 2h

7.培养和观察放线菌形态特征的培养基是（   ）。

A.高氏Ⅰ号培养基   B.查氏培养基

C.马丁培养基   D.肉汤琼脂固体培养基

8.在微生物的遗传物质的研究中三个经典实验证明了（   ）是遗传的物质基础。

A.脂类   B.核酸   C.蛋白质分子   D.糖分子

9.下列哪项不属于菌种保藏的干燥保藏法。（   ）

A.麸皮保藏法   B.沙土管保藏法

C.液状石蜡保藏法   D.真空冷冻干燥法

10.微生物突变体的筛选可经过哪两个阶段。（   ）

A.初筛、复筛   B.共生、寄生

C.过滤、称量   D.发酵、提取

二、判断题

（   ）1.消毒是杀死或灭活病原微生物（营养体细胞）。

（   ）2.微生物的每个基因约有1000个碱基对。

（   ）3.紫外线的杀菌效能，除取决于波长外，还与光源的强度、与被照物的距离以及照射时间密切相关。

（   ）4.紫外线中杀菌力最强的波长为264～266nm。

（   ）5.石炭酸系数愈大，则被测消毒剂的效力愈低。

（   ）6.引起过敏反应的变应原也属于抗原。

（   ）7.遗传是相对的，变异是绝对的。

（   ）8.高压蒸汽灭菌法比干热灭菌法效果好的原因是湿热空气比干热空气含热量高，而且穿透力强。

（   ）9.抗生素为细菌的分解代谢产物。

（　　）10.证明核酸是遗传变异物质基础的经典试验是：肺炎双球菌的转化试验、噬菌体的感染试验、病毒重建实验。

（　　）11.消毒剂的浓度越大，消毒效果越好。

（　　）12.微生物的变异保持物种的进化性。

（　　）13.菌种保藏就是创造良好条件使微生物不死亡就可以了。

（　　）14.常用于消毒的乙醇浓度是70％～75％。

（　　）15.高压蒸汽灭菌法是应用最广泛、最有效的灭菌方法。

三、填空题

1.培养基的种类按其物理状态分为_____、_____、_____三种。

2.各种诱变剂的剂量表示方式不同，在实际中，一般以_____来作为各种诱变剂的相对剂量。

3.细菌的生长繁殖必需的营养要素有_____、_____、_____、_____和水。

4.细菌的生长曲线包括四个生长时期为：_____、_____、_____和_____。

5.根据微生物基因突变的理论，通过人工方法采用物理、化学和生物因素处理微生物，使其发生突变，然后从中筛选出符合需要的优良突变菌株，供生产和科学研究使用的菌种选育过程称_____。

6.根据物质运输过程中的特点，可将营养物质进入细胞的方式分为单纯扩散_____、_____和_____四种运输方式。

7.做固体培养基时，琼脂加入量一般为总量的_____。

8.微生物的突变有两种方式：_____、_____。

四、简答题

1.简述微生物诱变育种的主要步骤。

2.常用的菌种保藏方法有哪些？

3.基因突变有哪些特点？

4.下列物品各选用什么方法灭菌？填写下表：培养基、玻璃器皿、酶溶液。

杀菌方法	使用温度	作用时间	应用举例
巴斯德消毒法			
烘箱灭菌法			
高压蒸汽灭菌法			

5.什么是碳源？什么是氮源？微生物常用的碳源和氮源物质有哪些？

6.什么叫鉴别性培养基？它有何重要性？试以EMB（伊红美蓝乳糖琼脂培养基）为例，分析鉴别性培养基的作用原理。

模块三

制药企业微生物控制技术

 有关岗位及主要任务

学习本部分知识并掌握相关技能，可以从事微生物药物生产或检验、食品或农业制品生产或检验等岗位。进行生产或检验的洁净室无菌控制，测定生产环境洁净度微生物指标，防止生产或检验等过程的污染并进行控制，进行药物抗菌谱及抗菌效能强弱的测定等。

学习目标

1. 掌握 GMP 中的微生物学检测技术及制药过程中的微生物控制技术。
2. 熟悉药物质量的常用微生物检查及药物抗菌性的测定技术。
3. 学会洁净室中微生物数量测定、尘埃粒子数测定操作方法，会进行药品等的生产过程污染防控，学会测定抗生素的抑菌效果及两种抗生素的联合抗菌效果并学习应用于实践。

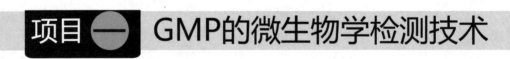
项目一 GMP的微生物学检测技术

一、 GMP 的概述

1. GMP 的概念

GMP 是 "优良药品生产标准" 的英文 Good Manufacture Practice for Drugs 的简称，我国制定为《药品生产质量管理规范》，GMP 是在药品生产全过程中用科学、合理、规范化的条件和方法来保证生产优良药品的一整套科学管理方法和实施措施。自 20 世纪 60 年代，在世界范围内制药行业推广 GMP 以来，人们对如何避免有害因素影响药品质量进行了广泛研究，各国相继颁布了适合本国情况的GMP，为了防止药品生产中的微生物污染，采用了洁净技术，使药品生产环境设施（车间、厂房）的微生物水平达到了药品质量所要求的标准。实施GMP的目的就是为了使使用者能得到优质的药品，但又不是仅仅通过最终的检验来达到的，而是在药品生产过程实施科学的全过程管理和严密的监控来获得预期质量的产品。因此，GMP要求药品生产企业必须从收进原料开始一直到制造、包装、贴标签、出厂等各项生产步骤和操作都制定出明确的准则和管理方法，同时通过严密的生产过程管理与质量管理对上述各个环节实施正确的检查、监控和记录。洁净环境需监控微生物数和微粒数，《中国药典》对注射剂的无菌及澄明度和对非灭菌药品的微生物限度也进行了规定，所以洁净厂房（室）的微生物数和微粒数均成为实施GMP的重要监控对象。

2. 中国GMP的发展与历史

《药品生产质量管理规范》（以下简称药品GMP）是药品生产和质量管理的基本准则。我国自1988年第一次颁布药品GMP至今已有30多年，其间经历1992年和1998年两次修订，截至2004年6月30日，实现了所有原料药和制剂均在符合药品GMP的条件下生产的目标。

最新版《药品生产质量管理规范（2010年修订）》于2011年3月1日起实施（卫生部令第79号）。据新版药品GMP的相关规定，自2011年3月1日起，新建药品生产企业、药品生产企业新建（改、扩建）车间应符合新版药品GMP的要求。现有药品生产企业将给予不超过5年的过渡期，并依据产品风险程度，按类别分阶段达到新版药品GMP的要求。

3.《药品生产质量管理规范（2010年修订）》的特点

新版药品GMP（2010年修订）共14章、313条，相对于1998年修订的药品GMP，篇幅大量增加。新版药品GMP吸收国际先进经验，结合我国国情，按照"软件硬件并重"的原则，加强了药品生产质量管理体系建设，强化药品生产关键环节的控制和管理；全面强化了从业人员的素质要求，细化了操作规程、生产记录等文件管理规定，还进一步完善了药品安全保障措施。贯彻了质量风险管理和药品生产全过程管理的理念，更加注重科学性，强调指导性和可操作性，主动防范质量事故的发生，达到了与世界卫生组织药品GMP的一致性。

新版药品GMP修订的主要特点为：一是加强了药品生产质量管理体系建设，大幅提高对企业质量管理软件方面的要求。细化了对构建实用、有效质量管理体系的要求，强化药品生产关键环节的控制和管理，以促进企业质量管理水平的提高。二是全面强化了从业人员的素质要求。增加了对从事药品生产质量管理人员素质要求的条款和内容，进一步明确职责。如，新版药品GMP明确药品生产企业的关键人员包括企业负责人、生产管理负责人、质量管理负责人、质量受权人等必须具有的资质和应履行的职责。三是细化了操作规程、生产记录等文件管理规定，增加了指导性和可操作性。四是进一步完善了药品安全保障措施。引入了质量风险管理的概念，在原辅料采购、生产工艺变更、操作中的偏差处理、发现问题的调查和纠正、上市后药品质量的监控等方面，增加了供应商审计、变更控制、纠正和预防措施、产品质量回顾分析等新制度和措施，对各个环节可能出现的风险进行管理和控制，主动防范质量事故的发生。提高了无菌制剂生产环境标准，增加了生产环境在线监测要求，提高了无菌药品的质量保证水平。

新版药品GMP达到了与世界卫生组织药品GMP的一致性。新版药品GMP的实施将有利于从源头上把好药品质量安全关，有利于促进医药行业资源向优势企业集中，有利于培育具有国际竞争力的企业，加快医药产品进入国际市场的步伐。

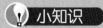 **微生物对产品的污染**

　　对产品造成污染的微生物来源主要有：土壤、空气、水、人和动植物、生产原料、生产器械及包装材料等，需有效控制，减少污染。

二、空气洁净度标准

1. 空气洁净度

　　实施药品 GMP 的目的在于防止药品生产中的混杂、混批、污染和交叉污染，确保药品的质量。要保证药品质量形成过程中不受污染，实施空气洁净技术是一个必要条件。

　　空气洁净度是洁净环境中空气含悬浮粒子量的多少的程度。通常空气中含尘浓度低则空气洁净度高，含尘浓度高则空气洁净度低。一般按空气中悬浮粒子浓度来划分洁净室及相关受控环境中空气洁净度等级，就是以每立方米空气中的最大允许粒子数来确定其空气洁净度等级。

　　各国都各自制定自己的洁净度标准，仅单位制及命名方法有所变换或改变。常用的命名方法主要是以单位体积空气中大于等于规定粒径的粒子个数为参照命名或以符号命名。

2. 我国洁净室空气洁净度标准

　　根据新版药品 GMP（2010 年修订）无菌及非无菌要求的制剂生产洁净度要求，药品生产所需的洁净区可分为以下四个级别。

　　A 级：相当于 100 级（层流）。为高风险操作区，如：灌装区，放置胶塞桶、敞口安瓿、敞口西林瓶的区域及无菌装配或连接操作的区域。通常用层流操作台（罩）来维持该区的环境状态。层流系统在其工作区域必须均匀送风，风速为 0.36～0.54m/s（指导值）。应有数据证明层流的状态并须验证。在密闭的隔离操作器或手套箱内，可使用单向流或较低的风速。

　　B 级：相当于 100 级（动态）。指无菌配制和灌装等高风险操作 A 级区所处的背景区域。

　　C 级：相当于 10000 级。指生产无菌药品过程中重要程度较低的洁净操作区，如滴眼剂、眼膏剂、软膏剂和混悬剂的配制、灌装，直接接触药品的包装材料和器具的最终清洗后处理；非最终灭菌产品的灌装前可除菌过滤的药液或产品的配制、产品的过滤。

　　D 级：相当于 100000 级。指生产无菌药品过程中重要程度较低的洁净操作区，如轧盖、灌装前物料的准备、直接接触药品的包装材料和器具的最终清洗；非最终灭菌产品的直接接触药品的包装材料和器具的最终清洗、装配或包装、灭菌。

　　我国新版药品 GMP 的洁净室标准中规定的空气洁净度等级与以往不同。洁净厂房（室）的洁净度等级见表 3-1-1 和表 3-1-2。

表 3-1-1　空气洁净度等级　　单位：悬浮粒子最大允许数/m³

洁净度级别	静态		动态	
	≥0.5μm	≥5.0μm	≥0.5μm	≥5.0μm
A 级	3520	20	3520	20
B 级	3520	29	352000	2900
C 级	352000	2900	3520000	29000
D 级	3520000	29000	不作规定	不作规定

　　注：为确认 A 级洁净区的级别，每个采样点的采样量不得少于 1m³。

表 3-1-2 空气洁净度等级（微生物监控的动态标准）

洁净度级别	浮游菌 /(cfu/m³)	沉降菌(φ90mm) /(cfu/4h)	表面微生物	
			接触碟(φ55mm) /(cfu/碟)	5指手套 /(cfu/手套)
A 级	<1	<1	<1	<1
B 级	10	5	5	5
C 级	100	50	25	—
D 级	200	100	50	—

GMP 规定无菌制剂生产全过程以及无菌原料药的灭菌和无菌生产过程，非无菌原料药精制、干燥、粉碎、包装等生产操作的暴露环节等均应在洁净区域内进行。药品生产企业洁净室（区）系指对尘粒及微生物污染需进行规定的环境控制区域，其建筑结构、设备及其使用均具有减少对该区域污染源的介入、产生和滞留的功能。

控制环境中的悬浮粒子数，对药品生产企业洁净室非常重要。大量临床资料表明，如污染了 $7\sim12\mu m$ 尘粒的药剂，尤其是静脉注射用药，可以导致热原反应、肺动脉炎、微血栓或异物肉芽肿等，严重的会致人死亡。微尘颗粒进入血管系统对人体的危害，与粒子数量、粒径及理化性质有关。我国药典 1985 年版也首次对输液不溶性微粒作出限定，规定每毫升输液中大于或等于 $10\mu m$ 的粒子不得超过 50 个，大于或等于 $25\mu m$ 的粒子不得超过 5 个。除输液外，其他注射剂、滴眼剂和口服剂等也都要求在洁净的环境中生产，只是各自要求的洁净度不尽相同。根据这个要求，在设计药品生产企业洁净室时，必须对可能产生微粒、尘埃的环节，如室内装修、环境空气、设备、设施、容器、工具等做出必要的规定及处理，此外，还必须对进入洁净厂房的人员和物料进行净化处理。

然而，药品生产企业洁净室对环境洁净度的控制尚不仅限于微粒。

药品，鉴于它治病救人的特殊作用，在生产环境中除了对非生命污染物——微粒要加以限制外，还必须对有生命的污染物——微生物做出必要的规定。因为它们对药品的污染要比微粒更甚，不加以控制则对人体危害更为严重。微生物多指细菌和真菌，可以在一切地方产生，有很强的繁殖力。空气中的微生物多数附着于灰尘上，也有的以芽孢状态悬浮在空气中。微生物的产生、附着给特定的环境带来了不良影响。由于微生物不断生长和繁殖，因此，它是"活的粒子"。不同环境中微生物量也不相同。在温度、湿度条件适宜的情况下，它们一昼夜可增殖 $10^{21}\sim10^{24}$ 倍，因而对微生物的控制尤为重要，也更为棘手。对制药企业造成污染的主要是微尘、细菌、病毒、真菌、热原、过敏性物质等。注射剂如果污染了细菌，轻则局部红肿化脓，重则可引起全身细菌性感染疾病。口服及外用药除了不能有大肠杆菌、铜绿假单胞菌、金黄色葡萄球菌、活螨和螨卵外，对霉菌和杂菌数也要进行限制。

正是这些原因，药品生产企业洁净室必须同时对生产环境中的微粒和微生物加以控制。

3. 洁净室对微生物污染的控制原则

洁净室对微生物污染的控制有以下 4 个基本原则：

① 对进入洁净室的空气充分地进行除菌或灭菌（如用高效滤器、电子自净气、臭氧发生器等）；

② 使室内微生物颗粒迅速而有效地吸收并被排出室外（空气净化系统换气次数及最佳

的进风口与回风口的设计）；

③ 不让室内的微生物粒子积聚和衍生（合适的气流组织形式及合格的净化装修）；

④ 防止进入室内的人员或物品散发细菌，如不能防止，则应尽量限制其扩散。

在上述原则中，①、④两项与除菌及灭菌的措施、操作及管理有关，而②、③两项与室内气流组织换气有关。良好的气流组织可以使这两项内容得以圆满完成。良好的除尘、除菌措施，如防尘服、防静电设施等，均是生物洁净技术中十分重要的内容。

三、药品生产企业空气洁净度监测技术

药物制剂微生物污染广泛来源于环境，因此必须按照生产工艺和产品质量的要求控制生产车间的净化级别。空气微生物学指标是空气净化级别的重要内容，其标准是以细菌为代表，选用的指标是菌落总数，表示方法为菌落形成单位（cfu/m³）。按空气微生物采集原理，不同空气洁净度有多种测定方法，主要有自然沉降法、撞击式采样法、过滤阻留式采样法等多种。其中，自然沉降法简单易行，但只能反映空气中较大含菌粒子的大致状况，与定量空气采样器采样测定结果之间的相关性很差，沉降法的空气微生物含量只有定量空气微生物采样器的 $2.7\%\sim4.7\%$。

《药品生产质量管理规范》规定：洁净室（区）在静态条件下的尘埃粒子数、浮游菌数或沉降菌数必须符合规定，应定期监控动态条件下的洁净状况。因此，洁净室（区）空气洁净度的测定要求为静态测试、动态监控。对尘粒和微生物中分别列出的两项测定指标，至少各测一项。测试方法应符合国家标准《医药工业洁净室（区）悬浮粒子、浮游菌和沉降菌的测试方法》（GB/T 16292～16294—2010）中的各项规定。

洁净室环境测试有关术语如下所述。

• 洁净区　需要对环境中尘粒及微生物数量进行控制的房间（区域），其建筑结构、装备及其使用应当能够减少该区域内污染物的引入、产生和滞留。

• 洁净工作台　一种工作台或者与之类似的一个封闭围挡工作区。其特点是自身能够供给经过过滤的空气或气体，如垂直流罩、水平层流罩、垂直层流洁净工作台、水平层流洁净工作台、自净器等。

• 菌落　细菌培养后，由一个或几个细菌繁殖而形成的一细菌集落，简称 cfu。通常用个数表示。

• 浮游菌　用本标准提及的方法收集悬浮在空气中的活微生物粒子，通过专门的培养基，在适宜的生长条件下繁殖到可见的菌落数。

• 浮游菌浓度　单位体积空气中含浮游菌菌落数的多少，以计数浓度表示，单位是个/m³ 或个/L。

• 悬浮粒子　可悬浮在空气中的尺寸一般在 $0.001\sim1000\mu m$ 之间的固体、液体或两者的混合物质，包括生物性粒子和非生物性粒子。

• 沉降菌　用沉降法收集到的活微生物粒子，通过专用的培养基，在适宜的生长条件下繁殖到可见的菌落数。

• 洁净度　洁净环境内单位体积空气中含大于或等于某一粒径的悬浮粒子的允许统计数。

• 单向流　沿着平行流线，以单一通路以一定流速向单一方向流动的气流。

• 非单向流　具有多个通路循环特性或气流方向不平行的，不满足单向流定义的气流。

• 静态测试　洁净室（区）净化空气调节系统已处于正常运行状态，工艺设备已安装，洁净室（区）内没有生产人员的情况下进行的测试。

• 动态测试　洁净室（区）已处于正常生产状态下进行的测试。

• 局部空气净化　使室内工作区域特定的局部空间的空气含悬浮粒子浓度达到规定的空气洁净度级别，这种方式称局部空气净化。

• 粒子　一般尺寸为 $0.001 \sim 1000 \mu m$ 的固态和液态物质。

• t 分布　正态分布总体中的一种抽样分布，其分布函数为

$$t = \frac{总体平均值 - 样本平均值}{标准误差} \tag{3-1-1}$$

• 置信上限（UCL）　从正态分布抽样得到的实际均值按给定的置信度计算得到的估计上限将大于此实际均值，则称计算得到的这一均值估计上限为置信上限。表示的是在当前置信水平下（环境监测一般为95%）能以足够大的概率框住我们所测得的该段时间的粒子数。

1. 浮游菌的测试方法

浮游菌的测试方法采用计数浓度法，即通过收集悬浮在空气中的生物性粒子于专门的培养基，经若干时间培养，在适宜的生长条件下让其繁殖到可见的菌落进行计数，从而判定洁净环境内单位体积空气中的活微生物数，以此来评定洁净室（区）的洁净度。

（1）计数浓度法所采用的仪器、设备和培养基　计数浓度法所采用的仪器材料为：浮游菌采样器、真空抽气泵、培养皿、培养基、恒温培养箱。

浮游菌采样器宜采用撞击法机理的采样器，一般采用狭缝式采样器或离心式采样器。采用的浮游菌采样器必须要有流量计和定时器。狭缝式采样器由附加的真空抽气泵抽气，通过采样器的缝隙式平板，将采集的空气喷射并撞击到缓慢旋转的平板培养基表面上，附着的活微生物粒子经培养后形成菌落，予以计数。离心式采样器由于内部风机的高速旋转，气流从采样器前部吸入从后部流出，在离心力的作用下，空气中的活微生物粒子有足够的时间撞击到专用的固形培养条上，经培养后形成菌落，予以计数。

真空抽气泵的排气量应与采样器匹配。宜采用无油真空抽气泵，必要时可在排气口安装气体过滤器。真空抽气泵安装的位置必须适当，一般装在采样器下面。

狭缝式采样器必须按仪器的检定周期，定期对仪器作检定，以保证测试数据的可靠性。校验的项目有：定时器、转盘转速、流量计。每次测试前应按说明书上的规定，先接通电源，启动真空抽气泵，然后调节流量计及定时器。空气采样量根据需要选定。已知采样器的流量（L/min），设定采样时间（min），两者相乘即为采样量（L）。在使用采样器时需注意采样口必须用便于消毒及化学性能稳定的材料制造；采样管严禁渗漏，内壁应光滑；采样管的长度应根据测点的高度确定，尽量减少弯曲。

狭缝式采样器一般采用 $\phi 150mm \times 15mm$、$\phi 90mm \times 15mm$、$\phi 65mm \times 15mm$ 三种规格的硼硅酸玻璃培养皿，或根据所选用采样器选择合适的培养皿。

普通肉汤琼脂培养基或其他《中国药典》认可的培养基适合本测试方法。

使用恒温培养箱时，必须定期对培养箱的温度计进行检定。

（2）测试步骤

① 消毒。测试前仪器、培养皿表面必须严格消毒。采样器进入被测房间前先用消毒

房间的消毒剂灭菌，用于 A、B 级洁净室的采样器宜一直放在被测房间内。用消毒剂擦净培养皿的外表面。采样前，先用消毒剂消毒采样器的顶盖、转盘以及罩子的内外面，采样结束，再用消毒剂轻轻喷射罩子的内壁和转盘。采样口及采样管，使用前必须高温灭菌。如用消毒剂对采样管的外壁及内壁进行消毒时，应将管中的残留液倒掉并晾干。采样者应穿戴与被测洁净区域相应的工作服，在转盘上放入或调换培养皿前，双手用消毒剂消毒。

② 采样。仪器经消毒后先不放入培养皿，开动真空泵抽气，使仪器中的残余消毒剂蒸发，时间不少于 5min，并调好流量、转盘转速。关闭真空泵，放入培养皿，盖上盖子后调节采样器缝隙高度。置采样口于采样点后，依次开启采样器、真空泵，转动定时器，根据采样量设定采样时间。

③ 培养。全部采样结束后，将培养皿倒置于恒温培养箱中培养。在 30～35℃ 培养箱中培养，时间不少于 48h，每批培养基应有对照试验，检验培养基本身是否污染。可每批选定 3 只培养皿作对照培养。

④ 菌落计数。用肉眼直接计数、标记或在菌落计数器上点计，然后用 5～10 倍放大镜检查，有否遗漏。若平板上有 2 个或 2 个以上的菌落重叠，可分辨时仍以 2 个或 2 个以上菌落计数。

⑤ 注意事项

a. 使用前应仔细检查每个培养皿的质量，若培养基及培养皿有变质、破损或污染的不能使用。b. 采取一切措施防止采样管的污染和其他人为因素对样本的污染。c. 对培养基、培养条件及其他参数做详细的记录。d. 由于细菌种类繁多，差别甚大，计数时一般用透射光于培养皿背面或正面仔细观察，不要漏计培养皿边缘生长的菌落，并须注意细菌菌落或培养基沉淀物的区别，必要时用显微镜鉴别。

（3）测试规则

① 测试状态。浮游菌测试前，被测试洁净室（或洁净区）温、湿度必须达到规定的要求，静压差、换气次数、空气流速必须控制在规定值内；浮游菌测试前，被测试洁净室（或洁净区）已经过消毒。测试状态有静态和动态两种，测试状态的选择必须符合生产的要求，并在报告中注明测试状态。

② 测试人员。测试人员必须穿戴符合环境级别的工作服；静态测试时，室内测试人员不得多于 2 人。

③ 测试时间。对单向流，如 A 级、B 级净化房间及层流工作台，测试应在净化空调系统正常运行不少于 10min 后开始；对非单向流，如 C 级、D 级以上的净化房间，测试应在净化空调系统正常运行不少于 30min 后开始。

（4）浮游菌浓度测定及计算

① 采样点数量及其布置。浮游菌测试的最少采样点数目根据测试用途不同而不同，可分为日常监测及环境验证两种情况，见表 3-1-3。

对每个 A、B 级洁净操作区域（如层流罩、层流工作台），可在离药物敞开口 30cm 处设测点，每班一次；对每个 C 级洁净工作区域（如药物开口工作区）可在工作面处设测点，每班一次。

采样点设置：工作区测点位置离地 0.8～1.5m 左右（略高于工作面）；送风口测点位置离送风面 30cm 左右。可在关键设备或关键工作活动范围处增加。

表 3-1-3 浮游菌测试最少采样点数目

面积/m²	洁净度级别					
	A、B 级		C 级		D 级	
	环境验证	日常监测	环境验证	日常监测	环境验证	日常监测
<10	2～3	1	2	1	2	—
≥10～<20	4	2	2	1	2	—
≥20～<40	8	3	2	1	2	—
≥40～<100	16	4	4	1	2	—
≥100～<200	40	—	10	—	3	—
≥200～<400	80	—	20	—	6	—
400	160	—	40	—	13	—

注：表中的面积，对于 A、B 级的单向流洁净室（包括层流工作台），指的是送风口表面积；对于 C 级、D 级的非单向流洁净室，指的是房间面积，日常监测的采样点数目由生产工艺的关键操作点来确定。

洁净室和洁净区采样点的布置力求均匀，避免采样点在某局部区域过于集中、某局部区域过于稀疏。下列采样点布置的图示可作参考，其中·表示采样点。

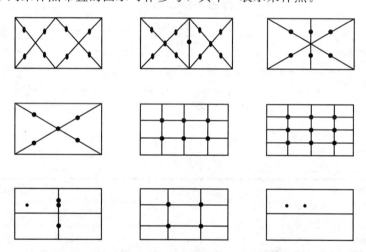

② 采样量。根据日常检测及环境验证确定，每次最小采样量见表 3-1-4。

表 3-1-4 浮游菌测试最小采样量

洁净度级别	采样量/(L/次)	
	日常监测	环境验证
A、B 级	600	1000
C 级	400	500
D 级	50	100

③ 采样次数。每个采样点一般采样一次。

④ 采样注意事项。对于单向流或送风口，采样器采样管口朝向应正对气流方向；对于非单向流，采样管口向上；布置采样点时，至少应离开尘粒较集中的回风口 1m 以上；采样时，测试人员应站在采样口的下风侧。

⑤ 结果计算。用计数方法得出各个培养皿的菌落数，每个测点的浮游菌平均浓度的计算方法见下式。

$$平均浓度（个/m^3）＝菌落数/采样量 \tag{3-1-2}$$

例1　某测点采样量为400L，菌落数为1，则：

$$平均浓度＝\frac{1}{0.4}＝2.5\ 个/m^3$$

例2　某测点采样量为2m³，菌落数为3，则：

$$平均浓度＝\frac{3}{2}＝1.5\ 个/m^3$$

⑥ 结果评定。用浮游菌平均浓度判断洁净室（区）空气中的微生物，每个测点的浮游菌平均浓度必须低于所选定的评定标准中关于微生物浓度的界限。若某测点的浮游菌平均浓度超过评定标准，则必须对此区域先行消毒，然后重新采样两次，两次测试结果必须合格。

⑦ 记录。浮游菌测试后及时进行记录，测试报告应记录房间温度、相对湿度、压差及测试状态等。

浮游菌测试报告

测试单位＿＿＿＿＿＿＿＿＿＿＿＿＿＿＿　测试日期＿＿＿＿＿＿＿＿＿＿＿＿＿＿＿

测试依据＿＿＿＿＿＿＿＿＿＿＿＿＿＿＿　生产批号＿＿＿＿＿＿＿＿＿＿＿＿＿＿＿

测试区域（房间或层流工作台）＿＿＿＿＿＿＿＿＿＿＿＿＿＿＿＿＿＿＿＿＿＿＿＿＿

洁净度级别＿＿＿＿＿＿＿＿＿＿＿＿＿＿＿＿＿＿＿＿＿＿＿＿＿＿＿＿＿＿＿＿＿＿

面积＿＿＿＿＿＿＿＿＿＿＿＿＿＿m²　　测试状态＿＿＿＿＿＿＿＿＿＿＿＿＿＿＿＿

温度＿＿＿＿＿＿＿＿＿＿＿＿＿℃　　相对湿度＿＿＿＿＿＿＿＿＿＿＿＿＿＿％

静压差＿＿＿＿＿＿＿＿＿＿＿Pa　　采样器名称＿＿＿＿＿＿＿＿＿＿＿＿＿＿＿

型号＿＿＿＿＿＿＿＿＿＿＿＿＿　　培养基名称＿＿＿＿＿＿＿＿＿＿＿＿＿＿＿

项　目	送风口			工作区		
采样点编号 No.						
采样速率/（L/min）						
采样量/m³						
测试时间						
菌落数/cfu						
平均浓度/（cfu/m³）						

最高浓度＿＿＿＿＿＿＿＿＿＿cfu/m³　　最低浓度＿＿＿＿＿＿＿＿＿＿＿cfu/m³

评定标准＿＿＿＿＿＿＿＿＿＿＿＿＿　　结论＿＿＿＿＿＿＿＿＿＿＿＿＿＿＿＿＿

测试人＿＿＿＿＿＿＿＿＿＿＿＿＿＿　　日期＿＿＿＿＿＿＿＿＿＿＿＿＿＿＿＿＿

结果报告人＿＿＿＿＿＿＿＿＿＿＿＿　　日期＿＿＿＿＿＿＿＿＿＿＿＿＿＿＿＿＿

批准人＿＿＿＿＿＿＿＿＿＿＿＿＿＿　　日期＿＿＿＿＿＿＿＿＿＿＿＿＿＿＿＿＿

2. 沉降菌的测试方法

本测试方法采用沉降法，即通过自然沉降原理收集空气中的生物粒子于培养基平皿，经若干时间培养，在适宜的条件下让其繁殖到可见的菌落进行计数，以平板培养皿中的菌落数来判定洁净环境内的活微生物数，并以此来评定洁净室（区）的洁净度。

（1）沉降法所采用的仪器、设备和培养基 沉降法所采用的仪器材料包括高压消毒锅、恒温培养箱、培养皿、培养基等。

高压消毒锅在使用时，先往锅内加入约 3L 水使略高于电热圈，然后放入消毒桶，桶内放入待灭菌的物品，注意物品不要超过消毒桶体积的 2/3，物品间保留一定空隙。加盖，注意盖上的软管插入消毒桶侧的槽内，紧固螺丝。打开排气阀，接通电源，旋转调压变压器至 220V 处，加热至排气阀排气。排气约 10min 后，关上排气阀，继续加热使压力上升至规定刻度（一般 0.1MPa），计时继续消毒 30min。关闭电源，待压力下降至 0，打开排气阀排气后开盖子，取出消毒物品即可。

恒温培养箱必须定期对培养箱的温度计进行检定。

培养皿一般采用 $\phi90mm \times 15mm$ 的硼硅酸玻璃培养皿。

培养基可使用普通肉汤琼脂培养基或其他《中国药典》认可的培养基。

（2）测试步骤

① 采样。将已制备好的培养皿按要求放置，打开培养皿盖，使培养基表面暴露 0.5h，再将培养皿盖盖上后倒置。

② 培养。全部采样结束后，将培养皿倒置于恒温培养箱中培养。在 30～35℃ 培养箱中培养，时间不少于 48h。每批培养基应有对照试验，检验培养基本身是否污染。可每批选定 3 只培养皿作对照培养。

③ 菌落计数。用肉眼直接计数、标记或在菌落计数器上点计，然后用 5～10 倍放大镜检查，有否遗漏。若培养皿上有 2 个或 2 个以上的菌落重叠，可分辨时仍以 2 个或 2 个以上菌落计数。

④ 注意事项。测试用具要作灭菌处理，以确保测试的可靠性、准确性；采取一切措施防止人为因素对样本的污染；对培养基、培养条件及其他参数做详细的记录；由于细菌种类繁多，差别甚大，计数时一般用透射光于培养皿背面或正面仔细观察，不要漏计培养皿边缘生长的菌落，并须注意细菌菌落与培养基沉淀物的区别，必要时用显微镜鉴别；采样前应仔细检查每个培养皿的质量，如发现变质、破损或污染的应剔除。

（3）测试规则

① 测试状态。沉降菌测试前，被测试洁净室（区）的温湿度须达到规定的要求，静压差、换气次数、空气流速必须控制在规定值内；沉降菌测试前，被测试洁净室（区）已经过消毒；测试状态有静态和动态两种，测试状态的选择必须符合生产要求，并在报告中注明测试状态。

② 测试人员。测试人员必须穿戴符合环境洁净度级别的工作服；静态测试时，室内测试人员不得多于 2 人。

③ 测试时间。对单向流，如 A 级、B 级净化房间及层流工作台，测试应在净化空调系统正常运行不少于 10min 后开始；对非单向流，如 C 级、D 级以上的净化房间，测试应在净化空调系统正常运行不少于 30min 后开始。

④ 沉降菌计数

a.采样点数目及其布置。沉降法的最少采样点数可按表 3-1-5 确定。

b.在满足最少测点数的同时，还宜满足最少培养皿数，见表 3-1-6。

表 3-1-5 沉降菌计数最少采样点数目

面积/m²	洁净度级别		
	A、B 级	C 级	D 级
<10	2～3	2	2
≥10～<20	4	2	2
≥20～<40	8	2	2
≥40～<100	16	4	2
≥100～<200	40	10	3
≥200～<400	80	20	6
≥400～<1000	160	40	13
≥1000～<2000	400	100	32
2000	800	200	63

注：表中的面积，对于单向流洁净室，是指送风面面积；对于非单向流洁净室是指房间的面积。

表 3-1-6 沉降菌计数最少培养皿数

洁净度级别	所需直径 90mm 培养皿数(以沉降 0.5h 计)	洁净度级别	所需直径 90mm 培养皿数(以沉降 0.5h 计)
A、B 级	14	D 级	2
C 级	2		

c.采样点的位置。工作区采样点的位置离地 0.8～1.5m 左右（略高于工作面）。可在关键设备或关键工作活动范围处增加采样点。

洁净室和洁净区采样点的布置力求均匀，避免采样点在某局部区域过于集中、某局部区域过于稀疏。下列采样点布置的图示可作参考，其中·表示采样点。

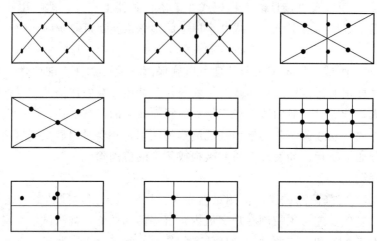

⑤ 结果计算。用计数方法得出各个培养皿的菌落数，进行平均菌落数的计算，公式如下。

$$平均菌落数\ M = \frac{M_1 + M_2 + \cdots + M_n}{n} \tag{3-1-3}$$

式中，M 表示平均菌落数；M_1 表示 1 号培养皿菌落数；M_2 表示 2 号培养皿菌落数；M_n 表示 n 号培养皿菌落数；n 表示培养皿总数。

⑥ 结果评定。用平均菌落数判断洁净室（区）空气中的微生物，洁净室（区）内的平均菌落数必须低于所选定的评定标准。若某洁净室（区）内的平均菌落数超过评定标准，则必须对此区域先进行消毒，然后重新采样两次，测试结果均须合格。

⑦ 记录。沉降菌测试后及时记录，测试报告中应记录房间温度、相对湿度、压差及测试状态等。

沉降菌测试报告

编号＿＿＿＿＿＿＿＿＿＿＿＿＿＿＿　　　　测试单位＿＿＿＿＿＿＿＿＿＿＿

测试依据＿＿＿＿＿＿＿＿＿＿＿＿＿　　　　测试状态＿＿＿＿＿＿＿＿＿＿＿

环境温度＿＿＿＿＿＿＿＿＿＿＿＿℃　　　　相对湿度＿＿＿＿＿＿＿＿＿＿＿%

培养基批号＿＿＿＿＿＿＿＿＿＿＿＿　　　　培养温度＿＿＿＿＿＿＿＿＿＿＿℃

检测日期＿＿＿＿＿＿＿＿＿＿＿＿＿　　　　静压差＿＿＿＿＿＿＿＿＿＿＿Pa

报告日期＿＿＿＿＿＿＿＿＿＿＿＿＿

区域 ＼ 菌落数 ＼ 平皿	1	2	3	4	平均数	级别	备注

评定标准＿＿＿＿＿＿＿＿＿＿＿＿＿　　　　结论＿＿＿＿＿＿＿＿＿＿＿＿

检验者＿＿＿＿＿＿＿＿＿＿＿＿＿　　　　复核者＿＿＿＿＿＿＿＿＿＿＿＿

3. 悬浮粒子的测试方法

悬浮粒子的测定可参见国家医药管理局颁发的行业标准《医药工业洁净室和洁净区悬浮粒子的测试方法》。

本测试方法采用计数浓度法，即通过测定洁净环境内单位体积空气中含大于或等于某粒径的悬浮粒子数，来评定洁净室（区）的悬浮粒子洁净度等级。

（1）计数浓度法所采用的仪器　计数浓度法所采用的仪器包括：光散射粒子计数器（用于粒径大于或等于 $0.5\mu m$ 的悬浮粒子计数）、滤膜显微镜（用于粒径大于或等于 $5\mu m$ 的悬浮粒子计数）。

光散射粒子计数器原理为：空气中的微粒在光的照射下会发生散射，这种现象叫光散射。光散射和微粒大小、光波波长、微粒折射率及微粒对光的吸收特性等因素有关。但是就散射光强度和微粒大小而言，有一个基本规律，就是微粒散射光的强度随微粒的表面积增加而增大。这样只要测定散射光的强度就可推知微粒的大小。

（2）测试步骤

① 预热。仪器开机，预热至稳定后，方可按说明书的规定对仪器进行校正。

② 采样。采样管口置采样点采样时，在确认计数稳定后方可开始连续读数。

（3）测试规则

① 测试条件

a.温度和湿度。洁净室（区）的温度和相对湿度应与其生产及工艺要求相适应（温度控制在 18～26℃，相对湿度控制在 45％～65％为宜）。

b.压差。空气洁净度不同的洁净室（区）之间的压差应≥10Pa，空气洁净度级别要求高的洁净室（区）对相邻的空气洁净度级别低的洁净室（区）一般要求呈相对正压。

② 测试状态。有静态测试和动态测试。静态测试时，室内测试人员不得多于 2 人。测试报告中应标明测试时所采用的状态。

③ 测试时间。对单向流，测试应在净化空气调节系统正常运行时间不少于 10min 后开始；对非单向流，测试应在净化空气调节系统正常运行时间不少于 30min 后开始。

④ 悬浮粒子计数

a.悬浮粒子洁净度测试的最少采样点数目可参见表 3-1-7 确定。

表 3-1-7　悬浮粒子计数最少采样点数目

面积/m²	洁净度级别		
	A、B 级	C 级	D 级
＜10	2～3	2	2
≥10～＜20	4	2	2
≥20～＜40	8	2	2
≥40～＜100	16	4	2
≥100～＜200	40	10	3
≥200～＜400	80	20	6
≥400～＜1000	160	40	13
≥1000～＜2000	400	100	32
≥2000	800	200	63

注：表中的面积，对于单向流洁净室，指的是送风面积，对非单向流洁净室，指的是房间面积。

b.采样点的位置。采样点一般在离地面 0.8m 高度的水平面上均匀布置；采样点多于 5 点时，也可以在离地面 0.8～1.5m 高度的区域内分层布置，但每层不少于 5 点。

洁净室（区）采样点布置力求均匀，避免采样点在某局部区域过于稀疏。下列采样点的布置图示可作参考，其中•表示采样点。

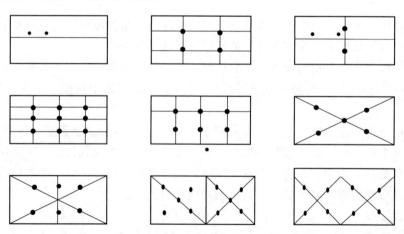

层流罩（洁净棚）、洁净工作台等局部空气净化设施的采样点位置设置参见下图：

水平单向流

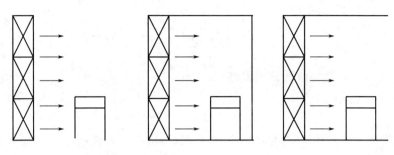

垂直单向流

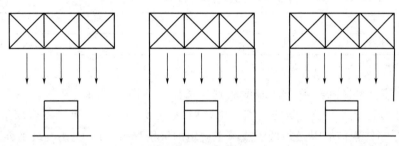

c.采样点的限定。对任何小洁净室或局部空气净化区域，采样点的数目不得少于 2 个，总采样次数不得少于 5 次。每个采样点的采样次数可以多于 1 次，且不同采样点的采样次数可以不同。

d.不同洁净度级别每次最小的采样量见表 3-1-8。

表 3-1-8　悬浮粒子计数最小采样量

洁净度级别	采样量/（L/次）	
	$\geqslant 0.5 \mu m$	$\geqslant 5 \mu m$
A、B 级	5.66	8.5
C 级	2.83	8.5
D 级	2.83	8.5

e.采样注意事项。在确认洁净室（区）送风量和压差达到要求后，方可进行采样；对于单向流，计数器采样管口朝向应正对气流方向，对于非单向流，采样管口宜向上；布置采样点时，应避开回风口；采样时，测试人员应在采样口的下风侧。

f.结果计算

ⓐ 悬浮粒子浓度的采样数据应按下述步骤做统计计算，见式（3-1-4）。

$$采样点的平均粒子浓度 A = \frac{c_1 + c_2 + \cdots + c_i}{n} \tag{3-1-4}$$

式中，A 表示某一采样点的平均粒子浓度，粒/m^3；c_i 表示某一采样点的粒子浓度（$i = 1, 2, \cdots, n$），粒/m^3；n 表示某一采样点上的采样次数，次。

ⓑ 平均值的均值。见式（3-1-5）。

$$M = \frac{A_1 + A_2 + \cdots + A_i}{L} \tag{3-1-5}$$

式中，M 表示平均值的均值，即洁净室（区）的平均粒子浓度，粒/m^3；A_i 表示某一采样点的平均粒子浓度（$i=1$，2，…，L），粒/m³；L 表示某一洁净室（区）内的总采样点数，个。

ⓒ 标准误差。见式（3-1-6）。

$$SE = \sqrt{\frac{(A_1-M)^2+(A_2-M)^2+\cdots+(A_L-M)^2}{L(L-1)}} \tag{3-1-6}$$

式中，SE 表示平均值均值的标准误差，粒/m³。

ⓓ 置信上限。见式（3-1-7）。

$$UCL = M + t \times SE \tag{3-1-7}$$

式中，UCL 表示平均值均值的 95％置信上限，粒/m³；t 表示 95％置信上限的 t 分布系数，见表 3-1-9。

表 3-1-9　95％置信上限的 t 分布系数

采样点数 L	2	3	4	5	6	7	8	9	＞9
t	6.31	2.92	2.35	2.13	2.02	1.94	1.90	1.86	—

注：当采样点数多于 9 点时，不需要计算 UCL。

g. 结果评定。判断悬浮粒子洁净度级别应依据下述两个条件。第一，每个采样点的平均粒子浓度必须低于或等于规定的级别界限，即 $A_i \leqslant$ 级别界限。第二，全部采样点的粒子浓度平均值的 95％置信上限必须低于或等于规定的级别界限，即 UCL≤级别界限。

h. 记录。测试报告应包括下列内容：测试日期和测试者签名、执行标准、被测试洁净室或洁净区的名称、采样点数、被测试洁净室或洁净区的等级、所处状态、气流流型等。

洁净室性能检测报告（举例）

被检单位：_____

报告书编号：_____

序号	检测项目	净化洁净度 D 级	实测结果				
			装配车间				
1	温度/℃	18～26	22				
2	相对湿度/％	45～65	53				
3	静压差/Pa	洁净室与非洁净室之间≥10	—				
4	换气次数/(次/h)	≥15	17				
5	悬浮粒子/(个/m³)	≥0.5μm ≤3520000 最大值 UCL	237102 235872				
		≥5μm ≤29000 最大值 UCL	5300 4938				
6	沉降菌/(个/皿)	≤100	5				

检验者：_____　　　校对者：_____　　　第____页　共____页

四、药品生产企业环境消毒方法及效果的微生物验证

1. 洁净室的消毒方法

（1）灭菌与消毒 医药工业洁净室与其他工业洁净室有所不同，特别是无菌生产，不仅要控制空气中一般的悬浮状态的气溶胶粒子，还要控制活微生物数，即提供所谓的"无菌"环境。

扫码做自测题

习题 3-1-1

另一方面，不能认为进入洁净室的空气无菌，则室内各种表面就不沾污细菌了。如果这些地方有营养源，细菌繁殖的可能性就存在。在洁净室中人体是主要菌源之一，不仅皮肤带有细菌（其中约 1% 为病原性的），人通过呼吸、交谈也会散布细菌，所以在洁净室中除戴口罩外，对洁净室设施设备等表面消毒仍是一个控制微生物的重要措施。

按理说，在空气净化系统中，送入经高效过滤器过滤的空气，可以使房间的微生物数控制在规定的范围内。其实不然，实际生产时由于机器的运行、人员的进出、建筑物的表面均会产生尘粒，从而滋生细菌并极易再次散落而造成污染。人员的污染是重要的细菌来源，一个人每小时约散发 1000 个死皮细胞（等价于 $20\mu m$ 大小的粒子）。因而，洁净室的室内建筑材料、设备等应能经受药物的消毒灭菌处理，洁净服的衣料要选用不产生静电或经防静电处理的材料，洁净服装的洗涤、晾干、包装必须在洁净环境中进行，无菌衣要经高温消毒灭菌，人员、设备、仪器进入无菌室应作严格的消毒灭菌处理，进入人员的手需用消毒药物浸泡或喷洒。需定期进行室内消毒灭菌操作。各国 GMP 均对洁净室中空气浮游菌及表面细菌有严格的规定，如各国药典建议洁净环境中的细菌允许值见表 3-1-10 和表 3-1-11。

表 3-1-10 《美国药典》建议的洁净环境中细菌允许值

洁净级别	浮游菌数/(cfu/m³)	表面细菌/(cfu/m²)	人体细菌数/(cfu/m²)	
			手套	其他
100 级	1	3	3	5
1000 级或 10000 级	5	5	5	10
100000 级	87	10(地板)或 20 30(地板)	15	30

表 3-1-11 我国新版 GMP 建议的洁净环境中细菌允许值

洁净度级别	浮游菌/(cfu/m³)	沉降菌(φ90mm)/(cfu/4h)	表面微生物	
			接触碟(φ55mm)/(cfu/碟)	5 指手套/(cfu/手套)
A 级	<1	<1	<1	<1
B 级	10	5	5	5
C 级	100	50	25	—
D 级	200	100	50	—

药品生产时由于在洁净室的地面、墙面、顶棚、机器、人体及衣服表面可能有活微生物粒子存在，当温度、湿度合适时，细菌即在这些表面繁殖，并不时被气流吹散到室内，因此洁净室（特别是无菌室）一般不安排三班生产，每天必须有足够时间用于清洁、

消毒。

消毒和灭菌是两个概念。灭菌、除菌和消毒这三个经常被误用的词必须加以区别。灭菌和除菌是绝对化的术语。灭菌是指杀灭或不活化所有生命形式；除菌则是破坏或不活化致病微生物的传染，但在应用于细菌孢子时往往无效。灭菌法是对无菌制剂等的生产过程中的灭菌，常用的方法有：湿热灭菌法（可用无菌保证值 SAL 表示效果）、干热灭菌法、除菌滤过法、辐射灭菌法、环氧乙烷灭菌法等。监测灭菌效果往往使用生物指示剂（一种标准的对灭菌条件稳定的微生物）。而消毒可以说是减少微生物数量，使之达到安全或相对安全的水平，与使用规定和使用目的相符合。

抗微生物剂是一种用来抑制微生物繁殖或消灭微生物的试剂的总称，它包括：

① 消毒剂。能消除以细胞繁殖形态出现的微生物污染的化学试剂。

② 灭菌剂。杀灭在无生命环境内的所有微生物生命形态的化学试剂。

③ 除菌剂。用来消灭在无生命物体上的病原体的抗菌剂。

④ 杀菌剂。可按具体作用分类：杀细菌的称为杀细菌剂；杀霉菌的则称之为杀霉菌剂；杀病毒的则称为杀病毒剂；杀孢子的则称为杀孢子剂。

⑤ 抑菌剂。仅是抑制微生物生长的化学试剂。

灭菌和消毒是不可互换的术语，消毒剂在定义上也并不意味着是灭菌剂。消毒是消灭繁殖形态的细胞的活微生物的污染，但它不保证无菌。

（2）消毒剂的选择和配制

① 消毒剂的选择。在选择一种消毒剂时，首先要了解消毒剂的性质，但同时又应认识到没有一种消毒剂是完全理想的。理想的消毒剂应该具备以下特征：能广谱地杀灭微生物；对人体无毒；无腐蚀性，对设备无污染；具有稳定性；作用迅速；不因有机物的存在而失去活性；产生所期望的后效作用；廉价。

各种试剂都有优点和局限性，应选择一种试剂或几种试剂结合使用，以最低成本获得最大效果。

② 无菌室常用消毒剂的配制。无菌室所使用的消毒剂应在净化工作台上配制，需过滤的应准备好已灭菌（122.1℃，45min）的滤膜及容器。过滤好的消毒剂应在盛放瓶上注明消毒剂的名称、批号、配制日期及失效期，放在无菌室中。

a. 0.1%（体积分数）新洁尔灭溶液的配制。按浓度配制 0.1%（体积分数）新洁尔灭溶液并搅拌均匀，将配制好的溶液用 0.22μm 混合纤维素酯微孔过滤膜过滤后放入已灭菌的瓶中待用。此溶液须在 48h 内使用。主要用于皮肤黏膜消毒，浸泡工具器械。

b. 75%酒精溶液（体积分数）的配制。先用定性滤纸过滤 95%的乙醇溶液，再将冷却的注射用水加到滤过的乙醇溶液中充分混合，直到酒精比重计读数为 75%。将配制好的溶液用 0.22μm 混合纤维素酯微孔过滤膜过滤后，放入已灭菌的瓶中待用。此溶液须在 48h 内使用。消毒力不强，对芽孢无效，主要用于皮肤、体温表消毒。

c. 5%石炭酸溶液的配制。将固体石炭酸连同容器放在 50℃左右的热水中使其熔化，用量筒取 10mL，用蒸馏水稀释为 200mL 即成。溶液杀菌力强，主要用于地面、器具、器皿表面消毒，2%可用于皮肤消毒。

d. 5%（质量分数）麝香草酚溶液的配制。在 95g 的 50%乙醇溶液中加入 5g 麝香草酚并搅拌均匀。此溶液不必过滤，但须在 24h 内使用。此消毒剂主要用来杀灭霉菌。

e. 2%（质量分数）戊二醛溶液的配制。在 250g 的 20% 戊二醛溶液中加入注射用水至 2500g，再加入 1.3g 缓冲剂并搅拌均匀。此溶液不必过滤，但须在 24h 内使用。本品是高效消毒剂，可有效杀灭各种微生物。

（3）主要消毒和灭菌方法

① 药物法。是用某种气体或药剂进行熏蒸或擦洗，其效果与药物种类及细菌对其敏感程度有关。一些药物对一些材料有吸附侵蚀作用。例如常用的氧化乙烯，是一种很好的灭菌剂，虽不能浸透固体，但可被塑料、橡皮之类吸收，这就需要根据洁净室的使用对象选用合适的材料。使用消毒剂应定期更换，以防止耐药菌株的产生。

② 紫外线消毒。可在其他消毒方法未使用之前使用，是一种不可代替的必备的消毒方法，为药品生产企业普遍采用，主要用在洁净工作台、层流罩、物流传递窗、风淋室乃至整个洁净房间的消毒。紫外灯的杀菌力取决于紫外线的波长，短波具有杀菌力，长波可能对人体有害，所以它的使用受到限制。紫外线短波波长为 136～390nm，消毒用的紫外灯应限制在短波的波长范围内，以 253.7nm 的杀菌力最强。据国外最新研究表明，紫外线灭菌仍有广阔的前景，具有安装方便、无耐药菌株产生等特点，现在的关键是解决短波的测定问题。

还有一种方法是采用气相循环消毒灭菌。如果能让空气有组织地循环流过紫外灯的有效照射区，既增加了紫外线对空气的照射时间，而又设法不让紫外线外泄伤人，并且不产生臭氧，因此紫外线对于空气的消毒作用就大大提高了。

③ 湿热法。是用高温湿蒸汽（通常为饱和蒸汽）的灭菌方法，基于湿热作用下能使细菌细胞内蛋白质凝固的原理，一般需要的温度比干热法低，时间也短，例如 121℃、12min 或 134℃、2min。

④ 干热法。是在干燥空气中加热处理的方法，基于高热作用下的氧化作用破坏微生物的原理，一般需要的温度高达 160℃ 以上，时间长达 1～2h。

⑤ 臭氧消毒。臭氧（O_3）在常温、常压下分子结构不稳定，可很快自行分解成氧（O_2）和单个氧原子（O），后者具有很强的活性，对细菌有极强的氧化作用，可氧化分解细菌内部氧化葡萄糖所必需的酶，从而破坏其细胞膜，将它杀死。多余的氧原子则会自行重新结合成为普通氧分子（O_2），不存在任何有害残留物，故称无污染消毒剂。臭氧不但对各种细菌（包括大肠杆菌、铜绿假单胞菌及杂菌）有极强的杀灭能力，而且对杀死霉菌、肝炎病毒等也很有效。生产臭氧的原料主要是空气和电能，一般通过高频臭氧发生器（电子消毒器）来获得。消毒时直接将臭氧发生器置于房间即可。空气中使用臭氧消毒的浓度很低，只有百万分之几，可根据房间体积及臭氧发生器的臭氧产量计算得到。

⑥ 气体消毒。对环境空气灭菌的传统做法是采用某种消毒液，在一定条件下让其蒸发产生气体来熏蒸。常用消毒液有甲醛、环氧乙烷、过氧乙酸、石炭酸和乳酸的混合液等。我国药厂无菌室消毒传统的方法是用甲醛熏蒸。

⑦ 消毒剂消毒。洁净室的墙面、天花板、门、窗、机器设备、仪器、操作台、车、桌、椅等表面以及人体双手（手套），在环境验证及日常生产时应定期清洁并用消毒剂喷洒。常见的消毒剂有乙醇（75%）、戊二醛、新洁尔灭等。

2. 消毒效果的微生物验证

清洁和消毒是去除微生物污染的主要手段，但必须保证清洁及杀菌的彻底性，因此药品生产企业必须制定清洁与消毒规程，并定期进行验证，以确证清洁与消毒的效果。清洁与消毒往往联系在一起，一般是在房间清洁之后再进行消毒，消毒结束后再次清洁。对于环境消毒效果验证的内容有：消毒条件、方法、所用介质、清洁剂、消毒剂及浓度、消毒设备、消毒时间以及最后的环境微生物监测等。

（1）消毒方法验证的要点

① 紫外灯消毒验证的要点。紫外灯的杀菌力随使用时间增加而减弱，若紫外灯使用超过平均寿命时，就达不到预期的消毒效果，则必须更换。国产紫外灯平均寿命一般为2000h。紫外灯的杀菌作用随菌种不同而异，杀霉菌时的照射量要比杀细菌时大 40～50 倍。紫外灯通常按相对湿度为 60% 的基准设计，室内湿度增加时，照射量应相应增加。紫外线强度要求在操作面上达 $40\mu W/cm^2$ 以上。因此紫外灯消毒方法验证中紫外灯需确认的参数主要有紫外线的波长、紫外线强度、灯管的寿命。此外，紫外灯消毒的效果与照射的时间长短有关，需要通过验证来确定。

② 臭氧消毒验证的要点。臭氧消毒效果的验证中需确认和校准的臭氧发生器技术指标主要有臭氧产量、臭氧浓度和时间定时器，并通过最终检查细菌数来确定消毒时间。

（2）消毒效果验证的方法　各种消毒方法的效果需通过验证来得到证实。比如说如何使用消毒剂，喷洒法、烟雾法或者浸润法哪种效果更好，接触时间需多长？温度和 pH 值也是需估计的因素，因为它们能影响消毒的速度，提高温度、降低 pH 值，有时能提高消毒剂的活性，但这取决于使用何种消毒剂。消毒剂与被处理表面接触情况，消毒剂残留存在的意义，给制造带来污染的风险等都需考虑。一般来说陶器、大多数玻璃和不锈钢能经受大多数化学消毒剂。在选择一种试剂前必须有一个对生产区所用材料，如墙壁、天花板和地板涂层的相容性及关于腐蚀性、玷污、气味等方面的研究。在选择消毒剂及其使用时，比受处理材料表面特性更为重要的是被杀灭的微生物种类，例如许多消毒剂只对特定的生物体（如对革兰阴性菌、霉菌等）有效。

各种化学消毒剂获得最大效果的条件各不相同，主要影响因素有浓度、温度、湿度、pH 值、使用稀释剂性质、有机物的存在、接触时间。通常消毒作用随温度的升高而增强，因为其对微生物的作用犹如一个化学反应。消毒剂可杀灭微生物，也可能只起抑制剂作用，这在很大程度上取决于它的浓度，提高消毒剂浓度通常能提高其杀灭效果，但是某些稀释的消毒剂会被一些微生物代谢，例如假单胞杆菌会对酚类化合物起氧化作用。

在使用消毒剂时，应重视交替使用，应用两种以上消毒剂。交替使用消毒剂在理论上有利于防止形成相同环境的分离菌或抑制细菌的适应性。如果交替使用是必要的，就应该决定交替频率，当具体验证试验数据显示需要轮换时就及时轮换消毒剂，另外可采用到一定周期（每周或每月等）就轮换消毒剂的方法。

常用的消毒效果验证主要有指示剂试验和表面污染试验等。

① 用生物指示剂进行细菌挑战性试验。生物指示剂（BI）菌种可选用枯草芽孢杆菌孢子，在使用前要测定其初期菌数，应不少于 10 个。在消毒灭菌前，将装有 BI 的表

面皿置于各被测房间内的中央地面，灭菌前打开表面皿，灭菌结束后，回收 BI 放入大豆酪素消化液体培养基中，在 37℃下培养 3 天，看细菌是否被杀灭。若没有细菌生长，则为合格。

② 表面污染试验。表面微生物污染试验的方法主要有真空吸引法、培养皿接触法、棉球擦抹法和浸渍法等。

a. 真空吸引法。使吸引喷嘴接近需检查的表面，随同空气吸引附着于物体表面的粒子，并用无菌的薄膜过滤器过滤，以任何方式进行培养，从而测得细菌的数量。此方式在药品生产企业用得较少。

b. 培养皿接触法。培养皿接触法（简称 Rodac 法）最为简单，但仅适用于平的表面。皿内灭菌的琼脂（通常直径为 50mm）直接与设备表面接触，然后加盖，在预定时间内和规定温度下（例如 30～35℃或 20～25℃）培养，用肉眼对微生物计数并识别，如必要还得鉴别菌种种类。此方法要求将培养基倒入培养皿中并使之隆起，要做到这一点操作上比较困难。

c. 棉球擦抹法。这是一种简单可行的方法，为制药企业普遍采用。环境消毒结束后，可对洁净室内的机械表面、内部及缝隙间，墙壁、窗台、试验台等表面的一定面积，用事先经过灭菌的生理盐水、精制水或缓冲液（例如磷酸盐缓冲生理盐水）润湿的适当大小的灭菌纱布或灭菌脱脂棉充分擦拭，然后放入广口瓶，加一定量浸出液振摇（或作超声波洗涤），再对浸出液进行微生物培养。棉签取样能用于培养皿接触法无法进行取样的场合，例如角落、缝隙等处。棉签可以由棉花和涤纶制成。如果棉签是由海藻酸钙做成的会更好，因为这种材料可溶于稀释液，这样便于将微生物释放在溶液中。

d. 浸渍法。棉签先用灭菌稀释液（如注射用水）湿润，然后擦拭取样区域，最后放入到一个装有经预测试的灭菌稀释液的试管中。样品应尽快进行测试，以免在稀释液中增加微生物数量。试管经搅动从棉签上释放出微生物，稀释液则注入培养基平皿内，经培养，然后计数并鉴别。

3. 环境消毒验证周期的确定

环境消毒需要有一定的消毒周期，其消毒周期须通过验证来确定。消毒效果的验证必须能够证明一个选定物体（建筑、设备、空气等）的微生物数量在一定的条件下持续减少或杀灭。因此须从生物负载预研究和选择消毒剂开始，然后着眼于研究对消毒方法的评估和数据收集分析来决定效果和重现性，因此消毒周期的确定也必须通过验证来达到。对于已确定和证明的方法和周期，则不必再重复。

关于受控环境验证的周期并没有统一的规定，视测试内容而定。一般来说，空气净化系统在新建、改建以后可作全面的验证，正常运行后只需记录房间的温度、湿度，检查房间的风压即可。空调系统中空气平衡是一项技术性较强、调试复杂的工作，一经调整，平时不可随便变动风阀位置，若发现风压流向不对，应找出原因后才能调整风阀，以免破坏空气的平衡。尤其是无菌生产区域，因房间多，洁净级别不同，风压差逐步降低，任何风阀位置的变动都会引起各房间风压的连锁反应。因此空调调试完毕后每年只需检查一次风量，从而核算出各房间的换气次数即可。无菌产品的生产对环境要求较严，除空气净化系统在安装结束做验证外，每年还要定期测试一些项目，如：正使用的高效过滤器每年须做一次 PAO 泄漏试验，也有的半年做一次，发现问题及时更换或修理；高效过滤器调换或修理后必须做 PAO 泄漏试验；对于洁净度 C 级以上的房间，在无菌产品生产期间，每天应测定悬浮粒子数，不过采样量及采样数目可以减少；空气净化系统的风量每年检查一次，并计算各房间的换气次数；在无菌产品生产期间，浮游菌或沉降菌每天应测定，但采样量及采样数目可以减少；无菌产品在停止生产、空气净化系统关闭后，如要恢复生产，需按验证要求进行悬浮粒子、浮游菌或沉降菌的测试；表面污染及人体细菌测试在无菌产品生产期间每天应进行。表 3-1-12 是无菌生产区域日常动态监测的内容，供参考。

表 3-1-12　无菌生产区域日常动态监测的内容

项目		洁净度	浮游菌	表面细菌污染	人体细菌污染
频率		A 级（每个层流罩下）	每班 1 个样品	每班 3 个样品	每班从任意一操作工身上取 1 样品
		C 级房	每班 1 个样品	每个房间（或区域）每周 3 个样品	轮流取样
位置		B 级	关键操作工艺处	任意取样	任意取样
		C 级	工作面处	在墙、天花板及非接触药物的设备处任意取样	从在该洁净区域工作的操作工中任意取样
采样方法			浮游菌采样器	培养皿或棉球擦抹法	培养皿或棉球擦抹法
采样量			$1m^3$	至少 $25m^2$	手套 5 个手指表面及 $25cm^2$ 外套表面

注：微生物合格标准应建立在历史数据的基础上。

下列情况发生时应考虑重新验证。

① A、B 级无菌室或层流罩（台）。与空气净化系统有密切关系的关键空调设备调换后，或者调换的零部件或装置与原来的不同；任何一只高效过滤器调换后；周围房间的环境压力参数改变；直接影响周围环境的物理隔断发生变化（如增加了围挡或幕帘）。

② C 级洁净室。在房间里增加了层流装置或其他固定的净化设备；本系统任何房间 50% 以上末端送风口调换后环境设计参数要求改变，如温度、湿度、风压、换气次数等。

③ D 级洁净室。有任何 C 级洁净室重新验证的条件；一个系统有 50% 以上的末端送风口（末端没有过滤器的则以空调器中的过滤器代替）调换以后。

复习思考题

1. 药品生产企业洁净室的洁净度有哪些微生物方面的控制指标？

2. 如何监测洁净室的沉降菌数，操作中应注意些什么？

五、洁净室中微生物数测定技术*

1. 实训目的

① 通过实验验证空气中微生物的存在。

② 了解空气中微生物的测定方法。

2. 实训原理

空气不利于微生物生长，所以空气中无固定种类的微生物，主要是真菌和细菌，在医院、公共场所，致病菌的数量较多。

测定空气中微生物的方法很多，有滤过法、沉降法等，这里主要介绍沉降法。沉降法是利用带微生物的尘粒或液滴因重力作用自然落在培养基表面进行测定的。实验证明，在空气中暴露 10min 后，每 $100cm^2$ 培养基表面生长的菌落数相当于 20L 空气中所含有的微生物数。

3. 材料和用具

菌数计数器，37℃恒温培养箱，培养皿，记号笔，琼脂培养基，火柴等。

4. 操作前准备

将包扎好的培养皿和培养基于 121.3℃灭菌 15min，并在无菌条件下制备平板。

5. 操作步骤

① 对平板编号为 0、1、2、3、4、5 号；将这 6 个平板置于无菌室内同高度（约 1m）的平台上，0 号与 3 号置于室内中央，1、2、4、5 号分别置于室内四周；0 号平板不打开皿盖，以作对照；其他平板打开皿盖，使培养基暴露于空气中。10min 后盖上皿盖。

② 将平板置于 37℃培养箱中倒置培养 24h。

③ 观察并记录结果。

0 号平板应不长菌，记录其余各平板的菌落数，计算出 $100cm^2$ 培养基的菌落数及每立方米空气中的活菌数。

$$100cm^2 \text{培养基的菌落数} = (\text{每个平板的菌落数}/\pi r^2) \times 100 \qquad (3\text{-}1\text{-}8)$$

式中，r 为平皿半径，cm。

$$\text{每立方米空气中的活菌数} = (100cm^2 \text{培养基上平均菌落数}/20) \times 1000 \qquad (3\text{-}1\text{-}9)$$

 实训考评单

洁净室中微生物数测定操作

班级：_____ 姓名：_____

项目	考核内容	分值	评分要点	得分
操作前准备	玻璃器皿的包扎	10	正确的包扎	
	灭菌	10	操作及结果正确	
	在无菌的条件下制备平板	10	无菌操作	
操作步骤	测定方法的选择与操作	15	方法选择正确	
		20	操作正确	
	培养	10	培养温度、时间设定正确	
		5	倒置培养皿培养	
结果	观察并记录结果	10	结果正确	
	计算结果	10	计算准确	
总分		100		

考评人：_____   日期： 年 月 日

6. 注意事项

① 倒平板时严格无菌操作。
② 倒平板时培养基的温度不能太高,否则培养皿盖上会有许多冷凝水,易造成污染。
③ 培养时培养皿要倒置培养。
④ 计算菌落时,菌落边缘互相重叠时应分开计算。

7. 思考题

洁净室中微生物数测定操作时需注意些什么,影响测定结果准确性的因素有哪些?

六、洁净室中尘埃粒子数测定技术*

1. 实训目的

① 通过实验验证空气中尘埃粒子的存在。
② 学会使用光散射粒子计数器。
③ 了解空气中尘埃粒子的测定方法和计算方法。

2. 实训原理

测定空气中尘埃粒子数的方法很多,这里主要学习计数浓度法,即通过测定洁净环境内单位体积空气中所含大于或等于某粒径的悬浮粒子数,来评定洁净室(区)的悬浮粒子洁净度等级。

对洁净室内的洁净度的测量,可以采用光散射粒子计数器、凝结核粒子计数器、电子显微镜和光学显微镜等,目前使用最多的为光散射粒子计数器。因为此种粒子计数器在使用中可以对室内空气的含尘量进行自动、连续、及时的对应测量,并且可以直接显示瞬时的含尘浓度,也可以对不同粒径的含尘浓度进行测量,使用简单、方便、及时、灵活。光散射粒子计数器测定原理为:空气中的悬浮粒子在光的照射下产生光散射现象,散射光的强度与粒子的表面积成正比。

3. 材料和用具

光散射粒子计数器(用于粒径大于或等于 $0.5\mu m$ 的悬浮粒子计数)。

4. 操作前准备

仪器开机,预热至稳定后,按说明书的规定对仪器进行校正。确认采样管必须干净,无渗漏。

5. 操作步骤

(1) 布置检测点　检测点应为距无菌室内地坪 1.00m 的水平面内。对于单向流型的空间测点总数应不小于 20 点,测点间距为 0.5~2.0m;非单向流洁净室按洁净面积小于或等于 50m² 布置 5 个测点。

(2) 粒子数测定　按照上述方法在洁净室内布好测点,选择好所使用的并已经过校正的尘埃粒子计数器,对空间内的尘埃粒子进行测定。

(3) 记录数据　测定的同时绘制洁净室内测点平面布置图,并进行测点编号,以备检测时做记录。

(4) 计算　根据公式(3-1-4)计算,即:

$$采样点的平均粒子浓度\ A = \frac{c_1 + c_2 + \cdots + c_i}{n}$$

式中，A 表示平均粒子浓度，粒/m³；c_i 表示某一采样点的粒子浓度（$i=1，2，…，n$），粒/m³；n 表示采样次数，次。

 实训考评单

洁净室中尘埃粒子数测定技术

班级：_____　　姓名：_____

项目	考核内容	分值	评分要点	得分
操作前准备	仪器校正	10	会正确校正	
	采样管检查	10	确认采样管干净、无渗漏	
	光散射粒子计数器的使用	10	会正确使用	
操作步骤	布置检测点	20	布置正确（个数、距离等）	
	粒子数测定	20	测定方法正确	
结果	记录数据	10	平面布置图的绘制	
		10	测点编号	
	计算结果	10	计算准确	
总分		100		

考评人：_____　　　日期：　　年　月　日

6. 注意事项

① 检测时对于单向流洁净室，其粒子计数器的采样口应对着气流方向；对于非单向流洁净室，采样口宜向上，使采样口处的气流速度尽可能接近室内的气流速度。

② 同时应注意采样管口必须干净，连接处不得有渗漏现象，采样管的长度应根据仪器的允许长度，如果无规定时，不宜大于 1.5m。

③ 每个采样点的采样次数不少于 3 次，但各采样点的采样次数可以不同。在测试仪器稳定运行条件下，每次测定数据均应记录在记录表上。

7. 思考题

洁净室中尘埃粒子测定时，采样点数量及采样次数的多少对测定结果的可靠性有没有影响，测定时还需注意些什么？

拓展知识

菌群失调在临床上的表现

正常时肠道菌群保持生态平衡发挥其有益于机体的作用，只有在患病或滥用抗生素时，才被干扰发生紊乱，使正常的菌群结构、种类数量发生变化，出现菌群失调导致疾病发生。

菌群失调，临床上表现为：出现腹泻、便秘或两者交替现象，肠蠕动减慢延迟，降低肠道清除能力，门脉高压性结肠炎，肠道瘀血、水肿，肠腔内胆盐缺乏，肠黏膜内 pH 下降，肠腔内 pH 上升，使有益菌定植生长、繁殖受到影响。此时肠道内处于高度腐败状态，氨、硫化氢、胺类、酶类等有害物质大量蓄积并被人体吸收进入血液，导致机体各器官组织受损。

长期应用广谱抗生素或久用类固醇激素等免疫抑制药物可引起医源性肠道菌群失调。

项目 二 制药过程中的微生物控制

一、制药工业微生物生态学及调控

地球上微生物无所不在，在整个生物圈中都可发现。除非最为极端的环境，它们在酸性湖泊、深海、冰冻的地方和热泉口都能够生存。微生物生态学是研究微生物群体（微生物区系或正常菌群）与其周围的生物和非生物环境条件间相互作用的规律的学科。随着研究的不断深入，微生物在全球物质能量循环中起到的作用被越来越多地认识到，对微生物生态学的研究会对气候、环境研究起到至关重要的作用，对药品的生产影响也较大。现代微生物生态学研究的内容主要有：在正常自然环境中的微生物种类、分布及其随着不同的环境条件变化而发生的变化规律；在自然界中微生物之间的相互关系，微生物与动植物之间的相互关系，这些相互关系对自然界的影响和环境因素对这些相互关系的影响；微生物代谢活动对自然界的影响，环境条件的变化对这些代谢活动的影响；污染环境中的微生物等。

通过微生物生态学的研究，人们对微生物所造成的危害及预防有了基本的认识，提出了药品生产操作过程中的控制要求，通过严格实施药品生产质量管理规范来使污染最小化，确保产品质量优质化。

1. 空气

（1）空气中微生物　在药品生产环境的空气中，建筑、设备、设施上，工作人员的皮肤上，制药用水中等都有较多微生物存在，可以说是无处不在，对药品生产质量影响较大，如何使微生物污染对药品生产的危害最小，是医药科技工作者的一个长期课题。

空气中没有足够的湿度和可利用的营养成分，所以并不是微生物生长和繁殖的天然环境，但是几乎所有未经处理的空气中都会有悬浮的细菌、霉菌和酵母菌的存在，为了生存它们能够抵御脱水和持续干燥的环境，成为药品生产环境的微生物污染源。通常从空气中分离的微生物包括产芽孢的细菌，如杆菌属和梭菌属的菌种；不产芽孢的细菌，如葡萄球菌属、链球菌属和棒状杆菌属的菌种；霉菌有青霉属、分枝孢子霉菌属、曲霉属以及毛霉属的菌种；酵母菌有红酵母菌属的菌种等。

微生物可以黏附在尘埃、皮肤或衣服上，还能存在于极小的水滴中，甚至随着人们说话、咳嗽或者打喷嚏的唾沫传播到空气中。微生物黏附的微粒大小和空气湿度决定着它们的沉降系数，没有黏附在悬浮物质上的细菌和霉菌在静态环境中也会慢慢地沉降下来。空气中微生物的数量依赖于微生物在环境中的生存能力和灰尘的分布量，通风、排气系统、热源上的对流和空间内的活动都能影响气流，使灰尘分布发生变化，影响微生物的沉降。在正在运转的机器和有流动人员的环境中，空气所含的微生物数量要比静态环境中的多一些，脏乱的房间中的微生物含量要高于整洁的房间；空气湿度对微生物数量也有影响，潮湿的空气通常比干燥的空气所含的微生物少，因为潮湿空气中的小水滴会吸附一些污染物使其沉降；药品生产中燥热的夏天要比阴冷的冬天更容易染菌。

在药品生产过程中，有些操作会使空气中的微生物数大量增加。如药品的配制、调和等过程中，使用一些被污染的材料会导致空气中的微生物含量增加，特别是在干燥的环境中使用淀粉和某些糖类会导致霉菌含量的增加；一些包装材料如卡片和纸板中都含有霉菌和细菌；包装机器的周围霉菌和细菌的含量也很高。

不同药物剂型的生产要求空气微生物的标准不同，而且微生物在各剂型中所引起的危害也不尽相同。对于不能通过湿热方法最终灭菌的药品，生产这些产品的区域要求空气微生物含量非常低，常被认为是生产过程中的一个关键控制点，不合格的空气质量可能会导致容器的污染，进而污染药品。对于液体或半固体的口腔或局部用药，要求生产和填充过程在清洁的环境中进行。添加化学防腐剂或者采用不适合细菌生长的 pH 条件都是有效防止微生物生长的措施，但是抵御霉菌孢子很难成功。通过空气微生物量的监测，可对潜在的污染进行早期预警，以便采取及时的调整。

(2) 微生物含量的降低　空气净化系统常被用于药品生产环境空气的净化，包括除去空气中大量的微生物。对于最严格的无菌工作，要求使用高效空气过滤器（HEPA）来除去空气中所有大于 $0.1\mu m$ 的颗粒，但是对于多数操作来说，空气质量标准达到除去大于 $0.5\mu m$ 大小的颗粒就足够了。一般在精细的过滤之前通常都会有一个粗过滤，或者先通过静电装置去除空气中的悬浮物质。为了保持效率，所有的空气过滤装置一定要保持干燥，否则微生物可能会在湿润的滤膜上滑行或通过潮湿滤器。过滤材料有很多种，可以是纤维素、玻璃纤维、聚四氟乙烯树脂或者聚四氟乙烯丙烯酸基料等。

空气净化系统利用层流的原理，滤过的空气可以用来净化整个房间或者局部区域，这样所有的操作就可在无菌的层流空气中进行了，需注意的是在供气和暴露的产品之间不要有任何阻碍，因为这种阻碍可能会导致非无菌层面上的微生物或微粒的偏转从而引起污染。可根据使用的仪器类型、操作方式和处理的原料来决定气流的方向是水平还是垂直。气流表对于监控空气的流速是非常重要的，只有整个层流装置和整个空间都保持正确的气流流速才能确保高级洁净区到低级洁净区之间保持正压。空气过滤系统要进行定期的检查，最常用的方法就是检测操作区和穿过过滤器表面的微粒数目。如果空气过滤系统中存在复杂的管道或者是终端过滤器位于隐蔽的地方，就需要主鼓风机后采用化学的通烟试验，即使用一种已知大小的颗粒来检测每个出风口。这种方法可以对终端过滤器进行检查，还可以发现有无管道泄漏的问题。

压缩空气在药品生产中的应用也很多，比如它可用于运送粉剂和悬浮物质，为发酵过程供氧，或者为粉碎过程提供动力。如果空气不经过滤除菌或者加热和过滤灭菌，产品会受到微生物的污染，影响产品质量。

过滤、化学消毒或紫外线（UV）消毒都可以减少空气中的微生物含量，过滤是最常用的方法。应用化学方法对空气进行消毒是有限制的，因为喷洒化学消毒剂会产生刺激性气味。对于密闭性很好的区域来说，相对湿度达到 $80\%\sim90\%$ 时用 $1\sim2mg/L$ 的甲醛气体来熏蒸消毒很有效，用雾化的 $0.05\sim0.5mg/L$ 浓度的丙二醇消毒也具有很好的消毒效果。利用波长在 $240\sim280nm$（$2400\sim2800\text{Å}$）之间的紫外线照射可以减少空气中的活微生物数，但有效的照射距离比较短，且此光线对固、液体穿透力较差，细菌和霉菌孢子特别是那些颜色深的孢壁通常能耐受紫外线照射，使得杀菌效果降低。紫外消毒和空气过滤结合使用效果较好。

微生物检验范围

　　生产环境的检验，如车间用水、空气、地面、墙壁等；各种产品的原、辅料检验，如药用动物、谷物等的一切原辅料；各类产品加工、储藏、销售诸环节的检验，如从业人员的卫生状况检验，加工工具、运输车辆、包装材料的检验等；产品的检验，重要的是对出厂产品等的检验。

　　（3）空气微生物的检测　空气微生物的质量检测方法通常有以下几种：①把装有营养琼脂培养基的培养皿暴露在空气中一定时间，使得微生物或黏附微生物的尘埃微粒沉降到其表面，经过恒温培养测得活微生物数量。②用气体采样仪器从空气中抽取一定体积的空气，把空气样品吹到培养皿中的营养琼脂表面，也可以吹到能在营养培养基中培养的塑料条或滤膜上，再经过恒温培养测得活微生物数量。这种检测方法对微量微生物污染的检测很有效。③压缩空气的微生物含量检测是将定量的空气通入营养液体中，再将液体用膜过滤，并将膜放在营养琼脂培养基上培养，最后进行总的活菌计数；或者直接采用先进的技术检测液体培养基物理和化学性质的改变从而快速检测其中的微生物含量。

2. 水

　　（1）不同制药用水中的微生物　水在制药工业中的很多环节都要用到，在很多药品中水本身就是一种成分，各种清洁和冷却过程也要用到，所以水的微生物生态学很重要。用水时要注意两个方面：一是原水的质量；二是水的处理和分配。水中的细菌对营养要求不高，最适生长温度相对较低。新鲜的水中常含有假单胞菌、产碱菌、产黄菌属菌种、紫色杆菌属菌种和沙雷菌属；污水污染会产生变形杆菌、大肠埃希菌及其他一些肠细菌、粪链球菌和梭菌属菌种；土壤侵蚀、大雨和腐烂的植物会产生枯草杆菌、巨大芽孢杆菌、产气肠杆菌和阴沟肠杆菌；动植物残骸也会产生细菌，通常情况下这些菌会由于生存条件恶劣而死亡；其他分离出的微生物有微球菌属、噬纤维菌属、酵母菌、酵母样真菌和放线菌。调查显示工业储备用水的污染物中有 98％都是革兰阴性菌。

　　① 自来水和软化水。自来水的用途之一是清洗药品配制中所用的化学试剂，去除杂质和反应中的副产物，虽然水中的微生物含量很低，但是用水量很大时被清洗物质可能会接触大量的微生物。自来水的质量会因来源和地方不同而不同，即便水体中不含有已知的病原菌和粪便污染带来的大肠埃希菌，其中也可能含有其他一些微生物。如果供水来源于地表水，通常微生物群落比较丰富，这是因为地表水吸收了土壤和排水沟中的微生物和营养物质，其中的微生物生长较快；而深层地下水源（如井水或者喷泉水），微生物已经被过滤，微生物数偏少。储水池中储存很长时间的水中微生物会慢慢沉降下来，但是工业储水池是间歇性蓄水，这就导致储水池成为污染源，在夏季，这种储水池中的细菌浓度会迅速上升至 $10^5 \sim 10^6$ 个/mL。

　　软化水是指除去了部分或全部钙、镁离子的水。软化水通常用来清洗装液体或半固体制品的容器和冷却系统装置，除非有预防措施，冷却系统装置或加套容器中的微生物含量会迅速上升，若任由其发展下去，产品会被污染。工业中通常利用钠沸石的碱基交换作用，或者通过石灰-苏打灰软化法或加入六偏磷酸钠来制备软化水，这时除了自来水中的微生物，其他一些枯草杆菌属菌种和金黄色葡萄球菌可能也能进入使用盐水再生的系统中，如果不采取措施，化学滤水池很有可能成为细菌繁殖的温床。

② 去离子水和蒸馏水。自来水经过阴离子和阳离子交换树脂去除离子后制成的水为去离子水。配药、容器和设备的清洗以及消毒溶液的配制都需使用去离子水。自来水中的微生物仍然存在于去离子水中，交换树脂不经常用强酸或强碱来恢复活性也会造成严重的污染，这就增加了水中的微生物含量。自来水中的微生物含量也可由软化水和去离子水来反映，因为它们由自来水制备而成。现在上市了一种大孔径强碱性、大网格的季铵阴离子树脂，这种树脂可以使微生物进入树脂的小孔中，通过静电作用使微生物固定在小孔表面，对微生物有一定的去除作用。这种新型树脂最主要的作用就是在传统形式的去矿物质过程之后再对水进行最后的清洁。

蒸馏水是指用蒸馏方法制备的纯水。药物的生产需要使用蒸馏水，但需要微生物含量较低，其制备过程中通常还需对蒸馏水进行热消毒的处理。用于生产药物的蒸馏水通常要保温在 80℃，以阻止微生物的生长以及一些伴随生长的热原性物质的产生。通过蒸馏器得到的蒸馏水中通常不会残留微生物，只有当冷却系统、储水容器或分装系统出现问题时才会发生污染，蒸馏水一般是在制得后才被污染的，因而污染的细菌通常是一个纯培养，微生物数量最高可达到 10^6 个/mL。污染蒸馏水的常常是革兰阴性菌。

③ 反渗透制备水。反渗透方法是利用反渗透压使水通过一个相当于分子筛的半透膜，这种利用反渗透方法生产的水，通过渗透作用的逆向过程可以除去水中的微生物及其他的致热原，溶解于水的物质的扩散也会受阻。但如果半透膜下游的设备、储水容器或分配系统中存在微生物，则会发生后续的污染。

④ 水分配系统。制药用水的储水容器、管道、阀门等会有微生物的滋生。若微生物定植在储水容器及分配管路等中，这个系统就相当于储藏微生物的场所，会导致所有流经该系统的水受到污染，水泵、水表和水管中不使用的部分都会有微生物的存在，当正压严重不足或者不能保持持续供给时，像阀门和水龙头这样的出口处的微生物会进入系统中。储存容器的一些管道设备材料、管道工程管和焊接处都非常适合微生物的生长。一些塑料制成的储水容器和分配设备会引起严重的微生物污染，特别是用塑化的聚氯乙烯和树脂制成的玻璃加固塑料。不定期清洁的天然和人造橡胶制成的垫圈、O 形环和隔膜也很容易被污染。对于连接、包装和润滑所用材料，聚四氟乙烯和硅橡胶化合物要优于那些天然材料（如植物油或植物纤维、动物脂肪）。

水分配系统应定期进行消毒，通常是在水流回储罐之前通过滤膜过滤等对水进行消毒，定期检测储水容器中的微生物含量是很重要的。如果水分配系统中的水能够在正压驱动下，流经所有环状管道形成连续循环，不存在任何"死角"（死角就是指那些不经常使用的地方），并且距出口点的支路非常短，则是减少微生物生长的较优系统。

 思考　不同种类或用途的制药用水，对其消毒时都应该考虑哪些问题？

（2）制药用水的消毒　水的消毒方法常用的有三种：化学法、过滤法和光处理法。

① 化学消毒。化学消毒一般用于处理自来水或纯化水（指饮用水经蒸馏法、离子交换法、反渗透法或其他适宜的方法制得的供药用的水），也可用于处理蒸馏水、反渗透净化水的储水容器和分配系统。如果只有局部区域被污染，则用蒸汽即可达到彻底除菌。水处理中最常用的化学试剂是次氯酸钠和氯气，浓度一般根据处理时间和水的氯气需求量来决定，多数情况下水中游离氯水平达到 $0.5\sim5mg/L$ 就足够了，对于储存容器、管线、泵及出口处则需要高一些的水平（$50\sim100mg/L$）。在水硬度较高的地区通常在消毒前要先使用除垢剂。消毒蒸馏系统、去离子系统、反渗透系统和管道使用次氯酸钠或 1% 的甲醛溶液即可，处理去离子系统时，在甲醛消毒之前要先用盐水饱和树脂，以防树脂在多聚甲醛的作用下失去活性。消毒后用水清洁。

在化学消毒中注意不要留有未加处理的"死角"，所有的仪表如水表都要进行处理。

② 过滤消毒。对于消毒水平要求不高且存在连续的水循环时可以使用膜过滤的消毒方法，除生产正使用的水外，其他的水可不断回流到储水容器中进行再过滤处理。通常在最终过滤之前使用效果较差的预滤器先行处理一下，这样可延长滤膜的使用寿命。许多水生的微生物很小，通常在最后步骤采用 $0.22\mu m$ 孔径的滤膜进行过滤，消毒效果较好。

膜滤器要定期进行消毒以防微生物的定居及持续生长。膜滤器的消毒可采用处理储存、分配系统时所剩余的化学试剂，也可拆卸后用湿热消毒，后者对重度污染的过滤器消毒效果较好。

③ 紫外线消毒。光处理法不存在化学处理法的气味及残留问题，也不存在膜滤法中可能出现的微生物定居污染。利用高强度的富集紫外线脉冲进行水的消毒是比较新的一种方法，这种光脉冲中 30% 的能量来自波长 <300nm 的紫外线，脉冲持续时间为 $10^{-6}s\sim10^{-3}ms$，强度 $0.1\sim50J/cm^2$。254nm 波长的紫外线对能见度好的水的消毒也是有效的。目前已有具清洁功能的工业上使用的并联部件来代替原来的水管部分，使微生物的污染较小。

（3）水中微生物的检测　药品生产行业经常使用膜滤法来检测水中的微生物含量，这种方法可使大量水中的微生物得到充分的浓缩，可较好地反映出水中的微生物水平。如果需要检测氯法消毒水中的微生物，则需要先添加硫代硫酸钠这类可使氯离子失活的物质，减少对测定的干扰。

小知识

　　人类自出生那一刻就和微生物共处一生，人体生活着许多微生物，它们与人类和平共处，缺乏它们或它们的种类数量等平衡被打破，人类的正常机能将受影响。人体许多部位都生活着微生物，其中以肠道中的微生物数量最多、种群最丰富，大约 80% 的人体正常微生物都集中在这里，它们的数量超过 100 万亿个（这个数字大约是人体细胞总数的 10 倍），绝大部分是不需要氧气的厌氧细菌；口腔是微生物生存的好地方；人的皮肤上也生活着许多微生物，有细菌也有真菌，每平方厘米皮肤上的微生物从 1 万到 100 万不等。肤表微生物易被水洗脱，淋浴可除掉绝大部分肤表微生物，但 8 小时内皮肤上又可迅速重建起一个蓬勃的微生物世界。

3. 操作人员

 思政案例

微生物的传播污染

传播污染的五大媒介之一——人：人体的发菌量是不容忽视的，人体不同部位所带细菌数量参考如下。

手部——细菌数量　100～1000 个/cm²；

前额——1000～100000 个/cm²；

头皮——约 100 万个/cm²；

腋窝——约 1000 万个/g；

鼻腔分泌物——约 1000 万个/g；

唾液——约 10 亿个/g；

粪便——710 亿个/g。

洁净室内当工作人员穿无菌服时，静止时的发菌量为 10～300 个/(min·人)，躯体一般活动时的发菌量为 150～1000 个/(min·人)，快步行走时发菌量为 900～2500 个/(min·人)，穿平常衣服时发菌量为 3300～62000 个/(min·人)，有口罩发菌量为无口罩发菌量的 (1∶7)～(1∶14)，咳嗽一次的发菌量为 70～700 个，打喷嚏一次的发菌量为 4000～60000 个。

启示：过去十年间，由微生物污染引发的药品安全事故及药品召回事件不少，不仅造成大量经济损失和公共资源浪费，还造成了诸多无法挽回的生命损失和安全隐患，可想而知，紧抓微生物污染源是当务之急。人们工作或生活时，需有生物防护意识，保持良好的个人卫生和环境卫生习惯，提高社会责任感。

(1) 操作人员皮肤和呼吸道中微生物　人的皮肤和呼吸道中有大量的微生物，在操作人员进入生产区域进行药品生产时，极易将此微生物带入生产区，微生物可以从操作人员的身上转移到药品中。细菌除了会从正常皮肤上转移以外，还可能因为操作人员不良的卫生习惯，从操作人员的肛门附近或伤口周围转移，从而造成粪生微生物或伤口细菌的污染。在皮肤上的天然微生物菌群中，有较多的金黄色葡萄球菌，人的手和脸上普遍存在着金黄色葡萄球菌，因为它们有些位于皮肤深层，所以不能只用水洗来清除干净。其他一些菌如八叠球菌和类白喉菌也普遍存在，偶尔在潮湿的地方会有不动杆菌和产碱菌这样的革兰阴性杆菌存在。皮肤的油脂层中经常会有亲脂的酵母菌，头皮的油脂层中有卵圆形糠秕孢子菌，光滑皮肤的油脂层中有正圆形糠秕孢子菌，还会有各种皮肤真菌如表皮癣菌、小芽孢癣菌和发癣菌，并且在耳分泌物中也可能会含有腐生细菌。通常无临床表现的开放性伤口中有致病菌的生长，其中金黄色葡萄球菌占到 20%，其他致病菌包括微球菌、肠球菌、溶血性链球菌和非溶血性链球菌、梭状芽孢杆菌、芽孢杆菌和革兰阴性肠细菌；感染的伤口中可能存在有金黄色葡萄球菌、化脓性链球菌、肠球菌、肠杆菌、变形杆菌和铜绿假单胞菌等致病菌。大量这样的病原菌的存在，较易造成药品生产操作人员周围生产环境的污染。

通常鼻道中含有大量的金黄色葡萄球菌和部分白色葡萄球菌，鼻咽中会寄居草绿色链球菌、唾液链球菌，偶尔也会有流感嗜血杆菌和肺炎克雷伯杆菌存在。正常呼吸和说话过程中分泌出来的最普遍的微生物是腐生草绿色链球菌。这些微生物的存在成为药品生产中的潜在污染源，危害较大。

（2）药品生产中操作人员带来微生物的减少　生产注射剂以及眼耳用药等的工作区域里通常在入口处设有特殊的洗涤装置，包括脚控龙头、抗菌肥皂和热气烘手机，所有进入的人员都必须在此洗手消毒。生产这种药品的操作人员还必须要穿戴严密的全套无菌服。生产口腔和局部用药物时，操作人员在进入操作区域之前应该洗手，对防护外衣的要求通常不是很严格，但是也要穿戴干净的工作服、头罩和手套。减少微生物从操作人员转移到药品中所造成的危害，还需要对操作人员进行系统的卫生培训和定期的医疗检查，严控进入洁净区的人员，这样可阻止人员携带病原微生物接触药品。

4. 原材料

原材料中不可避免地存在非致病微生物，药品生产中需通过质量检测来评估它们的生存是否会对最终的药品产生危害，并验证生产药品的加工过程中破坏或去除这些微生物的效果。自然来源的未经处理的原材料中通常含有大量各种各样的微生物。动物来源的原料如明胶、胰腺干粉等可能会被动物致病菌污染，因此，要求用来生产药品的原材料中大肠埃希菌和沙门菌等的含量必须在规定范围内。植物来源的原材料如阿拉伯树胶、琼脂、淀粉等中可能含有植物中的微生物，如假单胞菌、乳酸菌、芽孢杆菌和链球菌、黑霉菌、链格菌和镰刀霉菌，和其他一些在培养过程中污染的微生物。原材料生产的一些精炼过程可以改变原材料的微生物群，比如干燥后产芽孢细菌会得到富集，溶解过程可以导致诸如大肠埃希菌这样的水生细菌渗入。合成原材料中通常没有微生物，偶尔会出现污染。

无论使用化学还是加工处理的方法，阻止这些微生物的生长或存活都是非常重要的。

灭菌对微生物的杀灭作用较好，一定条件下可以使用环氧乙烷气体对干燥产品进行灭菌。如果原材料只是很小一部分，而且对产品采取了足够的保护措施，如水分缺乏、化学防腐剂的添加以及 pH、糖或乙醇含量变化所产生的保护效力，则生产过程中就不需要对原材料进行灭菌。在生产注射药品和眼科药品时，原材料的灭菌非常重要。天然来源的原材料中可能含有较多的非致病菌，必须在药品生产之前或者在生产过程中进行灭菌，否则不能使用。

原材料的储藏也很重要，对于易吸潮的原材料包装自身会发生变质，从而引起其中的原材料受到微生物的污染，衬有聚乙烯材料包装袋的好些。对于容易吸潮的原材料，保持其干燥很重要。嗜高渗酵母菌需要的最小水活度（A_w）是 0.7，大多数腐生霉菌的最小水活度是 0.8，大多数腐生细菌的最小水活度是 0.9，因此应提前采取措施确保原材料保持干燥，低于上述水平，极大减少微生物的滋生。一些液体或半固体原材料含有防腐剂，其他的一些原材料如糖浆可靠渗透压来抑制普遍存在的嗜渗酵母的生长，对于这样的原材料来说保持恒定的温度很重要，因为温度上任何一点变化都会导致原材料中水分的吸收或蒸发，而使液体表面层稀释或者浓缩，导致嗜渗酵母等的生长引起污染。

对受污染的原材料进行处理常常会导致空气中污染物含量的增加，因而药品生产中操作区必须采取保护措施，以阻止空气传播的交叉污染，还要防止测量和称量设备的污染，所有的原材料都存在这种被污染的危险，特别是那些液体原材料，一旦污染就会造成批量的药品腐败变质。

在药品生产中，通过原材料引入微生物的概率较高，选择微生物含量达标的原材料将有助于控制产品和环境中的污染水平。

5. 包装

包装材料成分和储藏条件的不同将影响药品的微生物种类。包装材料可以把原材料、成品包装起来，也可阻止导致药物腐坏的微生物和潮气的进入，需注意的是，包装材料本身不能成为污染源。

眼科用药常常是无菌生产的，但在最后装瓶时并不采用灭菌处理，因而所有的包装都应经过消毒处理；药品生产所用的安瓿消毒通常是干热灭菌，输液生产用的玻璃瓶的清洗消毒常采用超声波水洗。包装盒和密封材料的消毒有湿热灭菌、化学方法和辐射等。药品生产所用包装材料生产方式不同，所含的微生物情况也有差异。通常刚生产出的玻璃容器是无菌的，但是它经常被存放在满是灰尘的地方，为了便于运输它被包装在纸板盒中，这些容器可能会含有青霉菌和曲霉菌的霉菌孢子，以及芽孢杆菌等细菌，玻璃容器清洗较容易，消毒也较易达到效果；吹塑或注塑制成的塑料瓶中微生物含量很低，一般不需要进行消毒，然而如果将它们包装在不卫生的材料中运输，则可能会被霉菌孢子污染；醋酸纤维素、聚乙烯、聚丙烯、聚氯乙烯和金属箔片等包装材料的表面光滑且不渗透，如果没有裂缝或空隙，它们的表面微生物含量会很低；纸板和卡纸需要经过处理，否则会含有曲霉菌和青霉菌等的霉菌孢子，以及芽孢杆菌等细菌的存在。液体或半固体药品所使用的纸浆或软木的密封衬垫、金属箔或蜡封，如果不经过防腐剂处理，常会含有大量的霉菌污染物；采用注入式塑胶衬垫密封比使用黏合剂密封能够更好地避免引入微生物。必要时包装材料密封处可以用甲醛或环氧乙烷气体进行消毒。

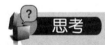 **思考**　建筑为什么要控制微生物的滋生？

6. 建筑

（1）墙壁与顶棚　墙壁和顶棚天花板等上容易滋生霉菌，为了保持清洁，易于清洗消毒，所有的电缆和管道应该安装在空心墙的深处，这样既方便维修又可防止积灰，减少为微生物的生长创造条件，所有穿过墙壁的管道表面都要做好密封。墙壁和天花板上易滋生分枝孢子霉菌、曲霉菌、青霉菌和短梗霉菌（芽霉菌）等，在通风不好且墙壁经过涂料处理的房间中，霉菌更容易生长，对生产环境造成很大污染。微生物从涂料下的灰泥墙中汲取营养，通常硬且光滑的墙比软且粗糙的墙有更强的抗菌能力。

为了减少微生物的生长，吊顶和墙壁之间的密封良好非常重要，而且所有的墙壁和天花板都要求是光滑、防渗且可以清洗，可在墙壁和天花板上覆盖层压塑料；在湿度很高的地区，可以采用玻璃砖或瓷砖材质；在有大量蒸汽存在的地方，房间顶层的通风很重要；在进行无菌灌装的区域内，最好采用人造天花板吊顶，减少环境中微粒的数量。

（2）地面　药品生产区域的地面必须容易清洗、不渗水且平坦，这样可减少微生物的污染。有排水的区域的地面必须要向排水口倾斜一定的坡度，这样不会形成积水。地面各部分之间的连接处有一定的膨胀空间，须充分密封；墙壁和地板之间的连接处要做成内凹形，使之易于清洗且不易残留死角；若镶嵌地板，则在一个很少有水蒸气或产品不易溢出的区域，聚氯乙烯焊接的地板就可以满足需要。在潮湿或者经常洗刷的区域就必须使用瓷砖、密封的混凝土或者坚硬的地面，水磨石这样表面抛光的地板是较好的选择；需要使用酸碱试剂或者洗涤剂的区域内必须采用有抗腐蚀性的密封剂和填料物质。否则经长期处理，有些地面会出现凸凹，很容易滋生微生物引起污染。若地面上设有排水口，则排水口周围一定要密封，排水口要有减少污水或异味反流的装置，且容易清洗。在生产敏感产品的区域，排水沟应置于生产区域的外面，排水沟应该尽量避免设在无菌操作区域内。

（3）门窗等　所有的门、窗都应与墙壁保持平齐，防止尘土的堆积而引起微生物滋生，而且所有的门、窗必须安装完好以减少微生物的进入。一般情况下生产区域内所有的窗户只能用来采光，不能打开通风，只通过空气净化系统进行空气置换。而且生产区域内所有架空的管道应该远离生产设备，以防凝结的水珠和可能的污染物落在产品上，一般不锈钢管上极少有微生物的生长，但加套管则不易保持洁净，需要不定期消毒以减少微生物的大量繁殖。

7. 设备

（1）设备、管道微生物　生产设备及管道最常用的材料是不锈钢、玻璃和塑料。管道系统的设计中，经常会将连接部分置于一个能让清洁剂和消毒剂方便清洗和消毒的位置，管道中液体的流速再配以适合的去污剂，可以冲洗除去微生物，管道的"原位"清洁系统也可以同样用于片状和管状类型的热传导装置、泵和高速搅拌器，然而阀门和所有阀门的 T 形配件、温度和压力仪表等则需要手工清洁。微生物会生长在塑料管的黏合处，这样清洁剂和消毒剂很难清除它们。设备只要存在接缝和交叉连接，肯定会提供微生物的滋生地，而不锈钢管通常要通过焊接来延长长度，所以它的内壁一定要经过抛光以免形成凹点或裂缝，从而杜绝其中微生物的生长。污染源、可吸取的营养和环境条件，特别是温度和 pH 值影响着微生物的种类和生长程度。

（2）清洁、消毒与灭菌等微生物的减少　储藏容器和反应容器可以用自动旋转压力喷雾器清洁和消毒，喷雾器要放在容器中能够处理最大面积的位置。如果喷雾球安装在一个原位清洗系统中，那么必须使用过滤器除去液体中的微粒物质以免造成喷雾球小孔的堵塞。搅拌器、管道的出入口和通风口都要手工清洁。许多产品特性或设备设计经常使得清洁工作变得不可能实施，这样就需要拆除设备进行清洁和消毒处理。清洁剂有酸性、碱性、阴离子、阳离子和非离子等多种，但所选用的清洁剂必须适于表面清洁且不产生腐蚀作用，应易于清除产品、无残留、可溶于水。有时需要将清洁剂和消毒剂混合使用，这时两种剂型互溶效果才更好。许多储藏和反应容器以及小型设备和装置都可以用高压蒸汽灭菌，而用来生产和包装干粉状产品的设备通常采用干热灭菌法。设备的消毒和灭菌可采用热消毒法，也可采用化学消毒法，或两者合用。化学消毒灭菌可使用游离氯浓度为 $50 \sim 100 mg/L$ 的氯酸钠和有机氯消毒剂、75%（体积比）乙醇溶液和 1%甲醛溶液进行消毒等，对小件物品进行消毒可以采取完全浸泡的方式，对体积较大的设备可使用喷雾的方法处理内部表面，消毒后消毒剂的去除也是一个重要的环节，避免对产品造成药物污染，而当设备需要拆卸进行消毒和清洗时，所有的配件如连接器、阀门、衬垫和环形衬垫等也都需要进行处理。

以下为减少设备微生物定殖的一些要求：所有的设备应该易于拆除和清洗；所有设备内部应该没有螺纹，外面的螺纹要易于清洗；搅拌桨叶和轴最好是一体的且易于清洗，减少缝隙引起的微生物滋生；管道工程上所连接的螺母和阀门都应该能被拆卸并清洗；包装盒最好使用机械密封，因为包装材料通常很难消毒，而且往往需要使用润滑剂，这样润滑剂就有了与产品接触的机会，被包装的产品要远离那些涂有润滑剂的机器运动部件；所有的管道应该远离产品，所有的加工和储藏容器应该保持排水畅通，排出阀距离储藏池应尽可能近，要通过它们取样，因为阀门中任何残留的营养物质都会导致微生物生长，进而可能使得整个批次的产品受到污染，最好有专门用来取样的龙头或出口；阀门应该采取清洁设计，所有的连接部分一定要清洗干净；如果需要采用真空排气系统来排出容器中的空气或水蒸气，所有的装置则必须定期进行清洁和消毒。

（3）设备微生物的检测　用来生产或包装药品的每一种设备都有容易滋生微生物的区域，只要定期消毒并检测污染的情况就能很好地控制它。所有设备的消毒和灭菌过程都必须是有效的，最好利用一种对消毒剂、灭菌剂或消毒条件均具有一定抗性的微生物建立一个微生物检测系统。

不管是设备的验证还是实际操作检测，都可以通过将最终漂洗的水样涂布到营养琼脂上或是通过棉拭检查法来检测微生物数。在检测设备的拐角、管道、孔口、阀门和连接处时，棉拭检查法很有用。还可以通过将营养琼脂压在被检测物品表面的方法来检测，通常可使用培养皿灌制的琼脂或者从一个圆柱体切下的圆形琼脂片来检测，然后对营养琼脂进行培养，结果将反映出设备表面微生物的污染情况，但这种方法使设备表面残留了一些营养物质，易滋生微生物，因而设备在使用之前要进行清洗和再消毒。

8. 清洗设施和器具

扫帚和拖把如果使用不当会使灰尘乱飞、脏水乱溅，导致环境中微生物数量增加，比如潮湿的拖把会进行很多次的微生物再分配，因为潮湿的环境有利于微生物的生长。所有的清洁工具，如桶和喷雾器，都要保持干净。卤化物经过稀释后会快速变质，稀释之后容易被铜绿假单胞菌污染，所以消毒剂最好以浓缩的形式保存，使用之前再稀释到需要的浓度。生产区域需要使用合理设计的真空吸尘器或者用合成材料制成的扫帚，这些扫帚要进行定期地清洗。为了保持拖把和类似的非一次性清洗工具的卫生，首先要对工具做好清洗，在水中煮沸或者高压蒸汽灭菌，然后放置在干燥的地方备用。

二、微生物污染与预防控制

 思政案例

学生肺结核感染事件

2017 年 8 月，某中学发生肺结核病突发公共卫生应急事件，该校有学生被确诊为肺结核，随后该班多名学生陆续感染。国家相关部门责成当地核实情况，及时公开发布准确信息，全力以赴做好患病学生的治疗工作。经相关机构确认，这是一起聚集性肺结核公共卫生事件，共报告肺结核确诊病例 81 例，疑似病例 7 例，经多方治疗，已有 90% 学生复学或可以复学。结核病是全世界最大死因之一，2016 年全球有 170 多万人死于肺结核，结核病的危害是非常严重的。

事件处置： 学生患病所有的门诊和住院治疗费用，按医保政策报销后，剩余部分由县政府统筹解决。事件发生后，相关机构决定免去卫生局、教育局、学校等多名负责人的职务。

启示： 肺结核等微生物性疾病传染性强，接触紧密或频次过高等易于传播疾病，减少聚集性事件对肺结核等传染性疾病的预防及降低大范围传播较有利。事件处置体现了国家医疗体系的陆续建全，对人民健康的高度重视和人文关怀。

自然界中微生物分布很广，药物制剂从原料到生产、运输和储存过程中都很容易受到微生物的污染，这些微生物在合适的环境条件下就可以生长繁殖，导致药物变质，轻者影响药物的质量，甚至使药物的疗效丧失，重者可能对病人造成不良反应或继发性感染，甚至危及生命。为了提高药品的质量，防止由微生物污染引起的药物变质，对药物的生产过程要实行科学管理，药品生产企业制造的药品必须符合微生物学的标准要求，即使不是无菌，药品在出厂时所含有的微生物数量也不得高于规定的限度。

1. 微生物污染与药品变质

（1）易被微生物降解的药品成分　微生物是自然界生物物质循环的重要成员，它们有强大的降解能力，在比较温和的理化条件下就可以进行。微生物群落比单一种类的微生物能够更有效地进行生物降解，一组微生物对复杂底物的降解使其更易于被后来的一系列微生物进一步降解。有些含有污染物的数量和种类超标的劣质药品可能会降低质量保证体系的作用，这些污染物会造成严重和长久的后果，特别是在这些污染物有机会增殖到较高水平的时候。

① 治疗用药品。实验证明，许多微生物能够代谢多种药品，使之丧失活性。通过腐败变质作用，有活性的药品成分可以被微生物代谢成为低活性或者无活性的化学物质。许多种物质如生物碱（吗啡、士的宁、阿托品）、止痛剂（阿司匹林、扑热息痛）、镇静剂、巴比妥酸盐、类固醇酯和杏仁酸等都能够被代谢并为微生物生长所利用。据报道，真菌污染的眼药水中阿托品被降解，酯酶产生菌引起的悬浮液中阿司匹林的降解，氯霉素乙酰基转移酶产生菌引起的口服氯霉素的失活，β-内酰胺酶产生菌污染的青霉素注射剂失活，真菌污染的潮湿的药片和乳剂中类固醇的代谢降效等，都说明微生物能降解治疗用药品的一些有效成分。

② 表面活性剂类。非离子表面活性剂，如烷基聚氧乙烯乙醇乳化剂易于被多种微生物代谢，增加链长度和分支链会增加降解的难度。聚山梨醇酯和蔗糖酯的脂肪酸降解之后常继发环状结构的降解，产生的大量小分子物质能够很容易地被微生物生长所利用。制药上用于消毒和防腐的阳离子表面活性剂在污水中高度稀释时才能被缓慢地降解，假单胞菌在季铵防腐剂溶液中易于生长，除表面活性剂的代谢，还有缓冲物之类的其他成分对防腐剂的消耗。碱金属和脂肪酸胺皂等阴离子表面活性剂因为成分偏于碱性所以一般较稳定，但是在污水中稀释后也易于降解。一般来说增加烷基链的长度和支链的复杂程度会使降解难度增加，常利用表面活性剂的这种性质来减少其降解失效。

③ 脂类和油类。在散装油表面的浓缩潮湿的油膜中或者油相中污染了水滴的地方可以发现真菌的生长。如甘油三酯裂解生成丙三醇和脂肪酸，后者经过烷基链的 β-氧化生成有臭味的酮。药用烃油也有微生物的降解，在工程和燃料工艺中若水滴聚集在油罐中，随后的真菌繁殖就会引起严重的腐蚀。

④ 有机聚合物类。许多用于药品生产的浓缩剂和悬浮剂易于被微生物通过特异的胞外酶解聚成片段和单体，并作为营养物质利用。这些胞外酶和它们的底物有淀粉酶（淀粉）、果胶酶（果胶）、纤维素酶（羧甲基纤维素）、糖醛酸酶（多聚糖醛酸）、葡聚糖酶（葡聚糖）和蛋白酶（蛋白质）等。合成的包装聚合物如尼龙、聚苯乙烯和聚酯特别难以降解，但是玻璃纸（修饰的纤维素）在潮湿的环境下易于降解。低分子质量的聚乙二醇可通过烃链的逐级

氧化而降解，但是较大的同系化合物就较难降解。

⑤ 保湿剂类。在一些药品中会加入低分子质量的物质如丙三醇和山梨醇来减少水分的丧失，这些物质如果是低浓度的也易于被降解。

⑥ 防腐剂和消毒剂类。在低于有效浓度时，许多防腐剂和消毒剂可以被多种革兰阴性菌代谢而降解。有些被污染的防腐剂可引起人的感染，如季铵防腐剂和洗必泰储存液中假单胞菌的繁殖会导致病人的感染。假单胞菌可以代谢眼药水中的 4-羟基安息香酸酯而引起严重的眼部感染，也可以代谢口服悬浮液和溶液中的防腐剂。

⑦ 其他。许多糖和其他甜味剂常被应用于药剂生产，而这些物质也易于被微生物的生长所利用，但是其中一些在很高浓度使用可降低药液中水的活性并且抑制微生物的侵袭。用时临时分装的以高浓度储存液形式保存的调色剂（例如酒石黄和苋菜红）和调味剂（薄荷水），也能引起包括铜绿假单胞菌在内的微生物生长而污染，因而应该防腐保存，或者用时用不易被微生物侵袭的乙醇溶液来稀释配制。

（2）微生物污染对药品的影响　我国药品卫生标准对药品中微生物的规定有一定指标，超过指标的药品被视为不合格。

药品可能会因微生物污染而使其化学和理化性质受到破坏而不宜使用。变质及其带来的这一批药物的报废通常给生产商带来很大的经济损失，另外被起诉的威胁和不希望发生的毁灭性的药品召回可能会给生产商带来深远的经济影响，这些污染药物的使用可能对患者的健康存在潜在的危害，还会导致药品带来的感染的暴发，也可能会因此造成疾病的传播。条件致病菌（如假单胞菌）严重污染的药品会导致缺乏抵抗力的病人医源性感染的传播，致病菌（如沙门菌）的轻微污染，会导致药品中含有有毒的微生物代谢产物而危害人们的健康。

药物制剂受到微生物污染后，可引起药物理化性质的改变，这种改变主要取决于药物本身的物理性质、化学结构和药物中是否含有表面活性剂、湿润剂、甜味剂、香料、色素、油脂等易受微生物侵袭的组分，以及受微生物污染的程度。有些天然成分的药物易于被降解，合成的化合物比如表面活性剂的结构是精心设计的，以使其在进入环境后易于被降解，动植物的提取物组成的药品中，除了具有治疗作用的成分外还含有多种微生物营养成分，这些药品的不稳定的理化性质使这些药品很容易被微生物污染而变质。

① 物理性质的改变。药物的物理性状包括外观、颜色、气味、硬度、黏性和澄清度等。如片剂、丸剂等固体制剂受到微生物污染后，其表面可变得潮湿、变色、黏滑或有丝状物，出现斑点，产生异味等；液体制剂污染微生物后，可使悬浮物质沉降，乳剂腐败而变成块状、砂粒状，导致原透明、清亮的液体或变得浑浊，或产生沉淀，或在液体表面出现膜状物；膏剂等半流体制剂受微生物污染后，膏剂的表面油润度逐渐减退，药物表面有细微的白点，以后逐渐扩大成片，最后发酵起泥并变酸。说明药物被微生物污染后，可以改变药物的物理性状。

② 化学性质的改变。微生物通过对药物化学成分的降解引起药物化学性质的改变。微生物的降解能力具有多样性，几乎所有的有机物在一定条件下均可被微生物降解而引发化学变化。药物的有效成分常常由于微生物的降解作用而遭到破坏，从而导致药物的治疗效果降低甚至失效。比如液体药物的某些成分被微生物降解后，会产生一些特殊的气味，如乙醇味、酸败味、芳香味等；某些在代谢过程中能产生气体的微生物，当条件适宜时可在药物中生长繁殖产生气体，使塑料包装鼓胀，甚至可引起安瓿、玻璃瓶爆炸伤人。如糖浆制剂，微

生物可在其中迅速生长繁殖，逐渐分解糖，使药物酸败、变味、浑浊，并可产生 CO_2 气体而使容器爆炸；滴眼剂防腐用的对羟基苯甲酸酯可被铜绿假单胞菌等假单胞杆菌属的细菌降解而失去作用；青霉素等受到耐药菌产生的钝化酶的转化而失去活性等。化合物的降解速率取决于化合物的分子结构，化合物在特定环境中的理化性质，存在的微生物的类型和数量，以及代谢产物是否能够作为可利用的能量来源和是否能够作为细胞成分生物合成的前体而产生更多的微生物。

（3）影响药品微生物变质的因素

① 污染药物的微生物数量。原料被污染，车间清洁方案有疏忽，供料管道内生物膜脱落，给药过程中出现失误等都可能会引起污染。少量的微生物污染不会产生可见的变质，但是不可预料的微生物污染量的剧增可能会对已经设计好的剂型提出挑战。分离自污染的药品上的某一微生物不一定是污染者，真正的攻击者可能是继发的污染物，在初级感染物改变了药品的理化性质后它的生长超过了初级感染物而引起污染。

通常对于规定灭菌的药物制剂如注射剂、输液剂必须保证绝对不含任何微生物，并且不能含有热原质，否则注入机体内将会发生严重后果。非规定灭菌药物，只要控制微生物的数量在规定允许的范围内，并保证没有致病微生物存在，一般不会引起药物变质。若污染药物的微生物超过了规定的范围，数量较大，甚至有致病菌存在，药物质量将受到严重影响，而使药物变质失效。

对药品的使用地点、用药方式及其他影响因素等问题的了解使药剂师配方时可以尽可能地采取措施，保护药品免受微生物的侵袭，在对可能污染的预测的前提下可以成功抵制微生物污染。当一种具有侵袭性的微生物污染某一药品时，在明显的损害出现之前会有一段明显的滞后期，在药品的生产和使用之间通常会有相当长的一段时期，在这期间除非采取了保护措施，否则污染物的生长和侵袭会相继发生而引起污染。

药物中加入防腐剂或抗菌剂，可有效地抑制微生物生长，减少药物中微生物的污染数量。

② 药物本身

a.营养因素。许多药物配方中常含有微生物生长所需要的碳源、氮源和无机盐等营养物质，微生物污染药物后，能利用营养进行生长繁殖，引起药物变质。许多常见的引起变质的微生物因为营养需求简单、代谢适应性强，所以可以利用多种药剂组分作为生物合成和生长的底物。药剂中使用的植物和动物粗提物又额外提供了一个营养环境，甚至那些通过离子交换方法制备的软化水也为水生的革兰阴性菌如假单胞菌的生长提供了足够的营养物质。急性病原体需要特殊的生长因子，这些因子一般是与其感染的组织相关的，而药品一般不能提供，它们不能在药品中繁殖，但是在某些提供了合适的保护环境的干燥的药品中，这些菌可长时间的存活并保持感染性。

b.药物的含水量。用水活度（A_w）表示。微生物需要一定量的水才可以生长，通过测量药品的水活度，可以很容易地估计其中可以支持微生物生长的非复合的水。药物中的水分为微生物的生长提供了条件，因此各种药物尽量减少含水量，保持干燥，或在药物中加入盐或糖造成一种生理上的干燥，减少微生物可利用的水量。溶质浓度越大水活度越低。除了嗜盐菌，绝大多数微生物在稀溶液中生长最好（高 A_w），随着溶质浓度的上升（降低 A_w），生长速率减小直至达到最低生长抑制 A_w。限制生长的 A_w 依次为：革兰阴性杆菌 0.95，葡萄球菌、微球菌和乳酸杆菌 0.90，绝大多数酵母菌 0.88，糖发酵的耐渗透压酵母在 0.73 的低水活度下就可以污染药品，丝状真菌如灰绿曲霉在水活度为 0.61 时仍可以生长。A_w 也可以通过干燥来减小，但干燥后的药物往往会吸湿（药片、胶囊、药粉等），需要合适的包装来防止水分的再吸收以及随之而来的微生物生长。另外，通过添加高浓度的糖或者聚乙二醇可降低液体药剂的水活度，但即使糖浆（含 67% 的蔗糖；$A_w=0.86$）也不能抑制耐渗透压酵母的污染，仍需添加其他防腐剂。

③ 环境因素

a. pH 值。多数细菌、放线菌、藻类适宜于中性偏碱性的环境（pH6.5~7.5），而大多数霉菌、酵母菌又比较喜欢偏酸性环境（pH3~6），过酸、过碱都不利于微生物的生长繁殖，极端的 pH 可以防止微生物侵袭，例如 pH>8 时，污染很少发生。在中性环境下污染更可能发生，假单胞菌和相关的革兰阴性菌可以生长在抗酸剂、有香味的漱口液和经过蒸馏或者软化的水中。低 pH 的药品（如 pH3~4 的果汁味的糖浆）更易受到霉菌和酵母的侵袭，酵母可以代谢有机酸从而提高 pH，使得其他微生物可以繁殖。

b. 温度、湿度。在 -20~60℃ 温度范围内，微生物均可生长。超过这个范围，微生物的生长将受到抑制。虽然在极端温度下药品不太可能被污染，但是在 -20~60℃ 之间污染还是可能会发生的。特别的储存温度可以选择性地决定污染的微生物种类。各种微生物的生长繁殖都需要一定的湿度，药物的储存一般以在低温干燥的条件中为宜。比如重新溶解配成原来浓度的糖浆，多剂量包装的眼药水有时配制后需按要求储存在冷处。比如家庭用冰箱（8~12℃）可以减少使用时不经意造成的微生物污染。药品原料长期储存或者医院里配制的全胃肠外营养品的短期储存需在 -20℃ 或者更低的温度；注射剂生产使用的水在蒸馏后和包装灭菌之前应当保存在 80℃ 以上，也可防止革兰阴性菌的再繁殖和内毒素的释放。

c. 氧化还原电位。微生物在环境中的生长能力是受其氧化-还原平衡（氧化还原电位）影响的，因为它们需要合适的终端电子受体来完成呼吸过程。

d. 包装设计。在药品的储存和使用期间，包装是控制微生物进入药品、保持药品稳定性的主要影响因素。使用单剂量包装或小包装可有效地避免或减少微生物对药物的污染，但成本较高，价格上升，操作也烦琐。注射用药是感染发生的高风险途径，此类药品的包装容器都经过设计以防止污染物的进入；多剂量的注射剂容器必须使用自动封闭胶，防止在注射针头拔出时引起的微生物污染。

e. 特定环境。特定环境中微生物的存活有时会因为惰性物质的存在而受到影响。如多聚物淀粉、阿拉伯胶或者明胶的存在使得微生物对于热或者干燥的抗性更强，在某些环境下微生物吸附于天然的微粒物质上有助于其生存，一些表面活性剂、悬浮剂和蛋白质的存在会增加微生物对防腐剂的抗性。

2. 药品变质对健康的危害

药物受微生物污染，不但使药物变质失效，导致药物报废，造成经济损失，更为严重的是变质的药物若被人使用，由于微生物和其代谢产物的存在，以及药物化学性质的改变，可以引起药源性疾病，对人体健康造成严重危害。在药品中存在病原菌如沙门菌以及服用污染了病原菌的药品（药片、胰酶和甲状腺提取物）后引起感染已有报道。经常分离到的普通的腐生和营养要求简单的机会感染菌对于健康人致病性有限，但对抵抗力低的病人也会引起危害。还有些药品变质的危害较大，如使用被微生物污染的眼药水、眼药膏，尤其是铜绿假单胞菌污染的眼部用药制剂，可引起眼部感染，甚至角膜溃疡、穿孔致盲。一些软膏类药物若污染有金黄色葡萄球菌，在使用时有可能造成皮肤患处的局部化脓性感染，严重的可进入血液引起败血症。若伤口使用了污染有破伤风杆菌的药膏，就有发生破伤风的可能。注射剂、输液剂等无菌制剂，一旦被微生物污染后而输入人体，根据污染的程度或给药途径不同可引起局部感染、败血症等，严重者可导致患者感染死亡。如果灭菌制剂残留有污染菌产生的热原质，机体使用了含有热原质的注射剂、输液剂，轻者引起患者发热反应，重者可导致患者休克、死亡。片剂、丸剂等口服制剂如果被大肠埃希菌污染，患者服用后可引起胆囊炎、腹膜炎、膀胱炎、尿道炎等化脓性炎症，甚至引起婴幼儿、老年人等免疫力低下者患败血症。因为药品中使用的人组织或体液被污染而引起的致命的病毒感染也有很多报道，如血友病患者因为使用来自混合血液的被污染的成分而引起艾滋病病毒感染，注射被感染的来自人垂体的生长激素而引起克雅病等。残留在药物上的微生物代谢产物、毒素和真菌孢子还可导致人体中毒或发生变态反应。毫无疑问引起后果最严重的是污染的注射药物，它会引起败血症休克，甚至死亡。

> **💡 小知识**　　　　　　　　　　**细菌的感染**
>
> 　　细菌感染指细菌侵入宿主体内后，在生长繁殖的过程中不仅释放出毒性产物，同时与宿主细胞之间发生相互作用，引起宿主出现病理变化的过程。

　　革兰阴性菌尤其是假单胞菌营养要求简单，在液体药品中可以大量繁殖，是许多感染的致病菌。人的完整角膜可以很好地抵抗感染，但在损伤或者被刺激性化学物质损伤时抗性会很小，使用已经被铜绿假单胞菌污染或者可以支持该菌活跃增殖的眼药水会导致失明，对人危害较大。又如新生儿湿疹和呼吸道感染有时是由被污染的油膏和乳剂中的革兰阴性菌引起的。有报道因为药房里配制的胃肠外营养液被假单胞菌污染而引起好几例儿童死亡。

　　微生物产生的毒素对人健康的危害也很大。革兰阴性菌的细胞外膜含有脂多糖（内毒素），在细胞死亡后其活性依旧存在，某些内毒素在湿热灭菌后依然具有活性。内毒素通过口服是无活性的，但是通过污染的注射液进入血液或者通过血液透析液扩散进入血液后，微量的内毒素就会引起发热、细胞因子系统活化和内皮细胞损伤，最终导致败血症和致命的高热休克等症。引起食物中毒的急性细菌毒素在药品上少见，但在一些植物成分中已经发现产生黄曲霉素的曲霉菌的存在。有些微生物腐败的代谢物在低浓度就有特殊的味道及气味，可防止多数病人去使用这些药物。

　　不易于受到侵袭性污染的消毒剂、防腐剂、药粉、药片和其他的药品也存在被污染的风险，尤其是那些乳剂和洗液等，含有相当多水分和营养物质如糖、氨基酸、维生素的药品，更存在被污染的风险。例如消毒剂中污染的假单胞菌可以感染严重烧伤病人的皮肤，引起皮肤移植的失败，继而会因革兰阴性菌感染而引起败血症死亡。

　　对于多数药源性感染的病例还认识不够，对于这些感染的识别存在其自身的问题，医生很难早期就意识到大量的快速蔓延的感染是由于病房内污染的静脉注射药物引起，一个普通的医务工作者识别一个或许已经在某个区域的不同病人群体之间传播了几个月的药源性感染的机会非常少。如果意识到这个问题，就必须强制收回这些药物，并对该事件进行回顾、调查，得出经验教训。

污染药物被使用后对病人的影响各不相同，这取决于污染的类型、程度和药物的使用方法等。

3. 药品的微生物污染来源

（1）生产环节　不管是在药品生产环节还是在医院药房配剂，药物成品的微生物学质量是由使用的药剂成分、生产环境和生产过程等来决定的。

药品生产企业的药物原材料、制药用水、空气、操作人员、包装物、制药设备及厂房建筑等都可能会带来微生物污染。药品的质量控制应该贯穿整个生产过程而不仅仅限于生产前或结束以后。制药用水和那些特别是天然来源的原料都必须符合高的微生物学标准；生产应当在有合格过滤气体的洁净室中进行，根据制备药品的不同有不同的生产环境要求；生产人员既要求健康，又要求保持好个人和生产环境的卫生；包装应采用不易被污染的包装材料；所有的生产设备应当按计划进行预防性的维护，并且使用后进行正确的清理以防止批次之间的交叉污染；清洁设备应当适用于所需操作，并进行彻底清洁和正确维护。

医院药品生产污染控制更需加强。医院里的水如储存不当，储水罐保养差，生产药物所用的水需要进行进一步的处理，根据水的不同用处通常采用蒸馏、反渗透、去离子法或几种方法综合利用来处理，这些过程都需要密切监测。水的储存会有一些革兰阴性条件感染菌存活，这些菌依赖处理过的水中的微量有机物就能存活，并且在室温下可以繁殖到相当多的数量。处理完及储存的水的微生物学品质需要检测。医院药房的微生物群落会受整个医院环境和活动的影响，自由生活的条件致病菌如铜绿假单胞菌可以在排水沟、水槽和水龙头等潮湿的地方生长，清洁工具如拖把、水桶、抹布和擦洗器等会把这些菌带到药房各处，如果这些工具是潮湿时保存的，它们就给微生物的生长提供了适宜的小环境，从而导致生产环境、设备等的严重污染。应做好生产环境的消毒和设备的清洁消毒及正确的保养和存放；药品包装需注意不使用易污染的包装物，不使用回收的包装瓶等；使用消毒剂时，若新的消毒剂倒入用剩的消毒剂中会导致被污染的消毒剂分发到药房；需要注意的是，医院里经常会把大包装的药物分装到小的容器中使用，这种处理不可避免地会增加污染的概率，调查发现医院里再包装的药品被污染的概率是原包装的 2 倍。

（2）使用环节　药品的使用环节对污染的控制不容忽视，不管药品是在医院还是在社区中使用，污染源是相同的，但是在医院中污染的机会会更多一些。使用时不能继续使用污染的药品，继续使用会造成交叉感染的传播。所有的多剂量药品使用时都容易被污染，在医院里多剂量的药物一旦被污染，就会成为交叉污染或者病人之间交叉感染的媒介。例如含锌的药物用于治疗和预防长期卧床的老年病人的褥疮，用大罐包装时在使用期间就会被铜绿假单胞菌和金黄色葡萄球菌污染，若未经防腐处理，污染物就会在这些药物中繁殖，当药物再次使用时很多污染物就被转移给其他病人。使用大罐包装确实经济便利，但应当均衡考虑以减少病人交叉感染传播的风险和病人的住院时间。

药品使用环节中，人为因素、环境、医疗器械等都会再度引起药品污染，危害人体健康。

在正常服用药物时病人自身携带的菌群可能会污染药物，这些药物的继续使用有可能会使外用药物感染风险较大，因为这些药物使用时可能用手操作，会引入皮肤上栖居的葡萄球菌、微球菌和白喉杆菌、假单胞菌等而引起污染。另外，医院里护理人员的手很容易被条件致病菌污染，在繁忙的病房里护理不同病人，手的清洁消毒可能会被忽视，污染物就会被带到药品里。这些菌不是皮肤正常菌群，很容易通过彻底地洗手和干燥去除，但洗手液和用来防止护士的手皲裂的护手霜也会被污染而引起交叉感染，彻底洗手对于控制医源性交叉感染很重要，洗手液和护手霜应该很好地保存，最好使用一次性的分配器。有些水生微生物会被湿手或者水盆中溅出的水点带进药品。

药品使用时，最好按病人包装，给药时手尽量不接触药品。在使用外用药或者口服药时，使用一次性涂药器或者小匙可以减小感染的概率。

少量的空气传播的微生物可以落在暴露在空气中的药物上，其中一些在储存期间会死去，其他的会生存，这些微生物营养要求简单，通过繁殖可以达到 10^6 cfu/g(mL) 以上。药品存放在温暖的医院病房或者家庭里湿热的洗澡间中更容易发生此类污染。

医院和家庭中的微生物种类有很大的差异。病原菌在医院中更为常见，也更容易从医院中使用的药物中分离到，病人在家中使用的东西一般是小量的并由个人使用，因而在家中发生污染的概率更小些。

医院里治疗病人会用到多种仪器，如湿度调节器、通风设备、呼吸机和其他设备等都需要适当的保养和消毒。用于设备消毒的化学消毒剂因使用不当也会被条件致病菌如铜绿假单胞菌污染，引起病人之间的交叉感染，因而消毒剂必须是专用并合格使用。病人和护理人员要使用一系列涂药器来给药，如棉球、抹药刀等，若重复使用这些涂药器，特别是局部用药，很容易被污染，并且可能会造成新鲜药品的污染。因此必须使用一次性的涂药器或药签。

4. 微生物污染程度

瑞典对刚刚生产的未经消毒的药品的全面的微生物学调查的结果对于药品的生产具有深远的影响。对刚刚生产的未经消毒的药品的全面的微生物学质量调查的结果显示：大范围的药品被枯草杆菌、白色葡萄球菌、酵母菌和霉菌污染，在药片中还发现了大量的大肠埃希菌的存在。瑞典两次全国范围的感染的暴发追溯其根源就是污染药物的疏忽使用造成的：一次是由巴雷利沙门菌和慕尼黑沙门菌污染的甲状腺素药片引起的沙门菌病的暴发，牵涉到两百人；另一起是 8 个病人因为使用被铜绿假单胞菌污染的氢化可的松眼药膏而造成严重的眼部感染。现在，通过较严格地实施《药品生产质量管理规范》（GMP），使药品的污染大大地降低。

 思考　药物污染对人类有哪些危害，污染较轻的有没有危害，是否不需要进行控制？

1971 年的公众健康试验调查报告显示，医院病房里使用的非消毒药物的总污染率（1220 样本中 327 例被污染）严重，污染的药品的比例〔18％的样品菌落数 10^4 cfu/g(mL)〕较大，2.7％的样品（主要是口服的碱性混合物）中发现铜绿假单胞菌污染。家庭中使用的药物不仅很少被污染而且污染水平低，致病菌少，可能是因为家庭中药品是单个病人使用且使用数量较少的缘故。

医院中药品的生产控制还不够严格。20世纪70年代的几次调查发现，大量的药品被铜绿假单胞菌污染，1974年起，医院的生产也被要求遵守药品法规。医院主要供应来自局部区域或者小规模的预订药物，这些药物不能从工厂得到，但是对商品化的药物进行再包装以方便使用的行为依旧很常见。

较高的污染率在已经开封和使用的药物中比较常见，在医院中使用的药物比普通社区中使用的药物更可能被污染。通过各种质量管理规范的实施，也会使医院的生产、使用药品污染水平大大降低，保证人民用药安全。

5. 药源性污染

污染药物的使用造成了医院里交叉感染的传播，成为药源性污染，此感染会延长病人的住院时间。污染药品中的微生物的感染，病人的反应是不同的，临床反应在一个病人身上可能不明显，但在另外一个病人身上却可能很严重，给药源性感染的识别加大了难度。最严重的感染的暴发常常是因为污染的药物被直接注入了因疾病或者治疗而缺乏免疫力的病人血液内造成的。感染的临床反应也各不相同，有因伤口或者破损皮肤接触污染的药物引起局部感染；有因服用污染的药物引起肠胃感染；还有由静脉注射污染药物引起全身反应的，如菌血症或者败血症，严重的会引起死亡。感染的结果是由多种因素共同决定的，如微生物污染的类型、污染的程度、给药途径和病人的抵抗力等。

污染药物并引起疾病的微生物可以分为真正的致病菌和条件致病菌。这些微生物简单的营养需求使它们可以在多种药品中存活且大量存在，多的可超过 $10^6 \sim 10^7$ cfu/g （mL），而药品自身往往没有被污染的迹象，使得药源性污染继续流传下去。有伤口感染和几例新生儿死亡的病例，就是由使用含有破伤风梭菌的滑石粉引起的；有的因误服被污染的甲状腺和胰腺制品导致了沙门菌病的暴发。条件致病菌可以在防腐剂和消毒剂中存活，防腐剂和消毒剂本来是用来防止医院中的交叉感染的，但是一旦被感染反而会促进感染的传播。

通常静脉注射或者往眼睛中滴注被污染的药物引起的结果最严重，椎管和硬膜注射都是很危险的操作。注射液和眼药水可以提供足够的营养物质，使革兰阴性条件致病菌在其储存期间繁殖，污染后会有内毒素产生，而用于补充病人营养需求的营养注射液也成为微生物生长合适的营养条件。使用局部类固醇药物的病人也易于局部感染。

病人的抵抗力对于药源性感染的结果起关键作用。免疫力低的住院病人，如年老的、婴儿、烧伤的、创伤的、糖尿病患者、因手术或事故受伤的病人或者是免疫抑制的病人等是这些微生物感染风险较大的人群。因此给这些病人提供的药品必须是无菌的。

6. 抗微生物制剂

（1）消毒、防腐剂 消毒、防腐剂可以用来减少污染的风险并且杀死储存和重复使用大剂量药品时引入的低水平的污染物。防腐剂可以包含在药剂中，理想的防腐剂应该有广泛的抗菌谱和快速的杀伤速率，可以选择性作用于污染物而不和药剂的组成成分反应，且对病人无刺激、无毒害，在药品保质期内稳定并且有效，但很多防腐剂达不到此理想性状，为了达到最大的防腐效果，了解其影响抗菌活性的参数是很重要的。消毒剂的功效随着其浓度的改变呈指数性改变。浓度变化的影响因防腐剂种类不同而不同。例如，浓度减半时，苯酚的杀菌活性降低 64 倍，而洗必泰只降低 4 倍。防腐剂活性随温度而变化，如温度从 30℃ 降到 20℃，抗菌活性也会发生明显的改变，苯酚降低 5 倍，乙醇则降低 45 倍。

在灭活微生物以及与使用时引进的大量污染物作用后防腐剂分子耗尽，会造成剩余的防腐剂的功效呈递进的指数性下降。防腐剂"容量"可用来描述在防腐剂耗尽失效之前所保护的药品能够容忍的污染物的累积水平，这些会因防腐剂的类型和药品剂型的复杂程度而发生变化。

（2）影响消毒、防腐剂有效性的因素　一般认为溶质浓度很高，水活度明显降低时，防腐剂的功效会明显降低，在很低的水活度下甚至失活。绝大多数防腐剂和常规使用的药剂成分以及污染物之间的相互作用很大程度上是通过弱键作用完成的，它们会形成一个不稳定的平衡。

① pH 值。弱酸性防腐剂的活性存在于未电离的分子中，它们仅在电离程度低的 pH 条件下才有明显的功效，如山梨酸（pK 为 4.75）在 pH＞5 时的防腐功效很有限。四铵防腐剂和洗必泰的活性基团是它们的阳离子，它们在中性药品中具有活性。药剂的 pH 还直接影响微生物对防腐剂的敏感性。

② 在多相系统中的功效。在多相剂型如水包油乳剂中，防腐剂分子在水相和其他相之间形成不稳定平衡分布，防腐剂总的功效与小部分游离在水相中的防腐剂分子相关，尽管它们耗尽后不同成分之间会慢慢地再次平衡。中性分子比离子化的分子更易进入油相和微团中，但是不同系统中的分布有着很大的不同。

③ 容器或者包装。防腐剂的功效会因与容器或包装材料的相互作用而降低。例如药品中季铵防腐剂的水平会因吸附在塑料或者玻璃的表面而明显下降；酚类化合物能够透入多剂量注射液和眼药水的橡胶垫和乳胶头，也能与盛药膏的软尼龙管相互作用。可挥发的防腐剂如氯仿会因为常规的开关容器而挥发掉。

7. 药品的质量保证与微生物污染控制

扫码做自测题

习题 3-2-1

为了防止微生物对药物的污染，提高药物的稳定性与质量，针对微生物污染药物而引起药物变质的不同因素，采取各种积极有效的防护措施，保证药品生产质量显得很重要。

许多微生物对病人会造成危险，或者在适宜的条件下可以造成药品的污染，因此对每种药品都进行污染风险评估是必要的，从原材料到使用的每一个阶段都应进行风险评估，改进策略来使总的风险降低到可以接受的低水平，这些都需要有一个良好的质量保证体系。

质量保证（QA）包含一个管理体系，包括所有的必需程序来保证某一药品尽可能地符合某一特别的质量标准。它包括剂型的设计和改进、良好的药品生产操作规范、质量控制（QC）和药品上市后的监控等。

（1）药品设计和改进的质量保证　来自生产、储存和使用期间的药品微生物污染引起的感染和变质腐败的风险可以通过消毒、密封和单剂量包装来减少。

非肠道用药感染风险高再加上防腐剂的系统毒性决定了它应该是无菌的和单剂量包装，灭菌的多剂量药品使用防腐剂来抵抗使用中预期的污染是被接受的，灭菌的单剂量包装在医院中更为常用，口服和局部用药途径的感染风险相对较低，重点在生产过程中微生物含量的控制以及防止随后的化学和理化性质的破坏。

在寻找药品设计和生产过程中的失误时，微生物生态的知识和对污染物的鉴定是有用的。作为设计的一部分，有必要使药物剂型和给药系统尽可能地保护药品不被微生物污染和损害。

防腐剂用来进一步保护药品免受环境中微生物的污染，但它们反应的特异性较低，因而它们还没有正式应用于常规的生产质量控制中。

（2）药品生产操作规范的质量保证 《药品生产质量管理规范》（GMP）涉及药品生产的各个方面，包括成品的控制、工厂建筑、程序确认、生产和清洁、文件和规范的一致性评估等，可对药品的整个生产过程进行质量保证。

传统的质量控制（QC）通过抽检成品样品来确定这一批次的质量，但成品检测不能防止甚至可能检测不到一次独立的操作失败。如果在生产晚期检测到不合格的产品，这一批产品只能选择丢弃或者重新加工。一些微生物监测方法的精密度或准确度不够，其结果的确认很复杂，尽管在最后的灭菌过程中无菌检测失误率低于 $1/10^6$，这样的无菌保证水平是可以接受的，但是不管培养如何精确，传统的成品无菌检测都不可能保证从 10^6 个样品中能发现出一个已经被破坏但可以存活的微生物。所以现在一般所有产品质量的有效保证来自生产过程中各个阶段的详细的规范、控制和监测，产品是否符合规范可以通过所有的相关参数来判断，而不仅仅是成品的抽检结果。例如一批片剂药品是否符合微生物标准的更可靠的评估来自特殊的参数，如原料的微生物负荷、颗粒干燥烤箱的温度、已经干燥的颗粒的湿度、密封机械的确认记录和已完成的药片的微生物水平等，而不仅仅是已完成药品的污染物含量，大大保证了药品质量合格的准确率。

制药企业的选址必须考虑环境的整洁问题，空气、场地、水质等应符合药品生产的要求。按照微生物生态和生理的观点来考虑生产车间和环境，不仅可以识别微生物聚集、繁殖而危害到随后药物生产的地方，而且要调整设计和生产条件来抑制这样的繁殖。厂区的设计和布局应按行政、生活、生产、辅助系统等划区布局，并且生产区与其他区要有一定的间隔距离。各类厂房的布置与设备设施的安装，应考虑产品工艺特点和生产时的相互影响，合理布局，按照从原材料到成品的逐步推进，避免重复往返。彻底清洁和干燥设备可以有效地阻止微生物的生长。生产车间通常划分为生产区、控制区和洁净区，生产车间的建筑结构、装饰和生产设备等要求能够反复清洗和消毒。墙壁和天花板必须是不透气的和能刷洗的材料，地板必须用没有裂纹和节缝的不透气材料制成，尽量减少微生物污染药物的机会。设计考虑应该包含不引人注目的角落和裂缝的清除以及能够彻底清洗所有区域的能力。对卫生标准要求较高的车间，如无菌制剂车间应采用封闭式建筑，采取过滤通风装置，并经常用紫外灯照射或喷洒化学消毒剂，以杀灭空气中的微生物。一些大的设备应该有原位清洗（CIP）和原位灭菌（SIP）系统用来改进抗污染能力。

对药物生产原材料的采购、验收、储存、检验、发放与留样等均应按有关规定进行，原材料（包括生产用水）在投入生产前都应按卫生标准进行检验，并进行消毒处理，合格的才能投入使用，不合格的决不投产。

有时需要在生产过程中包括中间步骤来降低生物负荷量并且提高灭菌周期的功效，或者防止生产后未灭菌药品中防腐剂的潮湿。一些新的、易感的生物技术药物生产时需要使用色谱和/或超滤保证微生物污染控制，效果较好。

各种产品在生产过程中，应严格按其生产工艺规程进行生产。生产过程中应按工序进行中间检查，各工序的原材料、半成品、成品等，应严格按质量标准进行分类，并有明显的标识以防混杂。经检验合格的产品才可进行包装，应根据药品的理化性质及时采用符合卫生标准的包装材料包装。

在确认操作中，必须证明系统每一个阶段都能够提供在已经设计好的参数限制范围内的功效。微生物污染方面的程序确认应该包括检测清洁系统清除故意引入的污染物的能力。

建立健全各项卫生制度是控制微生物污染药物的有效措施，包括环境卫生制度、车间卫生制度、个人卫生制度、工艺卫生制度等。在生产过程中要严格落实和执行，特别是对直接接触药品的操作人员应进行健康监督管理，定期进行体格检查。不得有患有传染性疾病者或带菌者，以及有皮肤创伤、化脓感染的人员从事无菌操作和直接接触药品生产的工作。工作人员上岗前应洗手消毒，按不同药品生产的要求穿戴好各种工作服。厂区和车间应定期进行清扫和消毒。

药厂应设置专职的负责卫生监督人员，对药物生产过程的各个环节进行卫生技术监督和对工作人员的健康进行监督，以对各项卫生制度的执行情况进行监督，以保证卫生制度落到实处。生产的每一批药物制剂，在出厂前除对药物的有效成分进行分析外，还应进行药物的微生物学检验，以确保药品安全、有效。

对已制备完毕的药物制剂，必要的可进行消毒灭菌处理。装注射剂、输液剂的安瓿和玻璃瓶等应保证绝对无菌。对容易造成污染的药物制剂，尽量采用小剂量包装，最好是单剂量包装，这样可大大降低微生物污染的机会。药物包装后，根据药物的理化性质，不同的药物应采用不同的储存方法，有些药物如生物制品、活菌制剂等应冷藏，一般的药物应储藏在干燥、阴凉处。

（3）质量控制过程　药品生产企业必须制定严格完善的卫生管理措施和质量管理制度来保证药品的质量。对从事药品生产的各级各类人员，要有计划地经常进行药品卫生质量的教育、培训和考核，提高对药品卫生质量重要性的认识，并在实际工作中经常进行督促和检查。

应该控制非灭菌药物中的总的微生物水平并去除以前已经证实有问题的种类，但是目前精确并且准确地计数复杂药品中的某些微生物的方法还很匮乏，病原菌因为数量很少并且可以通过处理杀死，所以很难分离出来。明显变质的药品在检测时能测到的活菌数量可能惊人的少；大量存在的某一特殊的微生物可能既不是病原菌也不是主要的污染菌。

在注射用药物和类似药品中的内毒素（致热原）水平必须极低，以避免严重的内毒素休克。这些可以通过注射兔子并且记录发热反应来检测，现在绝大多数的检测是通过鲎实验来达到的，在该实验中，来自鲎阿米巴样细胞的裂解物即使在很高稀释度时都可以和微生物脂多糖（内毒素）反应生成不透明的凝胶。

非规定灭菌的药物制剂，如口服的片、丸、冲剂或液体药物往往有一定量的微生物存在。为了抑制这类药物中微生物的生长繁殖，控制微生物的数量在规定的范围内，减少微生物对药物的损害，可在药物制剂中加入适量的防腐剂或抑菌剂。常用于口服药或外用药物的防腐剂有苯甲酸、苯甲酸钠、对羟基苯甲酸酯类（尼泊金类）、乙醇、季铵盐类、山梨酸等。常用于无菌制剂的防腐剂有苯酚、甲酚、三氯叔丁醇、硝酸苯汞（或醋酸苯汞）、硫柳汞、苯甲醇等。

污染通常会导致药品理化性质的变化，从而可以通过传统的方法检测到，如乳剂的污染常伴随着可以检测到的乳剂分层速率、pH、颗粒沉降和黏度的变化。

（4）售后市场监督质量保证 虽然药品生产过程有严格的质量控制，但要想保证药品绝对不会失效也是不可能的，一个合适的质量保证体系必须包括对药品使用情况的检测和对病人使用情况做出回应的程序。因而，要做好药品售后市场的质量反馈及保证，要想办法通过各种途径将药品的污染降到最低，保证用于人体的药品质量最好，保证用药安全。

复习思考题

1. 药品生产易污染微生物的环节有哪些？污染微生物对药品质量有什么危害？
2. 药品生产中如何防止微生物污染？举例说明。

三、制药用水中微生物的检测技术*

1. 实训目的

① 学习水样的采取方法和水样中细菌总数的测定方法。

② 了解制药用水的平板菌落计数原则。

2. 实训原理

制药生产所用的水有自来水、去离子水、蒸馏水、注射用水等，它们的微生物水平直接影响到药品的生产质量，在一些关键的使用环节常常需对制药用水的微生物水平进行监控，保证水质合格。本实验应用平板菌落计数技术测定水中细菌总数。由于水中细菌种类繁多，它们对营养和其他生长条件的要求差别很大，不可能找到一种培养基在一种条件下，使水中所有的细菌均能生长繁殖，但可以以一定的培养基平板上生长出来的菌落，计算出水中细菌总数的近似值。

3. 材料和用具

牛肉膏蛋白胨琼脂培养基、灭菌水；灭菌三角瓶、灭菌培养皿、灭菌吸管、灭菌试管等。

4. 操作步骤

（1）水样的采取

① 自来水。先将自来水龙头用火焰灼烧 3min 灭菌，再开放水龙头使水流 5min 后，以具塞的灭菌三角瓶接取水样，以待分析。

② 池水、河水或湖水。应取距水面 10～15cm 的深层水样，先将灭菌的带玻璃塞瓶瓶口向下浸入水中，然后翻转过来，除去玻璃塞，水即流入瓶中，盛满后，将瓶塞盖好，再从水中取出，最好立即检查，否则需放入冰箱中保存。

③ 去离子水、蒸馏水或注射用水。先将水阀门用 75％的乙醇或 0.1％的新洁尔灭棉签擦拭消毒，再开放水阀门使水流 1 min 后，以具塞的灭菌三角瓶接取水样待测。

（2）细菌总数测定

① 自来水

a.用灭菌吸管吸取 1mL 水样，注入灭菌培养皿中。共做两个平皿。

b.分别倾注约 15mL 已熔化并冷却到 45℃ 左右的牛肉膏蛋白胨琼脂培养基，并立即在桌上做平面旋摇，使水样与培养基充分混匀。

c.另取一空的灭菌培养皿，倾注牛肉膏蛋白胨琼脂培养基 15mL，作空白对照。

d.培养基凝固后，倒置于 37℃ 温箱中，培养 24h，进行菌落计数。

两个平板的平均菌落数即为 1mL 水样的细菌总数。

② 池水、河水或湖水等

a.稀释水样。取 3 个灭菌空试管，分别加入 9mL 灭菌水。取 1mL 水样注入第一管 9mL 灭菌水内，摇匀，再自第一管取 1mL 至下一管灭菌水内，如此稀释到第三管，稀释度分别为 10^{-1}、10^{-2} 与 10^{-3}。稀释倍数看水样污浊程度而定，以培养后平板的菌落数在 30～300 个之间的稀释度最为合适，若三个稀释度的菌数均多到无法计数或少到无法计数，则需继续稀释或减小稀释倍数。一般中等污秽水样，取 10^{-1}、10^{-2}、10^{-3} 三个连续稀释度，污秽严重的取 10^{-2}、10^{-3}、10^{-4} 三个连续稀释度。

b.自最后三个稀释度的试管中各取 1mL 稀释水加入空的灭菌培养皿中，每一稀释度做两个培养皿平行样。

c.各培养皿倾注 15mL 已熔化并冷却至 45℃ 左右的牛肉膏蛋白胨琼脂培养基，立即放在桌上摇匀。

d.凝固后倒置于 37℃ 培养箱中培养 24h，进行菌落计数。

③ 去离子水、蒸馏水或注射用水

a.用无菌吸管取水样 0.1mL，加于琼脂平板上，用无菌涂布棒涂布均匀。

b.倒置于 37℃ 培养箱中培养 24h，进行菌落计数。

（3）菌落计数方法

① 先计算相同稀释度的平均菌落数。若其中一个平板有较大片状菌苔生长时，则不应采用，而应以无片状菌苔生长的平板作为该稀释度的平均菌落数。若片状菌苔的大小不到平板的一半，而其余的一半菌落分布又很均匀时，则可将此一半的菌落数乘 2 以代表全平板的菌落数，然后再计算该稀释度的平均菌落数。

② 首先选择平均菌落数在 30～300 之间的平板计数，当只有一个稀释度的平均菌落数符合此范围时，则以该平均菌落数乘其稀释倍数即为该水样的细菌总数（见表 3-2-1 中例 1）。

③ 若有两个稀释度的平均菌落数均在 30～300 之间，则按两者菌落总数之比值来决定。若其比值小于 2，应采取两者的平均数；若大于 2，则取其中较小的菌落总数（见表 3-2-1 中例 2、例 3）。

④ 若所有稀释度的平均菌落数均大于 300，则应按稀释度最高的平均菌落数乘以稀释倍数（见表 3-2-1 中例 4）。

⑤ 若所有稀释度的平均菌落数均小于 30，则应按稀释度最低的平均菌落数乘以稀释倍数（见表 3-2-1 中例 5）。

⑥ 若所有稀释度的平均菌落数均不在 30～300 之间，则以最接近 300 或 30 的平均菌落数乘以稀释倍数（见表 3-2-1 中例 6）。

表 3-2-1 计算菌落总数方法实例

例次	不同稀释度的平均菌落数			两个稀释度菌落数之比	菌落总数/(个/mL)	备注
	10^{-1}	10^{-2}	10^{-3}			
1	1365	164	20	—	16400	
2	2760	295	46	1.6	37750	
3	2890	271	60	2.2	27100	
4	无法计数	1650	513	—	513000	
5	27	11	5	—	270	
6	无法计数	305	12	—	30500	

5. 实训结果

根据实训结果撰写实训报告。

6. 思考题

水中细菌总数测定时，菌落计数应遵循什么原则？

拓展知识

中国创新微生物药物研发获进展

中新社北京 1 月 4 日电 (2011 年，记者曾利明)，过去 5 年中国创新微生物药物筛选与发现研究获进展，目前已拥有 12 万株、40 万份的药用微生物菌株和 20 万个微生物发酵提取品，微生物产物筛选模型 150 多个，获得了一批微生物药物先导化合物或候选物，为创新微生物药物研发奠定了良好基础。

据报道，中国是拥有生物多样性最多的国家，具有研究开发利用微生物药用资源优势。我国目前已建立了 200 万样次的规模化微生物药物高通量筛选平台，每年都有新的微生物药物品种申请临床批件，其中可利霉素已完成 3 期临床试验，力达霉素和埃博霉素等正进行 2 期临床试验。

微生物药物已占全球药品市场的 20％以上，占中国内地市场的 35％以上。抗生素作为中国临床治疗应用量最大的药物，约占临床用药总额的四分之一。而随着超级耐药菌的出现，新的微生物药物研发已成必然要求。

由于天然微生物产物在自然界属于低含量产物，迄今报道的 20000 多种产物大多都是实验室利用有限活性筛选模型发现的极少量样品，未形成规模化可持续利用药物筛选型样品库。因此，需在"十二五"期间启动微生物药物可持续发展项目，建立国家规模化微生物产物纯品库，为创新微生物药物发现提供规模化高质量样品。

过去 50 年，全球约有 20000 个微生物产物被发现，研发的临床微生物药物品种近 200 个；近 10 年来，共有 18 个新分子实体问世，大多是已有微生物药物的结构优化产物。

来源 中国新闻网

项目 二 药物的微生物检测技术

被微生物污染的药品会直接或间接地危害人类健康，一些国家曾出现过因服用或注射被污染药品引起使用者发热、感染、致癌甚至死亡的现象，几乎全部剂型都有过受微生物污染的记录，甚至灭菌制剂也有受污染的情况。为保证药品质量和人们健康，任何药品在出厂前都要按照国家药品标准进行检查，既有药品的理化检查，也要进行微生物学检查等。

药品微生物学检查主要包括药品无菌检查、微生物计数检查、控制菌检查等。

一、无菌检查法

无菌检查法系用于检查药典要求无菌的药品、生物制品、医疗器具、原料、辅料及其他品种是否无菌的一种方法。若供试品符合无菌检查法的规定，仅表明了供试品在该检验条件下未发现微生物污染。无菌检查应在无菌条件下进行，试验环境必须达到无菌检查的要求，检验全过程应严格遵守无菌操作，防止微生物污染，单向流空气区、工作台面及环境应定期按医药工业洁净室（区）悬浮粒子、浮游菌和沉降菌的测试方法的现行国家标准进行洁净度确认。日常检验还需对试验环境进行监控。

1. 培养基

硫乙醇酸盐流体培养基主要用于厌氧菌的培养，也可用于需氧菌培养；胰酪大豆胨液体培养基用于真菌和需氧菌的培养。

（1）硫乙醇酸盐流体培养基的制备

胰酪胨	15.0g	氯化钠	2.5g
酵母浸出粉	5.0g	新配制的 0.1% 刃天青溶液	1.0mL
无水葡萄糖	5.0g	琼脂	0.75g
L-胱氨酸	0.5g	水	1000mL

硫乙醇酸钠 0.5g（或硫乙醇酸 0.3mL）

除葡萄糖和刃天青溶液外，取上述成分混合，微温溶解，调节 pH 为弱碱性，煮沸，滤清，加入葡萄糖和刃天青溶液，摇匀，调节 pH，使灭菌后在 25℃的 pH 为 7.1 ± 0.2。分装至适宜的容器中，其装量与容器高度的比例应符合培养结束后培养基氧化层（粉红色）不超过培养基深度的 1/2。灭菌。在供试品接种前，培养基氧化层的高度不得超过培养基深度的 1/5，否则须经 100℃水浴加热至粉红色消失（不超过 20min），迅速冷却，只限加热一次，并防止被污染。除另有规定外，硫乙醇酸盐流体培养基置 30~35℃培养。

（2）胰酪大豆胨液体培养基的制备

胰酪胨	17.0g	氯化钠	5.0g
大豆木瓜蛋白酶水解物	3.0g	磷酸氢二钾	2.5g
葡萄糖/无水葡萄糖	2.5g/2.3g	水	1000mL

除葡萄糖外，取上述成分混合，微温溶解，滤过，调节 pH 使灭菌后在 25℃的 pH 为 7.3±0.2，加入葡萄糖，分装，灭菌。胰酪大豆胨液体培养基置 20～25℃培养。

培养基配制后应采用验证合格的灭菌程序灭菌，制备好的培养基应保存在 2～25℃、避光的环境，若保存于非密闭容器中，一般在 3 周内使用；若保存于密闭容器中，一般可在一年内使用。

2. 培养基无菌性检查及培养基的适用性检查

每批培养基需随机取不少于 5 支（瓶）置各培养基规定的温度培养 14 天，应无菌生长。

无菌检查用的硫乙醇酸盐流体培养基和胰酪大豆胨液体培养基等应符合培养基无菌性检查及灵敏度检查的要求。本检查可在供试品无菌检查前或与供试品的无菌检查同时进行。

3. 培养基灵敏度检查

（1）菌种 培养基灵敏度检查所用的菌株传代次数不得超过 5 代（从菌种保存中心获得的干燥菌种为第 0 代），并采用适宜的菌种保存技术进行保存，以保证试验菌株的生物学特性。

金黄色葡萄球菌（*Staphylococcus aureus*）[CMCC（B）26003]

铜绿假单胞菌（*Pseudomonas aeruginosa*）[CMCC（B）10104]

枯草芽孢杆菌（*Bacillus subtilis*）[CMCC（B）63501]

生孢梭菌（*Clostridium sporogenes*）[CMCC（B）64941]

白色念珠菌（*Candida albicans*）[CMCC（F）98001]

黑曲霉 [CMCC（F）98003]

（2）菌液制备 接种金黄色葡萄球菌、铜绿假单胞菌、枯草芽孢杆菌的新鲜培养物至胰酪大豆胨液体培养基中或胰酪大豆胨琼脂培养基上，接种生孢梭菌的新鲜培养物至硫乙醇酸盐流体培养基中，30～35℃培养 18～24h；接种白色念珠菌的新鲜培养物至沙氏葡萄糖液体培养基中或沙氏葡萄糖琼脂培养基上，20～25℃培养 24～48h，上述培养物用 pH7.0 无菌氯化钠-蛋白胨缓冲液或 0.9%无菌氯化钠溶液制成每 1mL 含菌数小于 100cfu（菌落形成单位）的菌悬液。接种黑曲霉的新鲜培养物至沙氏葡萄糖琼脂斜面培养基上，20～25℃培养 5～7 天，加入 3～5mL 含 0.05%（mL/mL）聚山梨酯 80 的 pH7.0 无菌氯化钠-蛋白胨缓冲液或 0.9%无菌氯化钠溶液，将孢子洗脱。然后，采用适宜的方法吸出孢子悬液至无菌试管内，用含 0.05%（mL/mL）聚山梨酯 80 的 pH7.0 无菌氯化钠-蛋白胨缓冲液或 0.9%无菌氯化钠溶液制成每 1mL 含孢子数小于 100cfu 的孢子悬液。

菌悬液若在室温下放置，应在 2h 内使用；若保存在 2～8℃可在 24h 内使用。黑曲霉孢子悬液可保存在 2～8℃，在验证过的储存期内使用。

（3）培养基接种 取每管装量为 12mL 的硫乙醇酸盐流体培养基 7 支，分别接种小于 100cfu 的金黄色葡萄球菌、铜绿假单胞菌、生孢梭菌各 2 支，另 1 支不接种作为空白对照，培养 3 天；取每管装量为 9mL 的胰酪大豆胨液体培养基 7 支，分别接种小于 100cfu 的枯草芽孢杆菌、白色念珠菌、黑曲霉各 2 支，另 1 支不接种作为空白对照，培养 5 天。逐日观察结果。

（4）结果判定 空白对照管应无菌生长，若加菌的培养基管均生长良好，判该培养基的灵敏度检查符合规定。

4. 供试品的无菌检查

无菌检查法包括薄膜过滤法和直接接种法。只要供试品性质允许，应采用薄膜过滤法。供试品无菌检查所采用的检查方法和检验条件应与方法适用性试验确认的方法相同。成品每亚批均应进行无菌检查。

（1）阳性对照　应根据供试品特性选择阳性对照菌。无抑菌作用及抗革兰阳性菌为主的供试品，以金黄色葡萄球菌为对照菌；抗革兰阴性菌为主的供试品以大肠埃希菌为对照菌；抗厌氧菌的供试品，以生孢梭菌为对照菌；抗真菌的供试品，以白色念珠菌为对照菌。阳性对照试验的菌液制备同方法适用性试验，加菌量小于100cfu，供试品用量同供试品无菌检查时每份培养基接种的样品量。阳性对照管培养72h内应生长良好。

（2）阴性对照　供试品无菌检查时，应取相应溶剂和稀释液、冲洗液同法操作，作为阴性对照。阴性对照不得有菌生长。

（3）供试品处理及接种培养基　操作时，用适宜的消毒液对供试品容器表面进行彻底消毒，如果供试品容器内有一定的真空度，可用适宜的无菌器材（如带有除菌过滤器的针头）向容器内导入无菌空气，再按无菌操作启开容器取出内容物。

除另有规定外，按下列方法进行供试品处理及接种培养基。

① 薄膜过滤法。薄膜过滤法一般应采用封闭式薄膜过滤器。无菌检查用的滤膜孔径应不大于 $0.45\mu m$，直径约为 50mm。根据供试品及其溶剂的特性选择滤膜材质。使用时，应保证滤膜在过滤前后的完整性。

水溶性供试液过滤前应先将少量的冲洗液过滤，以润湿滤膜。油类供试品，其滤膜和过滤器在使用前应充分干燥。为发挥滤膜的最大过滤效率，应注意保持供试品溶液及冲洗液覆盖整个滤膜表面。供试液经薄膜过滤后，若需要用冲洗液冲洗滤膜，每张滤膜每次冲洗量一般为 100mL，且总冲洗量不得超过 1000mL，以避免滤膜上的微生物受损伤。

a. 水溶液供试品。取规定量，直接过滤，或混合至含不少于 100mL 适宜稀释液的无菌容器中，混匀，立即过滤。如供试品具有抑菌作用，须用冲洗液冲洗滤膜，冲洗次数一般不少于 3 次，所用的冲洗量、冲洗方法同方法适用性试验。除生物制品外，一般样品冲洗后，1 份滤器中加入 100mL 硫乙醇酸盐流体培养基，1 份滤器中加入 100mL 胰酪大豆胨液体培养基。生物制品样品冲洗后，2 份滤器中加入 100mL 硫乙醇酸盐流体培养基，1 份滤器中加入 100mL 胰酪大豆胨液体培养基。

b. 水溶性固体供试品。取规定量，加适宜的稀释液溶解或按标签说明复溶，然后照水溶液供试品项下的方法操作。

c. 非水溶性供试品。取规定量，直接过滤或混合溶于适量含聚山梨酯 80 或其他适宜乳化剂的稀释液中，充分混合，立即过滤。用含 0.1%～1% 聚山梨酯 80 的冲洗液冲洗滤膜至少 3 次。加入含或不含聚山梨酯 80 的培养基。接种培养基照水溶液供试品项下的方法操作。

② 直接接种法。直接接种法适用于无法用薄膜过滤法进行无菌检查的供试品，即取规定量供试品分别等量接种至硫乙醇酸盐流体培养基和胰酪大豆胨液体培养基中。除生物制品外，一般样品无菌检查时两种培养基接种的瓶或支数相等；生物制品无菌检查时硫乙醇酸盐流体培养基和胰酪大豆胨液体培养基接种的瓶或支数为 2：1。除另有规定外，每个容器中培养基的用量应符合接种的供试品体积不得大于培养基体积的 10%，同时，硫乙醇酸盐流

体培养基每管装量不少于 15mL，胰酪大豆胨液体培养基每管装量不少于 10mL。供试品检查时，培养基的用量和高度同方法适用性试验。

a. 固体供试品。取规定量，直接等量接种至各管培养基中。或加入适宜的溶剂溶解，或按标签说明复溶后，取规定量等量接种至各管培养基中。

b. 非水溶性供试品。取规定量，混合，加入适量的聚山梨酯 80 或其他适宜的乳化剂及稀释剂使其乳化，等量接种至各管培养基中。或直接等量接种至含聚山梨酯 80 或其他适宜乳化剂的各管培养基中。

③ 培养及观察。将上述接种供试品后的培养基容器分别按各培养基规定的温度培养 14 天；接种生物制品供试品的硫乙醇酸盐流体培养基的容器应分成两等份，一份置 30～35℃ 培养，一份置 20～25℃培养。培养期间应逐日观察并记录是否有菌生长。如在加入供试品后或在培养过程中，培养基出现浑浊，培养 14 天后，不能从外观上判断有无微生物生长，可取该培养液适量转种至同种新鲜培养基中，培养 3 天，观察接种的同种新鲜培养基是否再出现浑浊；或取培养液涂片，染色，镜检，判断是否有菌。

5. 无菌检查结果判断

阳性对照管应生长良好，阴性对照管不得有菌生长。否则，试验无效。

若供试品管均澄清，或虽显浑浊但经确证无菌生长，判供试品符合规定；若供试品管中任何一管显浑浊并确证有菌生长，判供试品不符合规定，除非能充分证明试验结果无效，即生长的微生物非供试品所含。当符合下列至少一个条件时方可判试验结果无效：①无菌检查试验所用的设备及环境的微生物监控结果不符合无菌检查法的要求。②回顾无菌试验过程，发现有可能引起微生物污染的因素。③供试品管中生长的微生物经鉴定后，确证是因无菌试验中所使用的物品和（或）无菌操作技术不当引起的。

（！）小知识　　微生物检验的意义

通过微生物检验，可以判断产品加工环境及产品卫生环境好坏，能够对产品被微生物污染的程度作出正确的评价，为各项卫生管理工作提供科学依据，也为传染病防控，人类、动物疾病的治疗提供借鉴等。

试验若经确认无效，应重试。重试时，重新取同量供试品，依法检查，若无菌生长，判供试品符合规定；若有菌生长，判供试品不符合规定。

二、非无菌产品微生物限度检查：微生物计数法

微生物计数法系用于能在有氧条件下生长的嗜温细菌和真菌的计数。除另有规定外，本法不适用于活菌制剂的检查。微生物计数试验环境应符合微生物限度检查的要求，检验全过程必须严格遵守无菌操作，防止再污染，防止污染的措施不得影响供试品中微生物的检出。如供试品有抗菌活性，应尽可能去除或中和。

计数方法包括平皿法、薄膜过滤法和最可能数法（简称 MPN 法）。MPN 法用于微生物计数时精确度较差，但对于某些微生物污染量很小的供试品，MPN 法可能是更适合的

方法。

供试品检查时，应根据供试品理化特性和微生物限度标准等因素选择计数方法，检测样品量应能保证所获得试验结果能够判断供试品是否符合规定。所选方法的适用性须经确认。

1. 培养基适用性检查

微生物计数用的成品培养基、脱水培养基或按处方配制的培养基均应进行培养基适用性检查。

接种不大于100cfu的菌液至胰酪大豆胨液体培养基管或胰酪大豆胨琼脂培养基平板或沙氏葡萄糖琼脂培养基平板，置规定条件下培养。每一试验菌株平行制备2管或2个平皿。同时，用相应的对照培养基替代被检培养基进行上述试验。被检固体培养基上的菌落平均数与对照培养基上的菌落平均数的比值应在0.5～2范围内，且菌落形态大小应与对照培养基上的菌落一致；被检液体培养基管与对照培养基管比较，试验菌应生长良好。

2. 检验量

检验量即一次试验所用的供试品量（g、mL或cm^2）。一般应随机抽取不少于2个最小包装的供试品，混合，取规定量供试品进行检验。除另有规定外，一般供试品的检验量为10g或10mL；膜剂为100cm^2；贵重药品、微量包装药品的检验量可以酌减。检验时，应从2个以上最小包装单位中抽取供试品。

3. 供试品的检查

按计数方法适用性试验确认的计数方法进行供试品中需氧菌总数、霉菌和酵母菌总数的测定。胰酪大豆胨琼脂培养基或胰酪大豆胨液体培养基用于测定需氧菌总数；沙氏葡萄糖琼脂培养基用于测定霉菌和酵母菌总数。

阴性对照试验：以稀释液代替供试液进行阴性对照试验，阴性对照试验应无菌生长。如果阴性对照有菌生长，应进行偏差调查。

计数方法包括平皿法、薄膜过滤法和最可能数法（简称MPN法）。

（1）平皿法　平皿法包括倾注法和涂布法。除另有规定外，取规定量供试品，按方法适用性试验确认的方法进行供试液制备和菌数测定，每稀释级每种培养基至少制备2个平板。

培养和计数：除另有规定外，胰酪大豆胨琼脂培养基平板在30～35℃培养3～5天，沙氏葡萄糖琼脂培养基平板在20～25℃培养5～7天，观察菌落生长情况，点计平板上生长的所有菌落数，计数并报告。菌落蔓延生长成片的平板不宜计数。点计菌落数后，计算各稀释级供试液的平均菌落数，按菌数报告规则报告菌数。若同稀释级两个平板的菌落数平均值不小于15，则两个平板的菌落数不能相差1倍或以上。

菌数报告规则：需氧菌总数测定宜选取平均菌落数小于300cfu的稀释级、霉菌和酵母菌总数测定宜选取平均菌落数小于100cfu的稀释级，作为菌数报告的依据。取最高的平均菌落数，计算1g、1mL或10cm^{2}供试品中所含的微生物数，取两位有效数字报告。

如各稀释级的平板均无菌落生长，或仅最低稀释级的平板有菌落生长，但平均菌落数小于1时，以＜1乘以最低稀释倍数的值报告菌数。

（2）薄膜过滤法　除另有规定外，按计数方法适用性试验确认的方法进行供试液制备。取相当于1g、1mL或10cm^{2}供试品的供试液，若供试品所含的菌数较多时，可取适宜稀释级的供试液，照方法适用性试验确认的方法加至适量稀释液中，立即过滤，冲洗，冲洗后取出滤膜，菌面朝上贴于胰酪大豆胨琼脂培养基或沙氏葡萄糖琼脂培养基上培养。

培养和计数：培养条件和计数方法同平皿法，每张滤膜上的菌落数应不超过100cfu。

菌数报告规则：以相当于1g、1mL或10cm^{2}供试品的菌落数报告菌数；若滤膜上无菌落生长，以<1报告菌数（每张滤膜过滤1g、1mL或10cm^{2}供试品），或<1乘以最低稀释倍数的值报告菌数。

（3）MPN法 取规定量供试品，按方法适用性试验确认的方法进行供试液制备和供试品接种，所有试验管在30～35℃培养3～5天，如果需要确认是否有微生物生长，按方法适用性试验确定的方法进行。记录每一稀释级微生物生长的管数，按要求查每1g或1mL供试品中需氧菌总数的最可能数。

4. 结果判断

需氧菌总数是指胰酪大豆胨琼脂培养基上生长的总菌落数（包括真菌菌落数）；霉菌和酵母菌总数是指沙氏葡萄糖琼脂培养基上生长的总菌落数（包括细菌菌落数）。若因沙氏葡萄糖琼脂培养基上生长的细菌使霉菌和酵母菌的计数结果不符合微生物限度要求，可使用含抗生素（如氯霉素、庆大霉素）的沙氏葡萄糖琼脂培养基或其他选择性培养基（如玫瑰红钠琼脂培养基）进行霉菌和酵母菌总数测定。使用选择性培养基时，应进行培养基适用性检查。若采用MPN法，测定结果为需氧菌总数。

各品种项下规定的微生物限度标准解释如下。10^1cfu：可接受的最大菌数为20；10^2cfu：可接受的最大菌数为200；10^3cfu：可接受的最大菌数为2000，依此类推。

若供试品的需氧菌总数、霉菌和酵母菌总数的检查结果均符合该品种项下的规定，判供试品符合规定；若其中任何一项不符合该品种项下的规定，判供试品不符合规定。

三、非无菌产品微生物限度检查：控制菌检查法

控制菌检查法系用于在规定的试验条件下，检查供试品中是否存在特定的微生物。当本法用于检查非无菌制剂及其原、辅料等是否符合相应的微生物限度标准时，应按下列规定进行检验。供试品检出控制菌或其他致病菌时，按一次检出结果为准，不再复试。如果供试品具有抗菌活性，应尽可能去除或中和。供试品检查时，若使用了中和剂或灭活剂，应确认有效性及对微生物无毒性。

主要需检查的控制菌有大肠埃希菌、沙门菌、铜绿假单胞菌、金黄色葡萄球菌、梭菌、白色念珠菌。

阳性对照试验：阳性对照试验方法同供试品的控制菌检查，对照菌的加量应不大于100cfu。阳性对照试验应检出相应的控制菌。

阴性对照试验：以稀释剂代替供试液照相应控制菌检查法检查，阴性对照试验应无菌生长。如果阴性对照有菌生长，应进行偏差调查。

耐胆盐革兰阴性菌

（1）供试液制备和预培养 取供试品，用胰酪大豆胨液体培养基作为稀释剂照"非无菌产品微生物限度检查：微生物计数法（《中国药典》通则1105）"制成1:10供试液，混匀，在20～25℃培养，培养时间应使供试品中的细菌充分恢复但不增殖（约2h）。

（2）定性试验　除另有规定外，取相当于1g或1mL供试品的上述预培养物接种至适宜体积（经方法适用性试验确定）肠道菌增菌液体培养基中，30～35℃培养24～48h后，划线接种于紫红胆盐葡萄糖琼脂培养基平板上，30～35℃培养18～24h。如果平板上无菌落生长，判供试品未检出耐胆盐革兰阴性菌。

（3）定量试验：选择和分离培养　取相当于0.1g、0.01g和0.001g（或0.1mL、0.01mL和0.001mL）供试品的预培养物或其稀释液分别接种至适宜体积（经方法适用性试验确定）肠道菌增菌液体培养基中，30～35℃培养24～48h。上述每一培养物分别划线接种于紫红胆盐葡萄糖琼脂培养基平板上，30～35℃培养18～24h。

（4）结果判断　若紫红胆盐葡萄糖琼脂培养基平板上有菌落生长，则对应培养管为阳性，否则为阴性。根据各培养管检查结果，按表3-3-1查1g或1mL供试品中含有耐胆盐革兰阴性菌的可能菌数。

表 3-3-1　耐胆盐革兰阴性菌的可能菌数（N）

各供试品量的检查结果			每1g（或1mL）供试品中的可能菌数/cfu
0.1g 或 0.1mL	0.01g 或 0.01mL	0.001g 或 0.001mL	
+	+	+	$N > 10^3$
+	+	−	$10^2 < N < 10^3$
+	−	−	$10 < N < 10^2$
−	−	−	$N < 10$

注：+代表紫红胆盐葡萄糖琼脂平板上有菌落生长；−代表紫红胆盐葡萄糖琼脂平板上无菌落生长；若供试品量减少10倍（如0.01g或0.01mL，0.001g或0.001mL，0.0001g或0.0001mL），则每1g（或1mL）供试品中的可能菌数（N）应相应增加10倍。

1. 大肠埃希菌

微量移液器的使用

（1）供试液制备和增菌培养　取供试品，照"非无菌产品微生物限度检查：微生物计数法（《中国药典》通则1105）"制成1∶10供试液。取相当于1g或1mL供试品的供试液，接种至适宜体积（经方法适用性试验确定）的胰酪大豆胨液体培养基中，混匀，30～35℃培养18～24h。

（2）选择和分离培养　取上述培养物1mL接种至100mL麦康凯液体培养基中，42～44℃培养24～48h。取麦康凯液体培养物划线接种于麦康凯琼脂培养基平板上，30～35℃培养18～72h。

（3）结果判断　若麦康凯琼脂培养基平板上有菌落生长，应进行分离、纯化及适宜的鉴定试验，确证是否为大肠埃希菌；若麦康凯琼脂培养基平板上没有菌落生长，或虽有菌落生长但鉴定结果为阴性，判供试品未检出大肠埃希菌。

2. 沙门菌

（1）供试液制备和增菌培养　取10g或10mL供试品直接或处理后接种至适宜体积（经方法适用性试验确定）的胰酪大豆胨液体培养基中，混匀，30～35℃培养18～24h。

（2）选择和分离培养　取上述培养物0.1mL接种至10mL RV沙门菌增菌液体培养基中，30～35℃培养18～24h。取少量RV沙门菌增菌液体培养物划线接种于木糖赖氨酸脱氧胆酸盐琼脂培养基平板上，30～35℃培养18～48h。

沙门菌在木糖赖氨酸脱氧胆酸盐琼脂培养基板上生长良好，菌落为淡红色或无色、透明或半透明、中心有或无黑色。用接种针挑选疑似菌落于三糖铁琼脂培养基高层斜面上进行斜面和高层穿刺接种，培养 18～24h，或采用其他适宜方法进一步鉴定。

（3）结果判断　若木糖赖氨酸脱氧胆酸盐琼脂培养基平板上有疑似菌落生长，且三糖铁琼脂培养基的斜面为红色、底层为黄色，或斜面黄色、底层黄色或黑色，应进一步进行适宜的鉴定试验，确证是否为沙门菌。如果平板上没有菌落生长，或虽有菌落生长但鉴定结果为阴性，或三糖铁琼脂培养基的斜面未见红色、底层未见黄色，或斜面黄色、底层未见黄色或黑色，判供试品未检出沙门菌。

3. 铜绿假单胞菌

（1）供试液制备和增菌培养　取供试品，照"非无菌产品微生物限度检查：微生物计数法（《中国药典》通则 1105）"制成 1∶10 供试液。取相当于 1g 或 1mL 供试品的供试液，接种至适宜体积（经方法适用性试验确定的）的胰酪大豆胨液体培养基中，混匀，30～35℃培养 18～24h。

（2）选择和分离培养　取上述培养物划线接种于溴化十六烷基三甲铵琼脂培养基平板上，30～35℃培养 18～72h。取上述平板上生长的菌落进行氧化酶试验，或采用其他适宜方法进一步鉴定。

（3）氧化酶试验　将洁净滤纸片置于平皿内，用无菌玻璃棒取上述平板上生长的菌落涂于滤纸片上，滴加新配制的 1% 二盐酸 N,N-二甲基对苯二胺试液，在 30s 内若培养物呈粉红色并逐渐变为紫红色为氧化酶试验阳性，否则为阴性。

（4）结果判断　若溴化十六烷基三甲铵琼脂培养基平板上有菌落生长，且氧化酶试验阳性，应进一步进行适宜的鉴定试验，确证是否为铜绿假单胞菌。如果平板上没有菌落生长，或虽有菌落生长但鉴定结果为阴性，或氧化酶试验阴性，判供试品未检出铜绿假单胞菌。

4. 金黄色葡萄球菌

（1）供试液制备和增菌培养　取供试品，照"非无菌产品微生物限度检查：微生物计数法（《中国药典》通则 1105）"制成 1∶10 供试液。取相当于 1g 或 1mL 供试品的供试液，接种至适宜体积（经方法适用性试验确定）的胰酪大豆胨液体培养基，混匀，30～35℃培养 18～24h。

（2）选择和分离培养　取上述培养物划线接种于甘露醇氯化钠琼脂培养基平板上，30～35℃培养 18～72h。

（3）结果判断　若甘露醇氯化钠琼脂培养基平板上有黄色菌落或外周有黄色环的白色菌落生长，应进行分离、纯化及适宜的鉴定试验，确证是否为金黄色葡萄球菌；若平板上没有与上述形态特征相符或疑似的菌落生长，或虽有相符或疑似的菌落生长但鉴定结果为阴性，判供试品未检出金黄色葡萄球菌。

5. 梭菌

（1）供试液制备和热处理　取供试品，照"非无菌产品微生物限度检查：微生物计数法（《中国药典》通则 1105）"制成 1∶10 供试液。取相当于 1g 或 1mL 供试品的供试液 2 份，其中 1 份置 80℃保温 10min 后迅速冷却。

（2）增菌、选择和分离培养 将上述 2 份供试液分别接种至适宜体积（经方法适用性试验确定）的梭菌增菌培养基中，置厌氧条件下 30～35℃培养 48h。取上述每一培养物少量，分别涂抹接种于哥伦比亚琼脂培养基平板上，置厌氧条件下 30～35℃培养 48~72h。

（3）过氧化氢酶试验 取上述平板上生长的菌落，置洁净玻片上，滴加 3％过氧化氢试液，若菌落表面有气泡产生，为过氧化氢酶试验阳性，否则为阴性。

（4）结果判断 若哥伦比亚琼脂培养基平板上有厌氧杆菌生长（有或无芽孢），且过氧化氢酶反应阴性的，应进一步进行适宜的鉴定试验，确证是否为梭菌；如果哥伦比亚琼脂培养基平板上没有厌氧杆菌生长，或虽有相符或疑似的菌落生长但鉴定结果为阴性，或过氧化氢酶反应阳性，判供试品未检出梭菌。

6. 白色念珠菌

扫码做自测题

习题 3-3-1

（1）供试液制备和增菌培养 取供试品，照"非无菌产品微生物限度检查：微生物计数法（《中国药典》通则 1105）"制成 1∶10 供试液。取相当于 1g 或 1mL 供试品的供试液，接种至适宜体积（经方法适用性试验确定）的沙氏葡萄糖液体培养基中，混匀，30～35℃培养 3～5 天。

（2）选择和分离 取上述预培养物划线接种于沙氏葡萄糖琼脂培养基平板上，30～35℃培养 24～48h。

白色念珠菌在沙氏葡萄糖琼脂培养基上生长的菌落呈乳白色，偶见淡黄色，表面光滑有浓酵母气味，培养时间稍久则菌落增大、颜色变深、质地变硬或有皱褶。挑取疑似菌落接种至念珠菌显色培养基平板上，培养 24～48h（必要时延长至 72h），或采用其他适宜方法进一步鉴定。

（3）结果判断 若沙氏葡萄糖琼脂培养基平板上有疑似菌落生长，且疑似菌在念珠菌显色培养基平板上生长的菌落呈阳性反应，应进一步进行适宜的鉴定试验，确证是否为白色念珠菌；若沙氏葡萄糖琼脂培养基平板上没有菌落生长，或虽有菌落生长但鉴定结果为阴性，或疑似菌在念珠菌显色培养基平板上生长的菌落呈阴性反应，判供试品未检出白色念珠菌。

复习思考题

1. 如何进行无菌制剂的无菌检验？无菌检验出现阳性结果为什么要进行复试？
2. 真菌总数测定时，测定结果是如何判定的？
3. 简述金黄色葡萄球菌的检验程序？检验时应注意些什么？

四、培养基灵敏度检查技术*

1. 实训目的

掌握培养基灵敏度检查的操作方法及培养基灵敏度检查结果的判断。

2. 材料和用具

1mL 无菌刻度吸管、10mL 无菌刻度吸管、培养基、试管、培养皿、pH7.0 无菌氯化钠-蛋白胨缓冲液或 0.9％无菌氯化钠溶液、酒精灯、培养箱、试管架、吸耳球、涂布棒等。

3. 操作步骤

本实训是用细菌和真菌来检查培养基的灵敏度是否合格。

（1）菌体培养　接种金黄色葡萄球菌、铜绿假单胞菌、枯草芽孢杆菌的新鲜培养物至胰酪大豆胨液体培养基中或胰酪大豆胨琼脂培养基上，接种生孢梭菌的新鲜培养物至硫乙醇酸盐流体培养基中，30～35℃培养18～24h；接种白色念珠菌的新鲜培养物至沙氏葡萄糖液体培养基中或沙氏葡萄糖琼脂培养基上，20～25℃培养24～48h。

（2）菌悬液制备　菌体培养物用pH7.0无菌氯化钠-蛋白胨缓冲液或0.9%无菌氯化钠溶液制成每1mL含菌数小于100cfu（菌落形成单位）的菌悬液。接种黑曲霉的新鲜培养物至沙氏葡萄糖琼脂斜面培养基上，20～25℃培养5～7天，加入3～5mL含0.05%（mL/mL）聚山梨酯80的pH7.0无菌氯化钠-蛋白胨缓冲液或0.9%无菌氯化钠溶液，将孢子洗脱。然后，采用适宜的方法吸出孢子悬液至无菌试管内，用含0.05%（mL/mL）聚山梨酯80的pH7.0无菌氯化钠-蛋白胨缓冲液或0.9%无菌氯化钠溶液制成每1mL含孢子数小于100cfu的孢子悬液。

菌悬液若在室温下放置，应在2h内使用；若保存在2～8℃可在24h内使用。黑曲霉孢子悬液可保存在2～8℃，在验证过的储存期内使用。

（3）培养基接种、培养　取每管装量为12mL的硫乙醇酸盐流体培养基7支，分别接种小于100cfu/mL的金黄色葡萄球菌、铜绿假单胞菌、生孢梭菌各2支，另1支不接种作为空白对照，30～35℃培养3天；取每管装量为9mL的胰酪大豆胨液体培养基7支，分别接种小于100cfu/mL的枯草芽孢杆菌、白色念珠菌、黑曲霉各2支，另1支不接种作为空白对照，20～25℃培养5天。逐日观察结果。

（4）结果判定　空白对照管应无菌生长，若加菌的培养基管均生长良好，判该培养基的灵敏度检查符合规定。

注意事项：试验用的菌悬液在制备时要注意挑取的菌落不要过多，过多会使菌悬液过浓，导致计数不准确，各个稀释剂要分别用不同刻度的吸管来吸取，要做到以未接菌的培养基作阴性对照。

4. 实训结果

依据实训操作写出实训报告。

5. 思考题

① 培养基灵敏度试验在药品的无菌检查中起到什么样的作用？

② 培养基灵敏度检查结果是如何判断的？

五、中药制剂含糖浆药品中霉菌、酵母菌总数的测定*

1. 实训目的

掌握药品中霉菌、酵母菌总数的测定方法，学会菌落报告规则。

2. 材料和用具

试管、研钵、10mL移液管、1mL移液管、20mL大口移液管、玻璃培养皿、培养箱、标签纸、电炉子、酒精灯、火柴、沙氏葡萄糖琼脂培养基平板、无菌生理盐水、止咳糖浆。

微生物限度检查

3. 操作步骤

本试验对中药制品（止咳糖浆）中的霉菌、酵母菌总数进行测定，步骤如下。

（1）培养基制备　沙氏葡萄糖琼脂培养基（SDA）：

动物组织胃蛋白酶水解物和胰酪胨等量混合物　　10.0g

葡萄糖　40.0g　　琼脂　15.0g　　水　1000mL

除葡萄糖、琼脂外，取上述成分，混合，微温溶解调节 pH 使灭菌后在25℃的 pH 值为5.6±0.2，加入琼脂，加热溶化后，再加入葡萄糖，摇匀，分装，灭菌。

（2）供试液制备　测定时按无菌操作方法取供试药品 10g 或 10mL，用 pH7.0 无菌氯化钠-蛋白胨缓冲液，或 pH7.2 磷酸盐缓冲液，或胰酪大豆胨液体培养基溶解或稀释制成1:10 供试液。若需要，调节供试液 pH 值至 6～8。必要时，用同一稀释液将供试液进一步10 倍系列稀释。水溶性液体制剂也可用混合的供试品原液作为供试液。

（3）加样制备混菌平板　分别吸取不同稀释度样品 1mL 注入无菌平皿中（做好标记，每个稀释度接种 2～3 个平皿），加样后，将已溶化并冷却至 50℃左右的琼脂培养基 15mL 倾入平皿中，立即转动平皿使之混合均匀，静置凝固备用。

（4）阴性对照试验　以稀释液代替供试液进行阴性对照试验。

（5）培养　沙氏葡萄糖琼脂培养基平板在 20～25℃培养 5～7 天。

（6）计数　观察菌落生长情况，点计平板上生长的所有菌落数，计数并报告。若同稀释级两个平板的菌落数平均值不小于 15，则两个平板的菌落数不能相差 1 倍或以上。

（7）菌数报告　点计菌落数后，计算各稀释级供试液的平均菌落数，按菌数报告规则报告菌数。霉菌和酵母菌总数测定宜选取平均菌落数小于 100cfu 的稀释级，作为菌数报告的依据。取最高的平均菌落数，计算 1g、1mL 或 10cm^2 供试品中所含的微生物数，取两位有效数字报告。如各稀释级的平板均无菌落生长，或仅最低稀释级的平板有菌落生长，但平均菌落数小于 1 时，以<1 乘以最低稀释倍数的值报告菌数。

注意事项：做不同稀释级的稀释液时要保证无菌操作；倾注培养基时温度不宜过高，如果温度过高会把药品中所含有的微生物烫死；各个稀释级不能同用一支刻度吸管，避免使各个稀释级的浓度发生改变；培养时要将平板倒置，以免冷凝水滴落在培养基表面，影响实验结果数据的记录；试验时要做阴性对照试验；菌落蔓延生长成片的平板不宜计数。

4. 实训结果

根据测定结果进行下表记录。

含糖浆药品中霉菌、酵母菌总数测定记录

序号 （平皿号）	不同平板生长霉菌、酵母菌菌落数			计算结果 （菌数）/（个/g 或个/mL）
	原液	10^{-1}	10^{-2}	
1				
2				
阴性对照				

实训考评单

口服液中细菌总数检查

班级：_____ 姓名：_____

项目	分值	评分要点		得分
准备	10	服装整洁,得5分		
		准备工作正确,得5分		
		拆开包装后未用酒精棉球再次擦拭双手,扣2分		
		未用洗手液洗手,未点燃酒精灯,扣3分		
供试液的制备	20	取的样品不是2~3瓶,扣2分		
		未以无菌方式打开供试样品,扣5分		
		没有标记供试样品,扣5分		
		操作不流畅,扣3分		
		重大失误,扣5分		
供试液的稀释	30	未稀释成10倍,扣5分		
		移液器使用时,没有用第一档吸液,扣3分		
		移液器吸液后保持水平或者倒立,扣2分		
		放液体时移液器碰到了菌体,扣5分		
		放液体时移液器没有分段按1档、2档,扣3分		
		取出移液器时碰到了菌体,扣2分		
		未标记稀释倍数,扣3分		
		操作不流畅,扣2分		
		重大失误,扣5分		
平皿法的操作、培养	30	没有做2~3个平行,扣3分		
		每个平板取稀释液不是1mL的,扣2分		
		移液器使用时,没有用第一档吸液,扣1分		
		移液器吸液后保持水平或者倒立,扣2分		
		放液体时移液器碰到了菌体,扣1分		
		放液体时移液器没有分段按1档、2档,扣2分		
		取出移液器时碰到了菌体,扣2分		
		没有分别作10^{-1}、10^{-2}、10^{-3}稀释度的,扣2分		
		没有做阴性对照的,扣3分		
		没有标记的,扣3分		
		培养基未冷却至45℃,扣1分		
		培养基装量超过20mL,扣1分		
		培养基装量低于15mL,扣1分		
		培养皿开口过大的,扣1分		
		培养温度调节不对,扣1分		
		未关闭培养箱门,扣1分		
		操作不流畅,扣1分		
		重大失误,扣2分		

续表

项目	分值	评分要点	得分
清场	5	未清理实验台,扣2分	
		物品摆放不整齐的,扣1分	
		未将移液器调到最大量程,扣2分	
结果	5	正确,得5分	
		不正确,扣5分	
超时		每超时1min扣5分	

考评人：_____　　日期：　年　月　日

5. 思考题

口服、外用药物需进行哪些微生物学检验?

拓展知识

传染病的克星——青霉素发现记

很多人对青霉素并不陌生。在现代医院里,青霉素是一种普通而常用的药物。而在三四十年前青霉素还是价值千金的名贵药品。那时流行着许多传染病,如猩红热、白喉、脑膜炎、梅毒等,这些疾病严重威胁着人的生命。由于没有有效的治疗方法,人们只能看着病人悲惨地死去。青霉素的发现,给那些在传染病折磨下的人们带来了生机和希望。

1928年9月的一个下午,弗莱明和往常一样来到了实验室。他培养了一些葡萄球菌,一边察看菌种的生长情况,一边和一位同事闲谈。忽然,他的视线被什么东西吸引了,他凑上前去观察其中的一个培养皿,这个培养皿中原本长着金黄色葡萄球菌,却变成了青色的霉菌,凡是培养物与青色霉菌接触的地方,金黄色葡萄球菌正在变得半透明,最后完全裂解了,培养皿中显现出干干净净的一圈,这种不知名的霉菌居然对葡萄球菌有如此强烈的抑制和裂解作用。弗莱明立刻意识到可能出现了某种了不起的东西,他要知道这种神秘的具有如此效力的霉菌究竟是什么? 他迅速从培养皿中刮出一点霉菌,小心地放在显微镜下,发现那种能使葡萄球菌逐渐溶解死亡的菌种是青霉菌。他把剩下的霉菌放在一个装满培养基的罐子里继续观察,他又发现这种青霉菌具有强烈的杀菌作用。他推论,真正的杀菌物质一定是青霉菌生长过程的代谢物,他称之为青霉素。青霉素对许多能引起严重疾病的传染病菌有显著的抑制和破坏作用,而且杀菌作用极强,即使稀释一千倍,也能保持原来的杀菌力。

青霉素是第一种有效实用的抗生素,它在治疗传染病方面的神奇效力,给那些正与各种传染病进行殊死搏斗的人们带去了福音。

项目 四 微生态活菌制品及检定技术

一、微生态活菌制品及制备

微生态活菌制品系由人体内正常菌群成员或具有促进正常菌群生长和活性作用的无害外籍细菌，经培养、收集菌体、干燥成菌粉后，加入适宜辅料混合制成。用于预防和治疗因菌群失调引起的相关症状和疾病，又称微生态制剂或微生态调节剂。目前微生态制剂已被应用于饲料、农业、医药保健和食品等各领域中，如乳酸菌、双歧杆菌、肠球菌和酵母菌等制剂，现已批准上市的微生态活菌制品有双歧杆菌活菌胶囊、双歧杆菌三联活菌散、酪酸梭菌活菌片、枯草杆菌活菌胶囊等。由于其调节肠道之功效，快速构建肠道微生态平衡，无论是对婴儿、老人，还是对新生畜禽皆可防止和治疗腹泻、便秘等。微生态制剂在 20 世纪 70 年代兴起时，被认为只有活的微生物才能起到微生态的平衡作用，认定微生态制剂是活菌制剂，而随着科学研究的深入，微生态制剂的不断发展，大量资料证明，死菌体、菌体成分、代谢产物也具有调整微生态失调的功效。

微生态制剂有调整微生态失调，保持生态平衡，提高免疫功能，提高人体的健康水平，以达到防病、治病的效果。其有着其他药物不可替代的优点，即"患病治病，未病防病，无病保健"的效果。即使健康人也可以服用，以提高健康水平。

微生态制剂的有效成分是活菌、死菌及代谢产物。益生菌菌种必须是人体正常菌群的成员，可利用其活菌、死菌及其代谢产物。

（1）活菌　活菌制剂的主要成分是活性菌，同时也含有死菌以及代谢产物，所以见效快，效果更显著。有益微生物进入人体后可黏附在肠壁排斥有害菌的生存空间，通过有益菌的生长繁殖，产生的乳酸和乙酸降低了肠道的 pH 而可抑制有害菌的生长，其代谢产物对人体有营养作用，有益菌有促进人体高免疫功能的作用。活菌是微生态制剂的主要部分。

（2）死菌　包括死菌尸体成分。死菌体也可黏附在肠壁排斥有害菌，促使微生态平衡，菌体的细胞壁成分，如胞壁肽聚糖等能抑制腐败菌的致癌作用，并有很强的免疫作用，死菌体及酶对人体有营养作用。死菌的特点是质量稳定，比活菌更安全，并可以与抗生素同时使用。

（3）代谢产物　微生物培养后除去菌体的培养液中含有其生长繁殖过程中产生的丰富的代谢产物及一部分菌体碎片（成分），其分泌的对人体有用的酶、酸性物质及细菌素对有害菌有拮抗、杀灭作用，细菌分解食物后的氨基酸、合成的维生素都保留在培养液内了，部分菌体成分对人体也有免疫促进作用。其特点是对人体作用较快。

微生态活菌制剂必须由非致病的活细菌组成，无论在生产过程、制品储存和使用期间均应保持稳定的活菌状态。它可由一株、多株或几种细菌制成单价或多价联合制剂。根据其不同的使用途径和方法可制备成片剂、胶囊剂、颗粒或散剂等多种剂型。

微生态活菌制品的制备方法、工艺应能保证成品含有足够的活菌数量，保持其稳定性，同时应防止外源因子的污染。生产和检定用设施、原材料及辅料、水、器具、动物等应符合《中国药典》2020 年版凡例的有关要求。生产用菌种应符合"生物制品生产检定用菌毒种管理规程"的有关规定。选用的生产用菌种应来自人体内正常菌群，或对人体无毒无害、具有促进正常菌群生长和活性作用的外籍细菌。细菌的分离过程和传代背景应清晰，应具备稳定的生物学和遗传学特性，并能保持稳定的活菌状态，经实验室和临床试验证明安全、有效。生产用菌种应按照"生物制品生产检定用菌毒种管理规程"的有关规定建立种子批系统。三级种子批应分别冻干，置适宜温度保存，种子批传代应限定传代次数，原始种子批和主种子批启开后传代次数不得超过 10 代，工作种子批启开后至发酵培养传代次数不得超过 5 代。原始种子和主种子应冻干保存于 8℃以下，工作种子应置于适宜温度保存。菌粉制造应包括种子液制备、大罐培养、收获菌体（或芽孢）和菌体干燥制成菌粉。如生产多价制品时，应每种菌分别培养，制备单价菌粉。微生态活菌制品制备的简要过程如下。

1. 菌粉制备

（1）生产用种子　启开工作种子批菌种，接种于适宜培养基进行多级种子扩增，应涂片做革兰染色，在显微镜下观察 5～10 个视野，细菌的染色反应、形态应一致并符合原始菌种的特征。制备过程应防止污染，菌种传代次数应符合规定。

（2）生产用培养基　采用经批准的培养基用于生产。

（3）培养　采用液体培养。将种子液置适宜条件下培养（包括厌氧或需氧、温度、时间等），培养过程中取样涂片做革兰染色镜检、pH 值检测等，芽孢菌需进行芽孢形成率的检测，均应符合规定。培养结束后取样做纯菌检查，如发现污染应予废弃。生产多价制品的单价菌粉时，应分别培养。

（4）收获菌体和制成菌粉　培养结束后离心收获湿菌体，与适宜的分散剂、稳定剂混合。采用真空冷冻干燥法干燥菌体，芽孢菌可采用加热干燥方法，再经粉碎、过筛制成粉末状菌粉。

（5）菌粉检定　按要求检定，符合规定后方可进行半成品配制。

（6）菌粉的保存及有效期　应通过活菌稳定性试验确定保存温度和有效期。

2. 半成品

（1）配制　同一工作种子批菌种生产的最多 2 批单价菌粉可按批准的比例与辅料混合均匀后制成半成品。配制多价制品时，应将各单价菌粉、辅料按配方比例和配制程序混合均匀，配制过程应防止污染。

（2）半成品检定　按要求检定，应符合规定。

3. 成品

（1）剂型制备　根据制品的用途、使用对象和用药途径等因素确定剂型，制备过程应符合相关规定。

（2）分批　成品批号应在半成品配制后确定，配制日期即为生产日期。同一批号的制品，应来源一致、质量均一，按规定要求抽样检验后，能对整批制品作出评定。应根据验证结果，规定半成品的分装时间，如超过 24h，应分为不同的亚批。

（3）分装、规格和包装　制品的分装应符合规定，包装应符合"生物制品包装规程"的

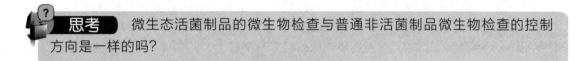

有关规定。规格应符合批准的规格要求。

（4）检定 按要求检定，应符合规定。

思考 微生态活菌制品的微生物检查与普通非活菌制品微生物检查的控制方向是一样的吗？

二、微生态活菌制品检定

 思政案例

牛奶微生物污染状况令人心惊

奶制品生产使用中，奶源二次污染相对严重，牛奶中的微生物指标偏高，会从根本上破坏牛奶的营养结构，与结核菌、布鲁菌一样，会对人体造成潜在危害。有关奶源二次污染的问题仍是人们关注的焦点。评价牛奶的质量，除了看蛋白质、脂肪等营养指标外，更要看微生物指标和重金属、农药、抗生素等有害物质的含量。目前农户饲养的奶牛占全国奶牛总存栏数的80%，仍有部分乳品厂收购的牛奶细菌总数1mL中含几百万个，甚至上千万个。微生物指标较高，多为生产过程控制不周所致，关键是因为原料奶生产过程控制不严，使原料奶受到二次污染。在原料奶中，活的细菌会产生毒素，经过高温杀毒后，微生物会被杀死，但还会残留部分毒素，而如果原料奶中细菌数过多，就会使成品奶中的毒素增多，不但影响口味，超过一定量还会对人体造成潜在的危害。

启示：食品药品等生态制剂生产中，微生物污染的防控很重要，需要从奶源至生产等环节严格控制质量，生产检验等中有严谨的科学态度，有社会责任感，每个环节都把控制质量、保护人民健康安全放在首位。

微生态活菌制品质量检定应包括菌粉检定、半成品检定和成品检定。

1. 微生态活菌制品检定内容简介

（1）菌粉检定 包括外观、目的菌检查、杂菌检查、干燥失重、活菌数测定等。

菌粉目的菌检查：取少量菌粉加入适量灭菌生理氯化钠溶液或其他适宜稀释液后，涂布在适宜琼脂平皿上，在适宜条件下培养，其培养物的生长特性和染色镜检的特征应符合生产用菌种特征。菌粉杂菌检查、活菌数测定方法与下面所述成品的一致。

（2）半成品检定 须做杂菌检查，根据用药途径确定杂菌检查的质控指标。

（3）成品检定 包括鉴别试验、理化检查［外观、干燥失重、散剂和颗粒剂的粒度、装量（重量）差异、胶囊剂或片剂的崩解时限等］、活菌数测定、杂菌检查、安全试验等。

成品的鉴别试验是检查成品中所含的目的菌是否符合生产用菌种的特性，进行生长特性、染色镜检和生化反应检查，应符合规定。对于多价制品，则须逐一检查单价菌特性。

安全试验是通过小鼠等动物试验进行的非特异性毒性检查，应根据制品的使用途径和人用剂量确定试验方法。

2. 微生态活菌制品微生物检查项目

下面对微生态活菌制品微生物相关检定内容介绍如下。

（1）微生态活菌制品活菌数测定法　无菌称取 3.0g 制品或菌粉（胶囊取内容物），加入 27.0mL 稀释液中，充分摇匀，做 10 倍系列稀释（最终稀释度根据不同的指标要求而定）。取最终稀释度的菌液 100μL，滴入选择性琼脂培养基平皿上，共做 3 个平皿，并以玻棒涂布均匀，置适宜条件下培养，到期观察每个平皿的菌落生长情况，并计数。当平皿菌落数小于 10cfu 或大于 300cfu 时，应调整最终稀释度，重新测定。根据 3 个平皿菌落总数按下列公式计算活菌数：

$$活菌数(cfu/g) = \frac{3\ 个平皿菌落数之和}{3} \times 10 \times 最终稀释度$$

注：活菌数用"cfu"表示，即菌落形成单位。稀释液使用灭菌生理氯化钠溶液或其他适宜的稀释液。选择性琼脂培养基，是指最适宜制剂（或菌粉）中活菌生长的培养基，须经批准后方可使用。

（2）微生态活菌制品杂菌检查法　微生态活菌制品杂菌检查法系检查微生态活菌制品的菌粉、半成品及成品受外源微生物污染程度的方法。检查项目包括控制菌检查，非致病性杂菌、真菌计数。

杂菌检查应在环境洁净度 C 级下的局部洁净度 A 级的单向流空气区域内进行。检验全过程必须严格遵守无菌操作，防止再污染，单向流空气区域、工作台面及环境应定期按《医药工业洁净室（区）悬浮粒子、浮游菌和沉降菌的测试方法》的现行国家标准进行洁净度验证。

除另有规定外，本检查法中细菌培养温度为 30～37℃，真菌培养温度为 20～28℃。

① 控制菌检查。控制菌检查包括大肠埃希菌、志贺菌、沙门菌、铜绿假单胞菌、金黄色葡萄球菌、梭菌、白色念珠菌的检查。控制菌检查主要通过增菌培养基促生长能力检查、固体培养基促生长能力检查、培养基抑制能力检查、培养基指示能力检查等来完成。

a.增菌培养基促生长能力检查。分别接种不超过 100cfu 的试验菌于被检培养基和对照培养基中，在相应控制菌检查规定的培养温度及最短培养时间下培养。与对照培养基比较，被检培养基试验菌应生长良好。

b.固体培养基促生长能力检查。取试验菌各 0.1mL（含菌数 50～100cfu）分别涂布于被检培养基和对照培养基平皿中，每种培养基平行制备 2 个平皿，在相应控制菌检查规定的培养温度及最短培养时间下培养。被检培养基与对照培养基相比，生长菌落大小、形态特征应一致。

c.培养基抑制能力检查。接种不小于 100cfu 的试验菌于被检培养基中，在相应控制菌检查规定的培养温度及最长时间下培养，试验菌应不得生长。

d.培养基指示能力检查。分别接种不超过 100cfu 的试验菌于被检培养基和对照培养基平皿上，在相应控制菌检查规定的培养温度及时间下培养。被检培养基中试验菌生长的菌落形态、大小、指示剂反应情况等应与对照培养基一致。

② 非致病性杂菌、真菌计数检查

a.阳性对照。除另有规定外，真菌以白色念珠菌为对照菌，其他以金黄色葡萄球菌为对照菌。

因供试品为活菌制品，应选用能抑制目的菌生长的选择性培养基进行检查。除另有规定外，营养琼脂培养基用于非致病性杂菌的计数，玫瑰红钠琼脂培养基用于真菌计数。

扫码做自测题

习题 3-4-1

b. 真菌计数。称取供试品 1g，加到 9mL 0.9％无菌氯化钠溶液或其他适宜稀释液中，混匀，做 10 倍系列稀释，取适宜稀释度供试品溶液 0.1mL 加到已备好的玫瑰红钠琼脂培养基上，以玻棒涂匀，一式 3 份，倒置，于恒温培养箱中培养 96h，每天观察结果，记录平皿上生长的真菌菌落数。结果计算：以 3 个平皿上生长的菌落平均数计算。

$$真菌数(cfu/g)=\frac{3\,个平皿菌落数之和}{3}\times10\times稀释倍数$$

c. 非致病性杂菌计数。称取供试品 1g，加到 9mL 0.9％无菌氯化钠溶液或其他适宜稀释液中，混匀，做 10 倍系列稀释，取适宜稀释度供试品溶液 0.1mL 加到已备好的琼脂培养基上，以玻棒涂匀，一式 3 份，倒置，恒温培养箱中培养 48h，每天观察结果，记录平皿上生长的菌落数。结果计算：方法同真菌计数。

d. 结果判定。供试品检出控制菌或其他致病菌时，按一次检出结果为准，不再复试；供试品的非致病性杂菌总数、真菌数，任何一项不符合规定，不再复试；控制菌检查、非致病性杂菌总数、真菌数三项结果均符合规定，判供试品杂菌检查合格；若其中任何一项不符合规定，判供试品杂菌检查不合格。

药物抗菌作用一般是指某些药物对微生物的生命活动所产生的不良影响和后果。这种不良影响和后果最集中的表现就是影响微生物的生长、繁殖，甚至死亡，即抑制微生物的生长与繁殖或杀灭微生物的作用，通常是指抑制微生物群体生长的能力。药物抗菌作用的测定有以下几方面应用。

（1）药物敏感度试验 药物抗菌作用可用于测定某种微生物对药物抗菌作用的敏感程度，即测定药物抑制或杀死某种微生物的能力。常以最低抑菌浓度（MIC）及最小杀菌浓度（MBC）表示，可作为判断新的抗菌药物药效学强弱的依据。测定方法可用稀释法、琼脂扩散法、联合抗菌法等，各种细菌、霉菌、酵母菌的代表菌株均可作为试验菌。近年来还可以用药敏自动化检测系统测定药敏试验，使药物的抗菌作用能快速测出结果，并可同时测定多种药物的抗菌作用。

（2）药物抗菌谱系测定 可以测定某种药物对各种微生物的抗菌作用，用以确定该种药物敏感菌的种类及抗菌强度，常应用于新抗菌药物的筛选和研制。

（3）抗微生物防腐剂性能测定 在一些药品中有时加入防腐剂，防止药品由于微生物的污染变质或直接危害人体健康，加入的防腐剂应与该种制剂不产生化学变化并对多种微生物有抑菌作用，对人体安全。测试防腐剂性能的微生物为标准的菌株，测定方法有酚系数法、活菌对比计数法等。

（4）抗生素微生物效价测定 可利用标准菌株，根据抗生素溶液在琼脂平板上产生的抑菌圈的直径或面积，测出抗生素的效价，这是抗生素类药品含量测定的基本方法。

一、药物抗菌作用机制

具有抗菌作用的药物称为抗菌药物，抗菌药物包括抗细菌药物、抗真菌药物、免疫制剂及其他抗菌制剂（如消毒剂、防腐剂等）。抗菌制剂的来源有：由微生物生物合成的，即抗生素，如青霉素、红霉素；以微生物生物合成为基础，对其结构进行改造后所获得的新的化合物即半合成抗生素，如氨苄西林；完全由人工合成的抗菌药物，如磺胺类药物；从中药材中提取的单体或复合物，如黄连素。不同抗菌药物对微生物作用的机制不同。

1. 抗细菌药物作用的机制

药物抗细菌主要是干扰细菌细胞壁的合成，抑制核酸复制与转录，抑制蛋白质合成，影响细胞膜功能或抗代谢作用等。

2. 抗真菌药物的作用机制

抗真菌药物的杀菌机制主要有：使细胞膜渗透性增加，细胞内物质渗出，导致细胞死亡，如多烯类抗真菌药物；抑制角鲨烯环氧化酶，使角鲨烯堆积于真菌细胞内，增加细胞膜脆性而使细胞破裂，如特比奈芬；抑制葡聚糖合成，破坏真菌细胞壁结构；干扰细胞内蛋白质或氨基酸合成，如氟胞嘧啶；干扰真菌细胞核有丝分裂来杀菌等，如灰黄霉素。

3. 中草药的抗菌作用

许多中草药具有一定的抗菌效能，可用于治疗许多由细菌和真菌引起的感染性疾病。它们具有抗菌谱广、毒性低、过敏反应少及可联合应用等优点。中药的抑菌机制非常复杂和多样化，目前知之甚少。一是通过中草药中含有的抗菌物质如小檗碱、大蒜素、大黄酸、鱼腥草素等植物杀菌素直接作用于微生物；二是通过调动机体的免疫系统来杀灭微生物，如小檗碱可与 DNA 形成复合物，影响 DNA 的复制，抑制蛋白质合成，抑制金黄色葡萄球菌的呼吸系统，增加白细胞吞噬金黄色葡萄球菌的能力等。

4. 其他抗菌剂（消毒剂、防腐剂）的作用机制

消毒剂和防腐剂与全身性使用的抗菌药物不同，几乎没有选择性毒性。不仅对寄生的微生物有毒，对寄主细胞亦然，因而，只能作用于无生命的环境或表皮，以杀灭微生物，而不能做全身性服用或作用于组织内。它们可抑制控制菌与指示菌生长或延缓生长，使细菌总数、霉菌总数产生动态变化等。不同的消毒剂或防腐剂抗菌机制不同，如甲醛、酚类产品可作用于微生物的细胞壁；乙醇、六氯苯酚、环氧乙烷类作用于微生物的细胞膜；过氧化氢等可作用于细胞质中的成分，从而抑菌或杀菌。

> **💡 小知识**　　　　　　　　　　耐　药　性
>
> 　　耐药性指细菌对药物所具有的相对抵抗性，耐药性的程度以该药对细菌的最小抑菌浓度（MIC）表示。细菌的耐药性可分为固有耐药性和获得耐药性。固有耐药性是指细菌对某些抗菌药物天然不敏感，故也称为天然耐药性；获得耐药性是指细菌 DNA 改变而获得耐药性，且可稳定地传给后代。

药物的抗菌作用在体内外都可发生，体外的抗菌作用，仅是抗菌药物在一定条件下与微生物之间的相互关系，而体内的抗菌作用涉及面广，也较复杂。从药物与宿主之间的关系看，属于药理作用范畴，从宿主和微生物之间的关系看，属于免疫与病理范畴，从药物与微生物之间的关系，可看作微生物与环境的关系，有药物抗菌作用与微生物耐（抗）药性两方面。综上，药物的抗菌试验包括体外抗菌试验和体内抗菌试验。

二、药物抗菌作用试验方法

1. 药物体外抗菌试验

体外抗菌试验主要用于筛选抗菌药物或测定细菌对药物的敏感性，常称为药敏试验。

（1）影响抗菌试验的因素控制　影响抗菌试验的因素要严格控制，包括以下多个方面。试验菌必须是中国食品药品检定研究院生物制品检定所菌种保藏中心专门提供的标准菌株，试验用培养基可根据试验菌生长的营养需要进行选择，培养须严格控制质量，抗菌药物必须精确配制，试验时应同时进行各种对照试验等。

（2）药物的体外抗菌试验技术　体外抗菌试验方法很多，可分为两大类：二倍稀释法和琼脂扩散法。

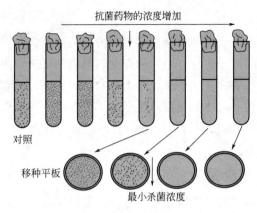

抗菌药物的浓度增加

对照

移种平板

最小杀菌浓度

图 3-5-1   液体稀释法图解

(钱海伦.微生物学.北京：中国医药科技出版社，2004)

① 稀释法。通常用二倍稀释法，药物系列稀释后加入菌液，观察细菌生长与否来判断结果。用于测定药物的最低抑菌浓度（MIC）和最小杀菌浓度（MBC）。

a.液体稀释法。在系列试管中，用液体培养基稀释药物，使成系列递减浓度，如 20→10→5→2.5→1.25→0.625（μg/mL），然后在每管中加入一定量的试验菌，培养 24～48h 后，肉眼观察试管内浑浊情况，记录能抑制细菌生长的最低浓度（MIC）；进一步将未长菌的培养液移种新鲜琼脂培养基上，如重新长出细菌，表明该浓度只具抑菌作用，如无菌生长，则认为该浓度具有杀菌作用，记录最小杀菌浓度（MBC）（图 3-5-1）。本法适用于新药抗菌效力的定量测定。

b.琼脂稀释法

ⓐ 平板法。将系列浓度的药物混入琼脂平板，然后在平板上划线接种试验菌。可在一组平板上同时测定几种试验菌的 MIC，不受药物颜色及浑浊度的影响，适于中药制剂或评定新药的药效学（体外抗菌活性）试验。

ⓑ 斜面法。将不同浓度的药物混入培养基中制成斜面，在斜面上接种一定量试验菌，然后观察斜面是否有菌生长，判断 MIC 值。

② 琼脂扩散法。琼脂扩散法用于定性测定药物体外抑制微生物生长的效力，是利用药物可以在琼脂培养基中扩散，并在一定浓度范围内抑制微生物生长形成抑菌圈的原理测定的，根据抑菌圈大小判定微生物是否对该药敏感。基本方法是在含试验菌的琼脂平板上（倾注法或涂布法接种试验菌）加入药物，培养 18～24h 后，根据抑菌圈直径或抑菌范围大小来判断抗菌作用的强弱。琼脂扩散法一般只用于细菌和酵母菌的药敏试验。常用的有如下几种方法。

a.纸片扩散法。纸片扩散法是最常用的方法，用于定性测定药物体外抑制细菌生长的效力，药物在琼脂中扩散，使其周围的细菌生长受抑制而形成抑菌圈，根据抑菌圈大小判定细菌是否对该药物敏感。抑菌圈越大，说明试验菌对该药越敏感。本法适于新药的初筛试验（初步判断药物是否有抗菌作用）及临床的药敏试验（细菌药物敏感性试验，以便选择用药）。方法是取吸水力较强而质地均匀的滤纸，用打孔机打成直径 6mm 的圆片，置洁净干燥试管内，120℃灭菌 2h 备用。配制适宜浓度的各种药液或一种药物的各个浓度，每 100 张纸片加 1mL 药液浸泡，然后置真空干燥器内抽干或置于 37℃培养箱内干燥，密封备用。在琼脂平板上，均匀涂布一层稀释的试验菌，使表面干燥，试验菌用量以对照琼脂平板表面微生物生长的密集或半密集菌落而能成浑浊的表层为宜。用无菌镊子将不同浓度待测药物的滤纸片均匀贴在琼脂平板表面，轻压纸片使其与琼脂适当接触，其中的药物扩散进入琼脂中。各纸片间距要相等且不要靠近边缘。置适宜温度下培养 16～24h 后观察结果，若试验菌生长被抑制，则纸片周围出现透明的抑菌圈。测量各纸片周围抑菌圈直径，一般情况下，抑菌圈越大，该药抑菌作用越强，此菌对该药敏感度越高，但也不是绝对的，因为抑菌圈大小不仅与药物抗菌活性有关，还与药物的扩散速度有关。试验时可同时用有效抗菌药物作对照，结果判断时，根据抑菌圈大小，参照对照药物（见表 3-5-1），可报告试验菌对被测试药物的敏感程度：高度敏感、中度敏感、轻度敏感或耐药。

表 3-5-1　主要抗生素的药敏等级范围

抗生素	纸片药物含量/(IU/mL 或 μg/mL)	抑菌圈直径/mm	敏感范围
青霉素 G	1.5	>20	高度敏感
		14~20	中度敏感
		9~14	轻度敏感
		<9	耐药
链霉素	10	>19	高度敏感
		14~19	中度敏感
		12~14	轻度敏感
		<12	耐药
红霉素	1.0	>19	高度敏感
		12~19	中度敏感
		7~12	轻度敏感
		<7	耐药
四环素	10	>16	高度敏感
		13~16	中度敏感
		11~13	轻度敏感
		<11	耐药

注：引自马绪荣，苏德模.药品微生物学检验手册.科学出版社，2000。

b. 挖沟法。常用于测试一种药物对几种细菌的抗菌作用，可同时在一个琼脂平板上测试多株试验菌。方法是在无菌平板上挖沟，沟宽 5~10mm，沟内加入一种浓度药液，然后在沟两旁接种几种试验菌，接种时，每一菌种划一条横越药沟的接种线，经培养后观察细菌的生长情况，根据沟和细菌间抑菌距离的长短，来判断该药物对这些细菌的抗菌能力。

c. 平板打孔法。平板打孔法是在琼脂平板上打孔并注入药液来替代纸片。方法是先将菌液与琼脂培养基注入平皿，混合待凝，用无菌打孔器在琼脂平板上打上直径为 6mm 的孔 6 个，挑出孔内琼脂，然后将待测药物按不同浓度分别滴入孔内，每孔一般加 0.2mL 药液。合适的温度下培养 16~24h，观察抑菌圈大小，参考对照药品判断药物的抑菌效果。

此外，还有管碟法和直接滴加法等。

药物抗菌作用主要抑制微生物群体生长的能力，它可能是可逆的或不可逆的作用。在可逆的情况下，当抗菌药物不存在时，大部分微生物开始生长，此时药物对微生物的作用称为抑菌作用；在不可逆的情况下，当抗菌药物不存在时，只有少数细胞或没有细胞存活，药物的这种作用称为杀菌作用。按液体培养基稀释法的操作方法测出药物的 MIC，将未长菌的各管培养液分别移种到无菌平板上，培养后凡平板上无菌生长的药物最低浓度为最小致死浓度（MLC），如果是细菌则可称为最小杀菌浓度（MBC）。

（3）抗菌药物的联合应用　在制药工业中，为了得到抗菌增效的配方，常进行两种或两种以上的抗菌药物复方制剂的筛选，药物联用可增加药效、减少不良的作用。抗菌药物联合应用的效果可出现错综复杂的情况，总的可分为四种：协同作用，即加强药物的抗菌作用；拮抗作用，即减弱药物的抗菌作用；相加作用，即联合作用时抗菌活性等于单独作用时的活性总和；无关作用，即药物抗菌作用相互无影响。联合抗菌试验方法主要有如下几种。

① 棋盘稀释法。棋盘稀释法是目前试验室常用的定量测定方法，常使用的为液体棋盘

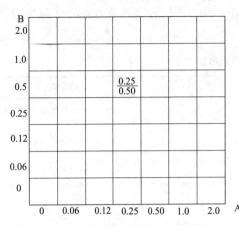

图 3-5-2　液体棋盘稀释法的药物浓度编排

A、B 两药浓度以 MIC 的倍数表示

（蔡凤. 微生物学. 北京：科学出版社，2004）

稀释法。首先分别测定联合药物（如 A 药和 B 药）各自对被检菌的 MIC，以确定药物联合测定的药物稀释度。根据图 3-5-2 进行药物稀释，A 药沿横轴稀释，B 药沿纵轴稀释，"＋"为菌生长对照，"－"为空白对照，一般选择 6～8 个稀释度，每种药物最高浓度为其 MIC 的 2 倍，然后分别依次对倍稀释到其 MIC 的 1/8～1/32，分别进行联合使用。加菌、培养，确定 A 药和 B 药联用时的 MIC 即 MIC（A）及 MIC（B），可根据 FIC 指数来判断两抗菌药物联合作用时所产生的效果。

FIC 指数即部分抑菌浓度比值，指某药在联合用药前后所测得的 MIC 比值，即

$$FIC（A）=\frac{A 药与 B 药联合试验时 A 药的 MIC}{A 药单独试验时的 MIC} \qquad (3-5-1)$$

$$FIC（B）=\frac{B 药与 A 药联合试验时 B 药的 MIC}{B 药单独试验时的 MIC} \qquad (3-5-2)$$

$$FIC 指数＝FIC（A）＋FIC（B） \qquad (3-5-3)$$

两药联用时联合抗菌结果判定如下：

　　　　FIC 指数＜0.5　　协同作用

　　　　0.5～1　　相加作用

　　　　1～2　　无关作用

　　　　＞2　　拮抗作用

扫码做自测题

习题 3-5-1

可见，若 FIC 指数＜1，则两药联合较每一药单独试验的抑菌作用强，FIC 指数越小，则联合抗菌作用越强。

② 琼脂扩散纸片法。干燥抗菌药物纸片、培养基、菌液的制备及试验操作步骤均同前述扩散纸片法。将含各自药物的两张纸片置于平板的表面，其间距 2～3mm，经培养后，按各自药片的抑菌圈的形状，来判断两种抗菌药物联合时对受试菌株作用的情况，根据两药形成的抑菌区的图形来判断两药联合应用时是无关、协同还是拮抗作用。结果如图 3-5-3 所示。

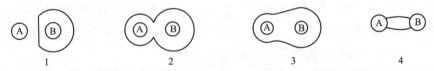

图 3-5-3　琼脂扩散纸片法联合抗菌试验结果

图 3-5-3 中 1：细菌对 A 药耐药，对 B 药敏感，A 药对 B 药发生切割状拮抗现象，两者有拮抗关系；

图 3-5-3 中 2：细菌对 A、B 药均敏感，抑菌环交角尖锐，A 药与 B 药为无关关系；

图 3-5-3 中 3：细菌对 A、B 药均敏感，两药抑菌环交界角钝圆，两药为协同关系；

图 3-5-3 中 4：A、B 药对细菌均无作用，无抑菌作用的两药之间出现抑菌环，A 药与 B 药为协同关系。

2. 药物体内抗菌试验

机体本身对细菌有较强的抵抗力，一般细菌感染动物后不易使动物致病，所以体内抗菌实验模型建立比较困难，动物实验感染模型一般分为全身感染和局部感染模型。

试验用菌应选择临床分离的致病力较强的菌株，动物的选择一般用健康小鼠，某些特殊感染需用家兔或大鼠等，药物治疗剂量的选择应根据急性毒性实验结果选择动物最大耐受剂量等。

复习思考题

1. 影响滤纸片法测定结果的因素有哪些？
2. 药物联合抗菌试验结果如何判定？

三、体外抗菌测定技术*

1. 实训目的

① 掌握体外抗菌测定技术的方法。
② 掌握琼脂扩散法和联合抗菌试验技术。

2. 实训原理

琼脂扩散法是利用药物可以在琼脂培养基中扩散，并在一定浓度范围内抑制细菌生长的原理。常用测定方法有滤纸片法、挖沟法等，滤纸片法是最常用的方法。滤纸片法适于新药的初筛试验（初步判断药物是否有抗菌作用）及临床的药敏试验（细菌药物敏感性试验，以便选择用药）；挖沟法常用于测试一种药物对几种细菌的抗菌作用。纸条法用于测定两种抗生素的联合抗菌，是在含菌平板上垂直放置两条浸有不同药液的滤纸条，培养后观察两药形成的抑菌区的图形，来判断两药联合应用时是无关、协同或拮抗作用。

3. 材料和用具

普通琼脂培养基，培养皿，滴管，镊子，无菌滤纸片，金黄色葡萄球菌培养液，大肠杆菌培养液，0.1%新洁尔灭，0.9%生理盐水等。

4. 操作步骤

（1）滤纸片法测定几种抗生素的抑菌效果　以一定直径（6～8mm）的无菌滤纸片，蘸取一定浓度的被检药液，将其紧贴在含菌平板上，如果纸片上含有药液，便会沿琼脂向四周扩散，且对该试验菌有抑制作用，经一定时间培养后，就可在滤纸片周围形成不长菌的透明圈。

体外抗菌测定
（纸片法）

① 试验菌株的培养。将金黄色葡萄球菌和大肠杆菌分别在营养琼脂斜面培养基上传代培养后，再将其转种至营养肉汤培养基中，30～35℃培养 10～18h 后取出。

② 制备混菌平板。用滴管分别取金黄色葡萄球菌和大肠杆菌肉汤培养物 4～5 滴，加到两个灭菌的空平皿中，每皿加入 20mL 已熔化并冷却至 50℃左右的培养基，制成含菌平板，冷凝备用。

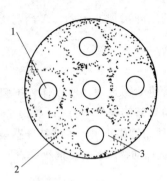

图 3-5-4　纸片法抑菌图

1—滤纸片；2—含菌平面；

3—抑菌圈

③ 加药液。用无菌镊子夹取滤纸片，分别浸入 0.1% 新洁尔灭、注射用青霉素溶液、0.9% 生理盐水、0.2% 环丙沙星注射液中。

④ 培养。在盛药平皿内壁上除去多余药液后，分别贴在含菌平板表面（图 3-5-4），并分别做好标记，30～35℃培养 20h。

⑤ 观察。观察滤纸片周围的抑菌圈，用游标卡尺测量抑菌圈直径。滤纸片边缘到抑菌圈边缘的距离在 1mm 以上者为阳性（＋），即微生物对该药物敏感，反之为阴性（－）。

（2）挖沟法测定药物的抗菌效果　挖沟法适用于半流动药物或中药浸煮剂的抗菌试验，可在同一平板上测定一种药物对几种试验菌株的抗菌效果。

① 试验菌株的培养。将金黄色葡萄球菌、大肠杆菌、铜绿假单胞菌在营养琼脂斜面培养基上传代一次。

② 制备无菌平板。将熔化并冷却至 50℃ 左右的琼脂培养基以无菌操作法倒入无菌平皿中，每皿约 20mL，冷凝后即为无菌平板。

③ 挖沟。在平板中央，用无菌铲挖一条沟槽，将沟槽内的培养基弃去。

④ 接种试验菌。在沟槽两侧垂直划线接种各试验菌株。

⑤ 加药、培养。将半流动药物或中药液用无菌吸管或直接加入沟内，以装满沟槽但不溢出为度。将平皿平放于 30～35℃ 培养箱中培养 24～48h 后观察结果。

观察沟槽两侧各试验菌株的生长情况，根据沟槽和试验菌间的抑菌距离大小，判断该药对试验菌株的抗菌能力，抑菌距离越大，抗菌能力越强。

（3）连续稀释法测定药物的最小抑菌浓度　本试验主要测定青霉素的最小抑菌浓度。

① 试验菌株的培养。将青霉素敏感菌株（金黄色葡萄球菌 F.D.A-209P）和抗药菌株（金黄色葡萄球菌-金沈 1）分别在营养琼脂斜面培养基上传代培养后，再将其分别接种至营养肉汤培养基中，30～35℃ 培养 6～8h 后取出。

② 稀释。取 6 支灭菌小试管，编号标记；用生理盐水作为稀释液，将敏感菌培养液稀释为 1：1000；用 2mL 无菌吸管吸取敏感菌稀释液 1.8mL 加至第 1 管中，其余各管各加 1mL；另取 1mL 无菌吸管吸取 2U/mL 青霉素稀释液 0.2mL 加至第 1 管内，吹吸三次，混匀后吸出 1mL 加至第 2 管中混匀，以此类推，依次稀释至第 5 管，混匀后从第 5 管取出 1mL 弃去。第 6 管不加青霉素作为对照管（分别稀释成 0.2U/mL、0.1U/mL、0.05U/mL、0.025U/mL、0.0125U/mL 的青霉素溶液，每管为 1mL）。

测定青霉素抗药菌的 MIC 方法同前，不同的是加药时用 2000U/mL 的青霉素进行稀释。

③ 培养。将上述试管按序排列，置 30～35℃ 培养 18～24h，观察结果。

④ 结果。除对照管外，其余 1～5 管的青霉素浓度成 2^n 倍数降低。对照管因未加青霉素，应有菌生长，液体呈浑浊状。在 1～5 管中，前几管可能清澈透明，随着青霉素浓度降低，后几管逐渐出现浑浊（已有菌生长）。呈现澄清（即无菌生长）的青霉素最高稀释倍数试管的浓

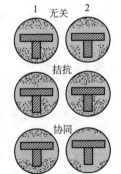

图 3-5-5　联合抗菌试验纸条法

1—只有横条纸片含抗菌药；

2—两条纸片含不同抗菌药

度即为青霉素对该试验菌株的最小抑菌浓度（MIC）。

（4）纸条试验测定两种抗生素的联合抗菌效果 在含菌平板上垂直放置两条浸有不同药液的滤纸条，培养后观察两药形成的抑菌区的图形来判断两药联合应用时是无关、拮抗或协同作用（图3-5-5）。

5. 实训结果

记录实验结果于下表。

试验用溶液	0.1%新洁尔灭溶液	注射用青霉素溶液	0.9%生理盐水溶液	0.2%环丙沙星注射液
是否出现抑菌圈				
抑菌圈直径/mm				
挖沟法抑菌情况				
两种溶液联合抗菌情况				

实训考评单

体外抗菌测定（纸片法）

班级：_____ 姓名：_____

项目	考核内容	分值	评分要点	得分
准备（20分）	纸片的制备	8	服装整洁,得3分	
			正确,得5分	
			纸片的直径不是6~8mm,扣1分	
			纸片有毛边,扣1分	
			纸片有褶皱,扣1分	
			纸片数量不够,扣2分	
	含菌平板的制备	12	正确,得12分	
			菌液滴加到平皿外面,扣2分	
			菌液滴加数量不是4~5滴,扣1分	
			平行样不是2~3个,扣2分	
			每皿培养基装量不是15~20mL,扣1分	
			培养基温度不是50℃左右,扣2分	
			操作有不在无菌区内进行,扣2分	
			未作各种药液标记,扣2分	
测定（70分）	放置含药纸片	40	操作正确,得40分	
			镊子未用酒精灯外焰灭菌,扣10分	
			药液没有充分浸透纸片,扣10分	
			未在平皿内壁上除去多余药液,扣5分	
			纸片放置区域错误,扣10分	
			纸片没有充分与培养基接触,扣5分	

续表

项目	考核内容	分值	评分要点	得分
测定 (70分)	培养	20	操作正确,得20分	
			培养温度不正确,扣10分	
			培养皿倒放,扣10分	
	操作熟练程度	10	熟练,得10分	
			较熟练,得8分	
			一般,得5分	
			不熟练,得0分	
结果(10分)	结果	10	正确,得10分	
			不正确,扣10分	
超时			每超时1min扣5分	

结果报告:新洁尔灭 阳性□、阴性□   龙胆紫 阳性□、阴性□

碘液 阳性□、阴性□   生理盐水 阳性□、阴性□

考评人:_____   日期: 年 月 日

6. 思考题

① 化学药物对微生物所形成的抑菌圈未长菌部分是否说明微生物已经被杀死?如何通过实验加以确定,请自行设计实验。

② 影响MIC测定的主要因素有哪些?抗生素有哪几种联合抗菌效果?

拓展知识

我国微生物采油调控技术获重大突破

我国石油资源短缺问题日益突出,在经历了注水开发和化学驱油后,目前石油平均采收率不到35%,仍有2/3的石油残留在地下难以开采。微生物采油是开发中后期油田进一步提高采收率的一项经济有效的技术。经对地下油田细菌的研究,发现这些古老的细菌代谢产物的成分往往就是化学采油所使用的化学制剂成分,由于它们是由地下石油本身所含有的细菌产生的,因此不会污染地下油田的品质,也比较容易被环境所接纳,更不会对环境产生破坏作用。

目前已经在大庆油田设立了占地50亩的菌种生产基地。新生产出来的菌种将根据不同需求,被派遣到各个油田去执行任务——只需在水中加入相应的营养液,然后注入地下,油田就会变成一个天然的"生物反应器"。而石油采出后,分离出的水还能重新注入地下,循环利用。

据专家介绍,我国适合于微生物采油技术的地质储量巨大,约110亿吨。微生物采油调控技术具有低资源投入、低能源消耗等特点,能增加可采储量近5亿吨。这一技术不会对地下油藏、地面环境产生破坏和污染,而且产出液可循环利用,实现了油藏保护性开发和油藏极端环境中特殊微生物资源化利用,推动了我国油田可持续开发技术的进步。

摘自 科学时报

项目 六 微生物在制药科学中的应用

细胞工程、基因工程、酶工程、发酵工程代表了近些年来全球现代生物技术的应用与发展，其中大部分的生物技术成果集中应用于医药工业，用以开发特色新药或对传统医药进行改良，由此引起的医药工业重大变革，也日益影响和改变着人们的生产和生活方式。

采用现代生物技术人为地创造一些条件，借助某些微生物、植物或动物来生产所需的医药产品，叫生物制药。现代生物技术是对生物有机体在分子、细胞或个体水平上通过一定的技术手段进行的设计操作，为达到目的和需要，来改良物种质量和生命大分子特性或生产特殊用途的生命大分子物质等。目前现代生物技术较活跃的应用领域是生物医药行业，微生物制药在生物医药行业中占有较重要的位置。

生物药物是指运用微生物学、生物学、医学、生物化学等的研究成果，从生物体、生物组织、细胞等，综合利用微生物学、生物化学、生物技术、药学等科学的原理和方法制造的一类用于预防、治疗和诊断的制品。生物药物原料常常以天然生物材料为主，包括微生物、人体、动物、植物、海洋生物等。有目的人工制得的生物原料成为当前生物制药原料的主要来源，如通过改变基因结构制得的微生物或其他细胞原料等。生物药物的特性是药理活性高、治疗针对性强、毒副作用小、营养价值高等，但其原料中的有效物质含量偏低，稳定性略差，在生产、制备中有一定的特殊性。生物药物主要有蛋白质、核酸、糖类、脂类等。

一、主要生物制药产品

生物制药产品很多，一般分为预防、治疗、诊断制品三类。预防制品主要是疫苗，它主要是利用微生物制成的，疫苗开始被尝试用作治疗药物；治疗制品多数是利用微生物、动植物等制成的药物和生物毒素免疫动物制备的抗血清、人特异丙种球蛋白等；单克隆抗体在应用上也正在由用于诊断而逐步走向治疗。随着生物制药的研究发展，生物药物将广泛用于治疗癌症、艾滋病、冠心病、贫血、发育不良、糖尿病等多种疾病。

抗生素、维生素、氨基酸、甾体激素、酶及酶抑制剂以及菌体制剂等都是利用微生物发酵制成的，应用微生物工业把发酵由微生物扩大到植物、动物，通过微生物或其他生物细胞（动、植物细胞）或经过生物工程改造了的"工程菌"的培养来制备工业产品或转化某些药物。

1. 微生物发酵药物产品

（1）抗生素类药物 抗生素是指生物在生命活动过程中产生的（有些已部分或全部化学合成）极微量即能选择性地抑制或影响他种生物机能的一类化学物质。世界上的第一个抗生素是青霉素。抗生素可以由动物、植物或微生物产生，也可以化学合成。但绝大多数抗生素是由微生物产生的。

抗生素类药物常有以下几种。

① 根据抗生素的生物来源分类。细菌产生的抗生素，如多黏菌素、杆菌肽、短杆菌素等；放线菌产生的抗生素，如链霉素、四环素、土霉素、红霉素等；真菌产生的抗生素，如青霉素、灰黄霉素、头孢霉素等；植物及动物产生的抗生素，如从被子植物中提取的蒜素，从动物脏器中得到的鱼素等。

② 根据抗生素的化学结构分类。β-内酰胺类抗生素，如青霉素类、头孢霉素类及其衍生物；氨基糖苷类抗生素，如链霉素、卡那霉素等；大环内酯类抗生素，如红霉素、麦迪霉素等；四环素类抗生素，如四环素、金霉素、土霉素等；多肽类抗生素，如多黏菌素、杆菌肽等。

③ 根据抗生素的作用分类。抗 G^+ 细菌的抗生素，如青霉素、红霉素等；抗 G^- 细菌的抗生素，如链霉素、多黏菌素等；抗真菌的抗生素，如灰黄霉素、制霉菌素等；抗病毒的抗生素，如灰黄霉素、制霉菌素等；抗癌的抗生素，如丝裂霉素、阿霉素等。

抗生素的微生物学检测：药品检测中常利用效价测定法来测定抗生素的抗菌活性。效价是指抗生素有效成分的含量，即在同一条件下比较抗生素的检品和标准品的抗菌活性，从而得出检品的效价，常用百分数表示。抗生素效价的测定方法有物理方法、化学方法和微生物学方法，其中微生物学方法可以反映其抗菌活性，灵敏度高，应用较多。

(2) 维生素类药物 维生素是人类必需的营养物质，有维生素 B_2、维生素 B_{12}、维生素 C 等。

维生素 B_2：也称核黄素，工业上可利用微生物发酵法产生，常用菌种为棉病囊霉和阿氏假囊酵母。

维生素 B_{12}：采用微生物发酵方法生产维生素 B_{12} 可降低成本，产品可从放线菌产生的抗生素废液中回收，也可直接用丙酸杆菌或假单胞菌属的菌体发酵生产。

维生素 C：维生素 C 过去采用生物合成与化学合成并用法。目前，我国采用二步发酵法生产维生素 C，即山梨醇经醋酸杆菌氧化成 L-山梨糖，L-山梨糖再经假单胞菌氧化成 2-酮-L-古龙酸，最后合成为维生素 C。现在已经可直接将葡萄糖发酵生成 2-酮-L-古龙酸再合成维生素 C。

(3) 氨基酸类药物 氨基酸是组成蛋白质的基本单位，是人体及动物的重要营养物质，医疗上常用来治疗某些疾病及制造营养注射液。

赖氨酸：赖氨酸是人体必需的氨基酸之一，缺乏此种氨基酸可影响人和动物的生长发育。临床上可用于改善肝功能，治疗肝硬化，增进食欲，作儿童营养添加剂及配制营养注射液等。

谷氨酸：谷氨酸是制造味精的原料，味精即是谷氨酸钠盐。谷氨酸在医疗上可用于治疗肝昏迷、神经衰弱、配制营养注射液等。工业上常用的谷氨酸产生菌有谷氨酸棒状杆菌、黄色短杆菌、扩展短杆菌等。

(4) 酶制剂及酶抑制剂药物 工业生产的酶制剂大部分是利用微生物生产的。微生物具有产生的酶种类多、繁殖快、易培养、产量高的特点，所以常选用微生物制取酶制剂。

目前在临床上常用的微生物酶制剂有如下几种。

天冬酰胺酶：天冬酰胺酶由大肠埃希菌等产生，其主要作用是水解天冬酰胺的酰胺键。由于某些肿瘤细胞需依赖正常细胞供应天冬酰胺，此酶制剂可消耗肿瘤细胞所需的天冬酰胺，从而抑制肿瘤细胞的生长。消化酶：很多微生物能产生蛋白酶、淀粉酶、脂肪酶，可用于治疗消化不良等。透明质酸酶：透明质酸酶是荧光杆菌或链球菌产生的，能分解组织基质中的透明质酸，使组织之间出现间隙，使局部的积液加快扩散。用于术后的肿胀及外伤性血肿，减轻疼痛。青霉素酶：青霉素酶由蜡样芽孢杆菌产生，可水解青霉素使之不再具有抗菌活性，常应用于含青霉素制剂的无菌检验中。

临床上常用的微生物酶抑制剂是主要由微生物产生的小分子生物活性物质，能抑制酶的活性，增强机体免疫力，调节代谢，以达到治疗某些疾病的目的，也可用于某些抗药性细菌感染的治疗。

（5）菌体制剂类药物　酵母片：酵母片由酵母菌制成。在医疗上用于治疗 B 族维生素缺乏症及消化不良等。

活菌制剂：如乳酸杆菌制剂（商品名乳酶生）是活乳酸杆菌制剂。乳酸杆菌在肠道内生长繁殖，分解糖类产生乳酸而形成酸性环境，从而抑制肠内有害菌的繁殖，并防止有害菌产毒或致病。此制剂可抑制 B 族维生素分解或进行合成，可用于 B 族维生素缺乏症以及婴儿湿疹治疗。

2. 其他主要生物制药产品

（1）基因工程药物　基因工程药物就是先确定对某种疾病有预防和治疗作用的蛋白质，然后将控制该蛋白质合成过程的基因取出来，经过一系列基因操作，最后将该基因放入可以大量生产的受体细胞中去，这些受体细胞包括细菌、酵母菌，动物或动物细胞，植物或植物细胞，在受体细胞不断繁殖过程中，大规模生产具有预防和治疗这些疾病的蛋白质。

基因工程技术使得很多从自然界很难或不能获得的蛋白质得以大规模合成，常用基因工程药物有重组人生长激素、重组肿瘤坏死因子、重组人干扰素、重组白细胞介素、促红细胞生成素、粒细胞集落刺激因子等。

（2）抗体工程药物　抗体是指能与相应抗原特异性结合的具有免疫功能的球蛋白。免疫反应是人类对疾病具有抵抗力的重要因素，动物体受抗原刺激后可产生抗体。1975 年 Kohler 和 Milstein 等人首次利用 B 淋巴细胞杂交瘤技术制备出单克隆抗体。单克隆抗体具有高度特异性、均一性等特点，可大量生产，为抗体的制备和应用提供了全新的手段，还促进了多个学科的发展。单克隆抗体是将抗体产生细胞与具有无限增殖能力的骨髓瘤细胞相融合，通过有限稀释法及克隆化使杂交瘤细胞成为纯一的单克隆细胞系而产生的。由于这种抗体是针对一个抗原决定簇的抗体，又是单一的 B 淋巴细胞克隆产生的，故称为单克隆抗体。单克隆抗体可以提高各种血清学方法检测抗原的敏感性及特异性，其应用促进了对各种传染病和恶性肿瘤诊断的准确性。

（3）血液制品　血液制品是指由血液中分离提取制成的生物制品，通常是指血浆蛋白制品，是由人或动物的血液经分离、提取而制成的药品。临床常用的血液制品主要有人血白蛋白、乙型肝炎免疫球蛋白、人血丙种球蛋白、破伤风免疫球蛋白等。白蛋白制品主要用于纠正因大手术、创伤、器官移植等引起的急性血容量减少，处理大面积烧伤、呼吸窘迫等引起的体液水、电解质和胶体平衡失调，防止和控制休克，免疫球蛋白主要用于某些病毒性传染病的预防，如肝炎等的预防。

（4）疫苗　疫苗是严格采用生产微生物菌种、病毒或细胞等的培养物生产出来的，这些培养物是从自然界筛选或人工制备的，也包括基因工程构建。疫苗可用于癌症、艾滋病、镰刀形贫血、类风湿关节炎、百日咳、骨质疏松症、多发性硬化症、乙型肝炎及其他感染性疾病的预防。

① 流感疫苗。随着国际间人员流动的日益频繁，流感已成为全球患病人数最多的一种疾病。现市售的流感疫苗大多利用鸡蛋接种（减活）流感病毒经一段时间培养后取出蛋清中的减活病毒，精制后制成的疫苗注射剂。因其生产还有一定缺陷，科学家们计划用生产重组DNA蛋白质类药品的技术，直接利用细胞培养法生产流感疫苗。

② 艾滋病疫苗。由于艾滋病患者的大量存在，急需预防或治疗此病的药物，现正研制中。研制出艾滋病疫苗，是解决艾滋病问题的最后办法，最终只有疫苗才能消灭这种流行病。

③ 乙型肝炎疫苗。乙型肝炎是病毒性肝炎中最严重的一种，重症乙肝和部分慢性乙肝可发展成肝硬化或肝癌。目前已使用的乙型肝炎疫苗主要有血源乙肝疫苗和基因工程乙肝疫苗。乙型肝炎抗体疫苗，是将乙肝抗原基因转入微生物或动物细胞，通过细胞培养大量生产乙肝抗原而制成。

④ 癌症疫苗。癌症是多机制的复杂疾病，目前仍用早期诊断、放疗、化疗等综合手段进行治疗。随着抗肿瘤生物药物的增加，现已有肿瘤疫苗进入临床试验，该疫苗可在患者化疗后，再用疫苗进行连续治疗。

二、中国生物制药发展

扫码做自测题

习题 3-6-1

我国生物制药业的发展受技术因素的影响较大，最初是以原国家科委及国家级生物制品研究机构等为主体，研究项目主要为肝炎疫苗、血液制品等，企业参与极少，产品也以仿制国外产品为主，各企业纷纷上马生物制药项目，重复现象严重。1983年原国家科委建立了生物工程开发中心，"七五"期间又投资成立了基因工程药物、生物制品和疫苗等3个研究开发中心，专门从事生物工程产品的研究开发，并有计划地实施产业化。1993年生物工程学会的建立和中国国内最大的基因工程生产企业的落成，标志着中国国内已具有一定的生物技术产品研究开发和生产能力。

现在，中国已经制定了明确的生物技术产业发展规划和产业技术政策。我国已将生物医药产业作为重点行业和高新技术中的支柱产业来发展，相继建立了一些国家级生物医药产业基地，如上海浦东生物医药开发基地等。据不完全统计，中国目前有300多家单位从事生物工程研究，有200余家现代生物医药企业，50多家生物工程技术开发公司等。由于生物技术会为解决人类面临的重大问题如粮食、健康、环境、能源等开辟广阔的前景，因此它与计算机微电子技术、新材料、航天技术等并列为高科技，被认为是21世纪科学技术的核心，其中生物制药行业是较有前途的行业之一。

复习思考题

1. 我国都有哪些常用的基因工程药物？
2. 中国生物制药发展潜力如何？

模块三　目标综合测试

一、单选题

1.抑制细菌生长的最低浓度是（　　　）。

A. MLC　　　　　　　B. ADM　　　　　　　C. MBC　　　　　　　D. MIC

2.控制菌中铜绿假单胞菌的菌落进行革兰染色镜检为革兰阴性表明（　　　）。

A. 有芽孢杆菌　　　　B. 无芽孢杆菌　　　C. 有肠道致病菌　　　D. 有伤寒致病菌

3.一般外用药和眼科制剂不得检出的微生物是（　　　）。

A. 金黄色葡萄球菌　　B. 大肠杆菌　　　　C. 沙门菌　　　　　　D. 酵母菌

4.常用于测试一种药物对几种细菌的抗菌作用的方法为（　　　）。

A. 挖沟法　　　　　　B. 滤纸片法　　　　C. 琼脂稀释法　　　　D. 液体稀释法

5.以下不是生物制药产品类型的是（　　　）。

A. 治疗制品　　　　　B. 诊断制品　　　　C. 预防制品　　　　　D. 放射性制品

6.药物体外抗菌试验中的棋盘稀释法是目前实验室常用的（　　　）。

A. 定性测定方法　　　　　　　　　　　B. 定量测定方法

C. 单药物抗菌试验法　　　　　　　　　D. 琼脂扩散法

7.常作为粪便污染的指标菌，药品中若查出有该菌，表明该药已被粪便污染的是（　　　）。

A. 沙门菌　　　　　　B. 铜绿假单胞菌　　C. 大肠杆菌　　　　　D. 金黄色葡萄球菌

8.以下不是抗细菌药物作用机制的是（　　　）。

A. 干扰细菌细胞壁的合成　　　　　　　B. 抑制核酸复制与转录

C. 抑制蛋白质合成　　　　　　　　　　D. 调动机体的免疫系统

9.血液制品是指由血液中分离提取制成的（　　　）。

A. 化学制品　　　　　B. 合成产品　　　　C. 生物制品　　　　　D. 药物产品

10.不可以用于减少空气中微生物含量的是（　　　）。

A. 过滤　　　　　　　B. 紫外线照射　　　C. 化学消毒　　　　　D. 75%乙醇处理

二、判断题

（　　　）1.两种抗菌药物联合应用时，抗菌作用减弱的称为无关。

（　　　）2.在药物的体外抗菌实验中，透明圈越小说明药物的抑菌能力越强。

（　　　）3.规定灭菌药物经灭菌处理后应不含活的微生物。

（　　　）4.药物的体外抗菌实验和体内抗菌实验的结果是完全平行的，所以药物的体外抗菌实验和体内抗菌实验只做一个即可。

（　　　）5.口服及外用药物的微生物学检验是对微生物的数量和种类进行检验。

（　　　）6.细菌总数的测定采用的方法是营养琼脂倾注平皿计数法。

（　　　）7.药品生产企业洁净室对环境洁净度的控制不仅限于微粒。

（　　　）8.污染药物的使用造成了医院里交叉感染的传播，成为药源性污染。

（　　　）9.片剂、丸剂等固体制剂受到微生物的污染，其表面可变得潮湿、变色、黏滑或有丝状物、出现斑点、产生异味等。

（　　　）10.药品生产中任何使用环节都不需要对制药用水的微生物水平进行监控。

（　　　）11.药物剂型不同，要求的控制菌项目也不同，主要控制该剂型用药致病的微生物，应绝对不含有该控制菌活菌。

（　　　）12.大肠埃希菌被列为重点的卫生指标菌，口服药物中不得检出。

（　　）13.微生物限度检查应在环境洁净度 C 级下的局部洁净度 A 级的单向流空气区域内进行，检查过程严格无菌操作。

（　　）14.无菌检查、微生物限度检验、药物最小抑菌浓度测定、抗生素微生物效价检验等都是定量测定的。

（　　）15.药物的有效成分常常由于微生物的降解作用而遭到破坏，从而导致药物的治疗效果降低甚至失效。

三、填空题

1.药物的抗菌试验包括_____和_____。

2.无菌检查中，需氧菌、厌氧菌培养基常用_____。

3.活螨的检测方法有_____、_____、_____。

4.无菌检查法是指检查药品、敷料、无菌器具及适用于药典要求无菌检查的其他品种是否_____的一种方法。

5.我国微生物限度检查主要检查_____及_____总数。

6.两种药物联合应用时，有_____、_____、_____、_____几种关系。

四、简答题

1.药物中微生物的来源有哪些？

2.简述琼脂扩散法的滤纸片法操作过程。

3.说明下图中 A 和 B 两种药物联合用药的关系。

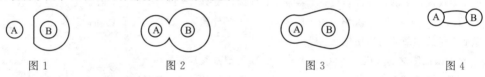

图1　　　　　　　　图2　　　　　　　　图3　　　　　　　　图4

4.简述药物无菌检验的结果判定方法。

5.药物的体外抑菌试验常用的方法有哪些？

6.影响药品微生物变质的因素有哪些？

模块四

技术应用项目

有关岗位及主要任务

掌握本部分相关技能，可以从事微生物药物检验、食品及农业制品微生物检验等的有关微生物检验的岗位。

本部分主要任务是掌握微生物检验相关的菌液制备、溶液无菌稀释、供试品测定等产品检验操作结果观察及判断方法等。

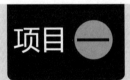

项目一 土壤中 α- 淀粉酶生产菌株的筛选技术

1. 实训目的

① 熟悉从土壤中采集样品筛选生产菌株的方法。

② 学会利用选择性培养基进行微生物分离的操作方法。

2. 实训原理

微生物发酵生产中，α-淀粉酶是一种常用的水解淀粉原料成小分子的酶，而生产所用 α-淀粉酶菌株广泛分布于自然界中，尤其是在含有淀粉类物质的土壤等样品中。从自然界土壤中筛选菌株的过程一般分为：采样→增殖培养→纯种分离→性能测定四个步骤。筛选菌株时一般根据微生物对营养、酸碱度、氧等条件的要求，创造适宜所选菌株生长的条件，或加入某种抑制剂（利于要分离的微生物的生长，抑制其他菌种的生长），从而淘汰一些不需要的微生物，然后通过多种平板分离方法等进行菌种的分离、纯化。筛选菌株时，可利用所选菌体特性，将碘液滴加在淀粉为唯一碳源的培养基上培养，用以观察菌落的透明圈大小，初步判断该菌株所产淀粉酶的生产能力大小，作为菌株性能选择的一个参考依据。

3. 材料和用具

（1）培养基

淀粉琼脂培养基　牛肉膏 5g、蛋白胨 10g、NaCl 5g、可溶性淀粉 2g、琼脂 15～20g、蒸馏水 1000mL，pH7.2，121℃灭菌 20min。

麸曲培养基　麸曲 7g、玉米面 1g、$(NH_4)_2SO_4$ 0.04g、NaOH 0.08g、水 10mL，混匀，装入 250mL 三角瓶中，121℃灭菌 30min。

（2）溶液

碘原液　碘 2.2g、碘化钾 0.4g，加蒸馏水定容至 100mL。

卢戈碘液　碘 1g、碘化钾 2g，蒸馏水 300mL，先将碘化钾加到 3～5mL 蒸馏水中，溶解后再加碘，用力摇匀，使碘完全溶解，然后补足水分。（卢戈碘液不能长时间存放，一次不宜配制过多）

比色稀碘液　取 2mL 碘原液，加入碘化钾 20mg，加蒸馏水定容至 500mL。

标准稀碘液　取 15mL 碘原液，加入碘化钾 8g，加蒸馏水定容至 200mL。

（3）用具　吸管、接种环、试管、三角瓶、涂布棒、无菌铁铲、无菌袋、无菌培养皿、酒精灯、灭菌锅、培养箱等。

4. 操作步骤

（1）采集样品　用无菌铁铲在淀粉厂周围或选择碳水化合物含量相对较高的土壤（如果园、菜园等的土层），采取土壤样品（最好采取土表面下 10～15cm 的土层），置于无菌采样瓶或牛皮纸袋中，标注采样人、采样时间、采样地点、周围环境等信息。

（2）样品稀释及分离　用无菌纸称取 10g 样品，放入装有 90mL 无菌水及若干个玻璃珠的三角瓶中，振摇约 20min，使土样与水充分混合、将菌打散，进行 10 倍等梯度连续稀释至 10^{-6}。

用记号笔在事先制好的淀粉培养基平板上标清 10^{-4}、10^{-5} 和 10^{-6} 三种稀释度，然后用无菌吸管分别取 10^{-4}、10^{-5} 和 10^{-6} 的土壤稀释液各 0.2mL 涂布到对应标好稀释度的淀粉培养基平板上。

（3）培养　涂布好的淀粉培养基平板倒置于 28℃培养箱中培养 48h。

（4）筛选

① 初筛　将卢戈碘液滴加在淀粉培养基表面，观察菌落周围的透明圈，若有无色透明圈出现说明淀粉被水解，菌株有产淀粉酶的能力。透明圈直径与菌落直径之比越大，菌株产淀粉酶的能力越强。挑取产淀粉酶能力强的菌株接种到斜面培养上，28℃培养至长出菌苔。

② 纯菌株鉴别及纯化　用显微镜涂片染色检查菌苔是否纯净，若有杂菌，需再一次进行分离、纯化，直至获得纯菌培养。

（5）菌株性能测定

① 菌株扩大培养　取纯化菌落斜面一支，无菌操作加入 5mL 无菌水，将培养物用

接种环刮下，混匀制成菌悬液。取制好的菌悬液 2mL，接种至麸曲培养基中，搅匀，36℃下培养 24h。

② 淀粉酶的酶活力测定　测定所筛选菌株产淀粉酶的酶活力。

加 100mL 纯化水至培养好的麸曲中，搅匀，30℃水浴保温 30min，用滤纸过滤至三角瓶中，取滤液（酶液）加入 2mL 0.2％可溶性淀粉溶液、0.5mL 磷酸氢二钠-柠檬酸缓冲液（60℃水浴中平衡 10min），加入 3mL 制备好的酶液，混匀，计时，记时取出一滴反应液，滴于事先盛有比色稀碘液的比色板穴中，溶液由紫色逐渐变为棕橙色，与标准比色管颜色相同即为反应终点，记录时间（t，min）。

酶活力计算：淀粉酶活力单位，即 1g 或 1mL 酶液，60℃时，在 1h 内液化可溶性淀粉的质量（g），g/[g（或 mL）·h]。

淀粉酶活力单位＝（$60/t$）×2×0.002×$n/3$

式中，n 为酶的稀释倍数。

5. 思考题

① 如何对筛选后的菌株进行纯化培养？

② 在采集土壤样品时，需注意哪些方面？

项目 二 非无菌药物微生物计数检查技术*

1. 实训目的

① 掌握非无菌药品中微生物数（包括需氧菌总数、霉菌和酵母菌总数）测定方法及其结果判定。

② 熟悉不同类型的药物应采取的微生物计数方法。

③ 了解检验药品中微生物总数的实际意义。

2. 实训原理

每批药品在出厂前除作常规检验外，还要进行微生物学的检验，口服及外用药物等需进行微生物计数、控制菌检查等检测。

口服药及外用药等非无菌药品在生产和临床使用过程中，不要求达到完全无菌，但是为了保证药品的质量，防止药品的污染，需要限制性控制微生物的数量和种类，即必须保证不含有病原微生物及过量的微生物。目前对口服药及外用药物的微生物学检验主要是微生物限量检验。微生物总数的测定常采用琼脂倾注平皿计数法。

测定时以无菌操作法，将被检药品经稀释后与培养基制成药物培养基平板，在规定温度下培养后，计数平板上的菌落数（每个菌落代表一个细菌），选取平皿中生长的菌落数进行计数，求出每1g或每1mL供试品中所含需氧菌数量，以此来判断被检药物被微生物污染的程度。

霉菌及酵母菌数的测定是检测每1g或每1mL被检药品中所含的活的真菌数量，以判断被检药品被真菌污染的程度。其检测方法与需氧菌数的检测方法基本相同，但采用不同的培养基。如最终结果超过有关规定的限量，则被检药物不合格。

本实训主要进行微生物计数法测定。

测定样品中微生物的数量采用琼脂倾注平皿计数法，此方法受培养基和培养条件的限制。测定所计算的是菌落数，有繁殖能力的菌细胞才能形成菌落，受损或亚致死的菌细胞虽存活但无繁殖能力，不被计数，故导致检测量与实际含菌量会有一定误差。

3. 材料和用具

培养基：胰酪大豆胨琼脂培养基或胰酪大豆胨液体培养基、沙氏葡萄糖琼脂培养基。

试剂与器材：待测药品、无菌生理盐水、无菌移液管、无菌平皿、无菌试管、三角瓶、酒精灯等。

4. 操作步骤

（1）培养基制备　胰酪大豆胨琼脂培养基或胰酪大豆胨液体培养基用于测定需氧菌总数；沙氏葡萄糖琼脂培养基用于测定霉菌和酵母菌总数。

① 胰酪大豆胨琼脂培养基（TSA）

胰酪胨	15.0g	琼脂	15.0g
大豆木瓜蛋白酶水解物	5.0g	水	1000mL
氯化钠	5.0g		

除琼脂外，取上述成分，混合，微温溶解，调节 pH 值使灭菌后在 25℃的 pH 值为 7.3±0.2，加入琼脂，加热溶化后，摇匀，分装，灭菌。

② 胰酪大豆胨液体培养基（TSB）

胰酪胨	17.0g	氯化钠	5.0g
大豆木瓜蛋白酶水解物	3.0g	磷酸氢二钾	2.5g
葡萄糖/无水葡萄糖	2.5g/2.3g	水	1000mL

除葡萄糖外，取上述成分混合，微温溶解，滤过，调节 pH 值使灭菌后在 25℃的 pH 值为 7.3±0.2，加入葡萄糖，分装，灭菌。胰酪大豆胨液体培养基置 20～25℃培养。

③ 沙氏葡萄糖琼脂培养基（SDA）

动物组织胃蛋白酶水解物和胰酪胨等量混合物　　　10.0g

葡萄糖　40.0g　琼脂　15.0g　　　水　1000mL

除葡萄糖、琼脂外，取上述成分，混合，微温溶解调节 pH 值使灭菌后在 25℃的 pH 值为 5.6±0.2，加入琼脂，加热溶化后，再加入葡萄糖，摇匀，分装，灭菌。

（2）供试品测定　按计数方法进行供试品中需氧菌总数、霉菌和酵母菌总数的测定。

微生物计数方法的平皿法包括倾注法和涂布法，本实验采用的是倾注法。

① 供试品取样及供试液制备。对不同药品的取样方法严格按《中国药典》规定进行。供试液制备若需加温时，应均匀加热，且温度不应超过 45℃。供试液从制备至加入检验用培养基，不得超过 1h。

a.水溶性供试品制备供试液。测定时按无菌操作方法取供试药品 10g 或 10mL，用 pH 7.0 无菌氯化钠-蛋白胨缓冲液，或 pH7.2 磷酸盐缓冲液，或胰酪大豆胨液体培养基溶解或稀释制成 1：10 供试液。若需要，调节供试液 pH 值至 6～8。必要时，用同一稀释液将供试液进一步 10 倍系列稀释。水溶性液体制剂也可用混合的供试品原液作为供试液。

b.水不溶性非油脂类供试品制备供试液。按无菌操作方法取供试药品 10g 或 10mL，用 pH7.0 无菌氯化钠-蛋白胨缓冲液，或 pH7.2 磷酸盐缓冲液，或胰酪大豆胨液体培养基制备成 1：10 供试液。分散力较差的供试品，可在稀释液中加入表面活性剂如 0.1% 的聚山梨酯 80，使供试品分散均匀。若需要，调节供试液 pH 值至 6～8。必要时，用同一稀释液将供试液进一步 10 倍系列稀释。

c.油脂类供试品制备供试液。取供试品加入无菌十四烷酸异丙酯使溶解，或与最少量并能使供试品乳化的无菌聚山梨酯 80 或其他无抑菌性的无菌表面活性剂充分混匀。表面活性剂的温度一般不超过 40℃（特殊情况下，最多不超过 45℃），小心混合，若需要可在水浴中进行，然后加入预热的稀释液使成 1：10 供试液，保温，混合，并在最短时间内形成乳状液。必要时，用稀释液或含上述表面活性剂的稀释液进一步 10 倍系列稀释。

② 加样制备混菌平板。分别吸取不同稀释度样品 1mL 注入无菌平皿中（做好标记，每个稀释度接种 2～3 个平皿），加样后，将已熔化并冷却至 50℃左右的琼脂培养基 15mL 倾入平皿中，立即转动平皿使之混合均匀，静置凝固备用。

③ 阴性对照试验。以稀释液代替供试液进行阴性对照试验。

④ 培养和计数。除另有规定外，胰酪大豆胨琼脂培养基平板在 30～35℃培养 3～5 天，沙氏葡萄糖琼脂培养基平板在 20～25℃培养 5～7 天，观察菌落生长情况，点计平板上生长的所有菌落数，计数并报告。菌落蔓延生长成片的平板不宜计数。点计菌落数后，计算各稀释级供试液的平均菌落数，按菌数报告规则报告菌数。若同稀释级两个平板的菌落数平均值不小于 15，则两个平板的菌落数不能相差 1 倍或以上。

菌数报告规则：需氧菌总数测定宜选取平均菌落数小于 300cfu 的稀释级、霉菌和酵母菌总数测定宜选取平均菌落数小于 100cfu 的稀释级，作为菌数报告的依据。取最高的平均菌落数，计算 1g、1mL 或 10cm² 供试品中所含的微生物数，取两位有效数字报告。

如各稀释级的平板均无菌落生长，或仅最低稀释级的平板有菌落生长，但平均菌落数小于 1 时，以＜1 乘以最低稀释倍数的值报告菌数。

阴性对照试验应无菌生长。如果阴性对照有菌生长，应进行偏差调查。

（3）结果判断　需氧菌总数是指胰酪大豆胨琼脂培养基上生长的总菌落数（包括真菌菌落数）；霉菌和酵母菌总数是指沙氏葡萄糖琼脂培养基上生长的总菌落数（包括细菌菌落数）。若因沙氏葡萄糖琼脂培养基上生长的细菌使霉菌和酵母菌的计数结果不符合微生物限度要求，可使用含抗生素（如氯霉素、庆大霉素）的沙氏葡萄糖琼脂培养基或其他选择性培养基（如玫瑰红钠琼脂培养基）进行霉菌和酵母菌总数测定。

各品种项下规定的微生物限度标准解释如下。

10^1 cfu：可接受的最大菌数为 20；

10^2 cfu：可接受的最大菌数为 200；

10^3 cfu：可接受的最大菌数为 2000，依此类推。

若供试品的需氧菌总数、霉菌和酵母菌总数的检查结果均符合该品种项下的规定，判供试品符合规定；若其中任何一项不符合该品种项下的规定，判供试品不符合规定。

5. 实训结果

列表记录实验结果，并根据结果及对药品所含微生物的限量要求写出药品检验报告。

（1）需氧菌总数的测定结果（填入表 4-2-1）。

表 4-2-1　需氧菌总数测定记录

序号（平行样）	不同稀释度平板上生长的需氧菌菌落数				结果（菌数）/（个/g 或个/mL）
	10^{-2}	10^{-3}	10^{-4}	10^{-5}	
1					
2					
3					

（2）霉菌、酵母菌总数的测定结果（填入表 4-2-2）。

表 4-2-2　霉菌、酵母菌总数测定记录

序号 （平行样）	不同稀释度平板上生长的霉菌、酵母菌菌落数				结果 （菌数)/(个/g 或个/mL)
	10^{-2}	10^{-3}	10^{-4}	10^{-5}	
1 2 3					

6. 思考题

① 为什么要测定药品中的需氧菌总数及霉菌总数？这两项实验有哪些区别？

② 如何准确测定出药品中的霉菌总数？

项目 三 注射剂的无菌检查技术*

1. 实训目的

① 掌握常用注射用药的无菌检查法及其结果的判定技术。

② 熟悉不同类型的药物应采取的微生物学检查方法。

2. 实训原理

每批药品在出厂前除作常规检验外，还要进行微生物学的检验。根据药品剂型不同，包括无菌制剂的无菌检验、口服及外用药物需氧菌总数测定、霉菌总数测定以及控制菌检查等。

无菌检查法是指检查药物制剂是否含有活的微生物的一种方法。各种注射剂（如针剂、输液等）、手术眼科制剂都必须保证不含有任何活的微生物，应绝对无菌才算合格。对灭菌制剂进行无菌检验的方法一般是先准备适合各种微生物生长的培养基（需氧菌培养基、厌氧菌培养基、真菌培养基），再用无菌操作的方法取一定量的被检药品加入到培养基中，在适宜的条件下培养，观察有无微生物生长繁殖，以判断被检药品是否真正无菌。

在进行无菌检查的试验中，所用的培养基包括适宜需氧菌、厌氧菌和真菌生长繁殖的各种培养基，其配方、配制过程和质量标准均需符合《中华人民共和国药典》（2020年版）规定。即将供试品和各种培养基按药典规定量制备分装，然后将供试品直接接种于适宜需氧菌、厌氧菌和真菌生长繁殖的定量的培养基中，同时进行同批培养基的阴性对照试验和供试菌的阳性对照试验。阴性对照的目的是证实培养基、稀释剂及操作符合无菌技术要求，阴性对照应不长细菌，说明培养基是无菌的；阳性对照的目的是证实培养基、样品及培养条件等各项因素均不影响待检菌的生长，阳性对照必须长菌，证明微生物确实可以在应用的试验条件下生长。无菌检查的全部过程应严格遵守无菌操作原则，防止微生物的污染，以免影响结果的判定。

《中国药典》规定，应根据供试品特性选择阳性对照菌：无抑菌作用及抗革兰阳性菌为主的供试品，以金黄色葡萄球菌为对照菌；抗革兰阴性菌为主的供试品以大肠埃希菌为对照菌；抗厌氧菌的供试品，以生孢梭菌为对照菌；抗真菌的供试品，以白色念珠菌为对照菌。阳性对照试验的菌液制备同方法适用性试验，加菌量小于100cfu，供试品用量同供试品无菌检查时每份培养基接种的样品量。阳性对照管培养72h内应生长良好。

供试品无菌检查的同时取相应稀释剂或溶剂、冲洗液同法操作，作为阴性对照。阴性对照应无菌生长，否则需重新检验。

药品的无菌检查是用部分样品的测定结果推断整体的含菌情况，故被检药品取样的数量、比例及程序必须按照《中国药典》（2020年版）的规定进行，以确保结果的科学、准确。

3. 材料和用具

（1）试验菌种　阳性对照菌。金黄色葡萄球菌［CMCC（B）26003］、大肠埃希菌［CMCC（B）44102］、生孢梭菌［CMCC（B）64941］、白色念珠菌［CMCC（F）98001］

分别作为需氧菌、厌氧菌和真菌阳性对照菌。

（2）培养基　硫乙醇酸盐流体培养基、胰酪大豆胨液体培养基。

（3）其他　无菌注射剂、移液管、滴管、注射器、试管、消毒剂（碘酒、酒精棉球）、酒精灯等。

4. 操作步骤

（1）培养基制备　硫乙醇酸盐流体培养基主要用于厌氧菌的培养，也可用于需氧菌培养；胰酪大豆胨液体培养基用于真菌和需氧菌的培养。

① 硫乙醇酸盐流体培养基的制备

胰酪胨	15.0g	氯化钠	2.5g
酵母浸出粉	5.0g	新配制的0.1% 刃天青溶液	1.0mL
无水葡萄糖	5.0g	琼脂	0.75g
L-胱氨酸	0.5g	水	1000mL
硫乙醇酸钠	0.5g（或硫乙醇酸0.3mL）		

除葡萄糖和刃天青溶液外，取上述成分混合，微温溶解，调节pH为弱碱性，煮沸，滤清，加入葡萄糖和刃天青溶液，摇匀，调节pH使灭菌后在25℃的pH为7.1±0.2。分装至适宜的容器中，其装量与容器高度的比例应符合培养结束后培养基氧化层（粉红色）不超过培养基深度的1/2。灭菌。在供试品接种前，培养基氧化层的高度不得超过培养基深度的1/5，否则，须经100℃水浴加热至粉红色消失（不超过20min），迅速冷却，只限加热一次，并防止被污染。除另有规定外，硫乙醇酸盐流体培养基置30～35℃培养。

② 胰酪大豆胨液体培养基的制备

胰酪胨	17.0g	氯化钠	5.0g
大豆木瓜蛋白酶水解物	3.0g	磷酸氢二钾	2.5g
葡萄糖/无水葡萄糖	2.5g/2.3g	水	1000mL

除葡萄糖外，取上述成分混合，微温溶解，滤过，调节pH使灭菌后在25℃的pH为7.3±0.2，加入葡萄糖，分装，灭菌。胰酪大豆胨液体培养基置20～25℃培养。

培养基配制后应采用验证合格的灭菌程序灭菌，制备好的培养基应保存在2～25℃、避光的环境，若保存于非密闭容器中，一般在3周内使用；若保存于密闭容器中，一般可在一年内使用。

药品的无菌检查采用直接接种法。有些特殊药品，如油剂及抗菌药物等，必须进行特殊处理后方可按照一般药品的无菌检查法进行。

（2）供试品测定　待测药品的抽样方法及不同类型供试品的制备方法，应按照《中国药典》的规定进行。本试验药品为注射剂，可任意抽取4支，用砂轮在安瓿颈部划一环形线，用碘酒、酒精棉球消毒安瓿外表面，待干后将其打开。

操作时，用适宜的消毒液对供试品容器表面进行彻底消毒，如果供试品容器内有一定的真空度，可用适宜的无菌器材（如带有除菌过滤器的针头）向容器内导入无菌空气，再按无菌操作启开容器取出内容物。

取规定量供试品分别等量接种至硫乙醇酸盐流体培养基和胰酪大豆胨液体培养基中。除生物制品外，一般样品无菌检查时两种培养基接种的瓶或支数相等；生物制品无菌检查时硫乙醇酸盐流体培养基和胰酪大豆胨液体培养基接种的瓶或支数为 2：1。除另有规定外，每个容器中培养基的用量应符合接种的供试品体积不得大于培养基体积的 10%，同时，硫乙醇酸盐流体培养基每管装量不少于 15mL，胰酪大豆胨液体培养基每管装量不少于 10mL。

① 混悬液等非澄清水溶液供试品。取规定量，等量接种至各管培养基中。

② 固体供试品。取规定量，直接等量接种至各管培养基中。或加入适宜的溶剂溶解，或按标签说明复溶后，取规定量等量接种至各管培养基中。

③ 非水溶性供试品。取规定量，混合，加入适量的聚山梨酯 80 或其他适宜的乳化剂及稀释剂使其乳化，等量接种至各管培养基中。或直接等量接种至含聚山梨酯 80 或其他适宜乳化剂的各管培养基中。

用无菌注射器取处理后的供试品，分别加入培养基中，混匀。每种培养基各接种两管。

（3）阳性对照试验　应根据供试品特性选择阳性对照菌，具体见本项目实训原理相关内容。

（4）阴性对照试验　供试品无菌检查时，应取相应溶剂和稀释液、冲洗液同法操作，作为阴性对照。阴性对照不得有菌生长。

（5）培养及观察　将上述接种供试品后的培养基容器分别按各培养基规定的温度培养 14 天；接种生物制品供试品的硫乙醇酸盐流体培养基的容器应分成两等份，一份置 30～35℃培养，一份置 20～25℃培养。培养期间应逐日观察并记录是否有菌生长。如在加入供试品后或在培养过程中，培养基出现浑浊，培养 14 天后，不能从外观上判断有无微生物生长，可取该培养液适量转种至同种新鲜培养基中，培养 3 天，观察接种的同种新鲜培养基是否再出现浑浊；或取培养液涂片，染色，镜检，判断是否有菌。

（6）结果判断　阳性对照管应生长良好，阴性对照管不得有菌生长。否则，试验无效。

若供试品管均澄清，或虽显浑浊但经确证无菌生长，判供试品符合规定；若供试品管中任何一管显浑浊并确证有菌生长，判供试品不符合规定，除非能充分证明试验结果无效，即生长的微生物非供试品所含有。当符合下列至少一个条件时方可判试验结果无效：无菌检查试验所用的设备及环境的微生物监控结果不符合无菌检查法的要求；回顾无菌试验过程，发现有可能引起微生物污染的因素；供试品管中生长的微生物经鉴定后，确证是因无菌试验中所使用的物品和（或）无菌操作技术不当引起的。

试验若经确认无效，应重试。重试时，重新取同量供试品，依法检查，若无菌生长，判供试品符合规定；若有菌生长，判供试品不符合规定。

注意：试验中要与样品管同时平行做阳性对照和阴性对照。

5. 实训结果

观察并记录实训结果，并根据实训结果写出检验报告。

6. 思考题

① 哪些药品制剂需作无菌检验？怎样正确判断实训结果？

② 油剂、抗菌类药物应怎样进行无菌检验？

③ 无菌检验中为什么要做阳性对照试验？阳性对照试验出现阴性结果应如何处理？说明原因？

项目 四 乳酸及酸乳发酵技术

1. 实训目的

① 熟悉乳酸菌的培养及发酵工艺流程。

② 熟悉乳酸发酵及酸乳发酵的基本方法，了解乳酸生产中常见问题及处理方法等。

2. 实训原理

乳酸及酸乳是由乳酸菌利用糖类物质发酵生产而得，乳酸菌是一类对人体有益的益生菌。乳酸菌发酵能产生大量的有机酸、醇类及各种氨基酸等代谢物，具有抑制腐败菌、提高体内物质消化、防癌等作用，是对人或动物机体很有益的一种细菌。

乳酸可由乳酸菌代谢糖而获得，在医药、食品等众多行业均有应用。

酸乳是以牛乳或乳制品为原料，经均质、杀菌、冷却等，加入特定的乳酸菌发酵剂而制得的，乳酸菌发酵分解乳糖产生乳酸等有机酸，而使制品呈酸性，具有一定的口感。

发酵生产中常用的乳酸菌有保加利亚乳杆菌、嗜酸乳杆菌、嗜热链球菌、乳链球菌、长双歧杆菌等。生产中可用单菌种发酵，也可多菌种培养，两种或两种以上菌种混合使用发酵效果更好。

3. 材料和用具

（1）材料 乳酸菌：从市场销售的各种新鲜酸乳或泡制酸菜的酸液中获得。

脱脂乳粉或全脂乳粉、鲜牛奶、蔗糖、碳酸钙等。

乳酸菌培养基：牛肉膏 5g、酵母浸膏 5g、蛋白胨 10g、葡萄糖 10g、乳糖 5g、氯化钠 5g、蒸馏水 1000mL，pH6.8，121℃灭菌 20min。

BCG 牛乳培养基：A 液，脱脂奶粉 100g、水 500mL、1.6% 溴甲酚绿（BCG）乙醇溶液 1mL，80℃加热处理 20min；B 液，酵母浸膏 10g、水 500mL、琼脂 20g，pH6.8，121℃灭菌 20min。

使用时，趁热按无菌操作将 A、B 液混匀后倒平板使用。

（2）用具 高压蒸汽灭菌锅、水浴锅、超净工作台、培养箱、酸乳瓶、培养皿、试管、锥形瓶等。

4. 操作步骤

（1）乳酸菌分离 取市售新鲜酸乳或泡制酸菜的酸液，以 10 倍等梯度连续稀释至 10^{-5}，取其中 2 个稀释度（10^{-4}、10^{-5}）的稀释液各 0.1~0.2mL，分别接入 BCG 牛乳培养基琼脂平板上，涂布均匀，40℃培养 48h；或取原液平板划线分离，接种后于 40℃培养 48h 至菌落长成。将确定为乳酸菌的菌落连续传代 2~3 次，选择性能稳定、在 3~6h 能凝固的牛乳管，冷藏，备用。（乳酸菌菌落特征：圆形稍扁平的黄色及周围培养基变为黄色；可取乳酸菌典型菌落接种至脱脂乳试管中，40℃培养 8~24h，若牛乳出现凝固，无气泡，呈酸性，且镜检细胞为杆状或链球状，革兰染色呈阳性者，即可判断为乳酸菌。）

（2）乳酸发酵　取备用乳酸菌斜面 1 支，接种于装有 300mL 乳酸菌培养液的锥形瓶中，于 40～42℃静置培养，接种培养 24h 后，每瓶加 3g CaCO$_3$（防止发酵液过酸，导致菌种死亡），每 6～8h 取样分析一次，对乳酸进行检测，并记录。

（3）酸乳制作　将脱脂乳与水按 1:（7～10）（质量比）的比例调配，加入 5％～6％的蔗糖，充分混合，于 80～85℃灭菌 10～15min，冷却至 35～40℃备用。

将纯种嗜热乳酸链球菌、纯种保加利亚乳酸杆菌以及嗜热乳酸链球菌和保加利亚乳酸杆菌等量混合的菌液分别作为发酵剂，按照 2％～5％的接种量接入培养基中，摇匀，分装到已灭菌的酸乳瓶中，瓶盖拧紧，将酸乳瓶置于 40～42℃恒温箱中培养 3～4h，出现凝乳后停止培养，转入 4～5℃的低温冷藏 24h 以上即可。成品达到酸乳酸度适中（pH4～4.5），凝块均匀致密，无乳清析出，无气泡，口感及风味较好即可。

（4）注意事项　操作过程要有无菌操作意识，糖用量适中，用量过多会影响产品口感及乳酸菌的生长。

5. 思考题

牛乳经过发酵后为何要进行后熟冷藏，如何保证酸乳的口味？

项目 五 抗生素微生物检定技术*

1. 实训目的

① 熟悉用管碟法进行抗生素效价微生物测定的相关原理。

② 掌握二剂量法测定生物效价的实验技术。

2. 实训原理

本法系在适宜条件下，根据量反应平行线原理设计，通过检测抗生素对微生物的抑制作用，计算抗生素活性（效价）的方法。

抗生素效价的生物学测定是以抗生素的抑菌力和杀菌力作为衡量效价的标准。抗生素微生物检定包括两种方法，即管碟法和浊度法，管碟法是最常用的一种方法，是利用抗生素在琼脂培养基内的扩散作用，比较标准品与供试品两者对接种的试验菌产生抑菌圈的大小，以测定供试品效价的一种方法。在管碟法中又有二剂量法和三剂量法。本实训采用二剂量法。

管碟法的二剂量法是利用抗生素在琼脂培养基中的扩散、渗透作用，将已知效价的标准品与未知效价的待检品均做同样倍数的稀释，取高、低两种浓度的抗生素稀释液，在相同条件下分别加到含有敏感试验菌的琼脂培养基平板表面的牛津杯（小不锈钢管）内，经培养后，由于抗生素的抑菌作用，在抗生素扩散的有效范围内，会出现透明的抑菌圈。通过比较标准品和待检品的抑菌圈大小，就可计算出待检品的效价。测定时，滴入不锈钢小管中的抗生素以球面扩散于培养基中，同时试验菌也开始生长，在抗生素浓度高于最低抑菌浓度之处，试验菌被抑制不能生长，呈现透明的抑菌圈，圈的边缘处恰为抗生素的最低抑菌浓度。

管碟法中所用的小管以不锈钢制成，小钢管两端要求平滑，重量尽可能相等；所用的平碟碟底要求平坦、光滑。由于本法是利用抗生素抑制敏感菌的直接测定方法，符合临床应用的实际情况，而且灵敏度很高，能直接显示抗生素的抗菌效价，不需特殊设备，因此一般实验室及生产上常采用此法，但此方法的缺点是培养时间较长，操作步骤多，重复性差。

此法测定的抑菌圈的半径与不锈钢小管中抗生素的量、抗生素的扩散系数、扩散时间、培养基的厚度及抗生素的最低抑菌浓度等因素有关。抗生素的浓度与抑菌圈的直径呈直线函数关系。经推导可得到二剂量法的计算公式为：

$$\theta = \lg^{-1}\{[(\Sigma U_H + \Sigma U_L) - (\Sigma S_H + \Sigma S_L)]/[(\Sigma S_H + \Sigma U_H) - (\Sigma S_L + \Sigma U_L)]\} \times I$$

$$供试品效价（U/mL）= \theta \times 估计效价$$

式中　　θ——供试品与标准品的效价比率；

　　S_H——高剂量标准品所致的抑菌圈直径；

　　S_L——低剂量标准品所致的抑菌圈直径；

　　U_H——高剂量供试品所致的抑菌圈直径；

　　U_L——低剂量供试品所致的抑菌圈直径；

　　I——高浓度与低浓度比值的对数。

测定中影响试验结果的因素较多，需要从培养基选择、平皿选择、不锈钢小钢管的摆放方式以及加药量等各个环节加以严格控制，使试验结果与真值更为接近，误差最小。

3. 材料和用具

（1）试验菌　枯草芽孢杆菌［CMCC（B）63501］菌悬液。

（2）不锈钢小管（牛津杯）　内径（6.0±0.1）mm，外径（7.8±0.1）mm，高（10.0±0.1）mm，不锈钢小管两端要求平滑，重量相等。

（3）培养皿　直径约90mm、高16～17mm，皿底要求平坦、光滑。

（4）培养基　胨5g，牛肉浸出粉3g，磷酸氢二钾3g，琼脂15～20g，水1000mL。除琼脂外，混合上述成分，调节pH值使比最终的pH值略高0.2～0.4，加入琼脂，加热溶化后滤过，调节pH值使灭菌后为7.8～8.0或6.5～6.6，在115℃灭菌30min。

（5）试剂　链霉素标准品高浓度溶液（1.6U/mL）、链霉素标准品低浓度溶液（0.8U/mL）、链霉素供试品高浓度溶液（估计浓度为1.6U/mL）、链霉素供试品低浓度溶液（估计浓度为0.8U/mL）。

磷酸盐缓冲液（pH7.8）：取磷酸氢二钾5.59g与磷酸二氢钾0.41g，加水使成1000mL，滤过，在115℃灭菌30min。

（6）其他器材　20mL大口移液管、5mL大口移液管、1mL移液管、20mL试管、250mL三角瓶、水浴锅、滴管、小镊子、陶瓦盖、水平仪、玻璃板、温度计、培养箱、游标卡尺等。

4. 操作步骤

（1）菌悬液的制备　取枯草芽孢杆菌的营养琼脂斜面培养物，接种于盛有营养琼脂培养基的培养瓶中，在35～37℃培养7日，用革兰染色法涂片镜检，应有芽孢85％以上。用灭菌水将芽孢洗下，在65℃加热30min，备用。

（2）标准品溶液的配制　标准品的使用和保存，应照标准品说明书的规定。临用时精确称取一定量的标准品，用pH 7.8缓冲液溶解并稀释至160U/mL作为原液，再以pH7.8缓冲液（无菌）稀释至1.6U/mL和0.8U/mL两个浓度，供测定时作对照使用。

（3）待测供试品溶液的配制　确定供试品（或发酵液离心后的上清液）的估计效价，按估计效价精密称取供试品适量，用pH 7.8缓冲液溶解并稀释至160U/mL作为原液，准确吸取供试品溶液，以pH7.8缓冲液（无菌）稀释至1.6U/mL（估计值）和0.8U/mL（估计值）两个浓度，备用。

（4）混菌平板的制备　取灭过菌的平底双碟4个，在培养皿底部划分成四个区，并于各平皿底交叉做"S_H""S_L""U_H""U_L"四个标记（图4-1-1），然后以20mL大口移液管于每个平皿中加入加热融化了的底层培养基20mL，使其在皿底均匀摊平，放置水平台面上使之凝固，作为底层。另取培养基适量加热融化后，放冷至48～50℃（芽孢可至60℃），加入规定的试验菌悬液适量（以能得清晰抑菌圈为度。二剂量法标准品溶液的高

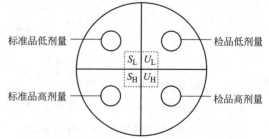

图4-1-1　培养皿底部划区及放钢管、加药

浓度所致的抑菌圈直径在 18～22mm），摇匀，在每一双碟中分别以大口移液管加入 5mL，使在底层上均匀摊布，作为菌层。放置于水平台面上，凝固待用。

（5）生物效价测定（二剂量法）

① 加小钢管。待含菌薄层平板完全凝固后，用无菌镊子夹取无菌小钢管的上部，在每一双碟中将其分别轻放在四个区的中央，用镊子轻轻按小钢管，使其与培养基表面紧密接触，但不能穿破培养基。

② 加药液。用无菌吸管分别吸取标准品和待检品各两种浓度的药液，在每一双碟中对角的 2 个不锈钢小管中分别滴装高浓度及低浓度的标准品溶液，其余 2 个小管中分别滴装相应的高低两种浓度的供试品溶液，分别注满相应的小钢管，但不能溢出，4 个小钢管加的药量要一致。高低浓度的剂量比为 2：1（或 4：1）。

③ 换陶瓦盖。以无菌操作法取下培养皿盖，立即换上已灭菌的陶瓦盖，平放于 35～37℃恒温箱内培养 14～16h，观察结果。

④ 测量抑菌圈直径。游标卡尺精确测量不同浓度每种药液的抑菌圈直径（用 mm 表示）。

⑤ 根据测量结果计算抗生素效价。

（6）效价计算实例　设有一个链霉素检品，估计效价为 798.3U/mL，将检品稀释成 1.6U/mL 和 0.8U/mL 两种高低剂量的待测液。将已知效价为 798.3U/mL 的标准品也配成 1.6U/mL 和 0.8U/mL 两种高低剂量的标准液，经过检定后，测得抑菌圈直径等结果见表 4-1-1。

表 4-1-1　抑菌圈测量结果

碟号	U_H/mm	U_L/mm	S_H/mm	S_L/mm
1	24.0	18.5	24.5	18.5
2	24.0	18.0	24.5	18.0
3	24.5	18.0	24.5	18.0
4	24.0	18.0	24.5	18.0
Σ	96.5	72.5	98.0	72.5

注：引自徐威. 微生物学实验. 中国医药科技出版社，2004。

代入计算公式，得：

$$\theta = \lg^{-1}\{[(\Sigma U_H + \Sigma U_L) - (\Sigma S_H + \Sigma S_L)]/[(\Sigma S_H + \Sigma U_H) - (\Sigma S_L + \Sigma U_L)]\} \times I$$

$$\lg\theta = \{[(96.5+72.5) - (98.0+72.5)]/[(98.0+96.5) - (72.5+72.5)]\} \times \lg 4/1 = -0.012$$

$$\theta = 0.97$$

供试品效价（U/mL）＝θ×估计效价＝0.97×798.3＝774.35（U/mL）

5. 实训结果

测量每个平皿的抑菌圈直径，填写如下记录，求出青霉素供试品效价。

碟号	U_H/mm	U_L/mm	S_H/mm	S_L/mm
1				
2				
3				
4				
Σ				

6.思考题

① 抗生素效价测定为什么不用玻璃皿盖而用陶瓦盖？

② 抗生素的效价测定，除了微生物方法外还有哪些方法？

拓展知识

澳洲奇湖泛幽蓝荧光

据报道，澳大利亚墨尔本摄影师菲尔·哈特，近日在澳大利亚维多利亚州的吉普斯兰湖区拍摄到令人称奇的照片，湖水如同被倾倒进荧光染料一样，发出幽蓝色的光芒，看看这样的景观，赏心悦目，梦幻般难得一见。到吉普斯兰湖边夜游和摄影的哈特与同伴发现，将石子投入湖中，会激起蓝色的荧光，人在湖中浸水或游泳，身上也会染上一层蓝色荧光，十分奇妙。

报道称，这种荧光是由一种被称为"生物体发光"的化学反应引起的，一旦生活在湖水中的微生物夜光藻受到外界干扰，它们就会做出自然反应，发出亮光。但是通常亮光不会如此明显，甚至人们也不会注意到。但是，这个湖中夜光微生物的密度远远高出其他湖，因此形成了这种特有的现象。

这个湖中微生物的"繁盛"，可能是由于洪水和林区大火促使富营养物质进入湖中，促进了藻类的发育。

摘自　青岛新闻网

附录一

染色液的配制

1. 亚甲蓝染色液

甲液：美蓝 0.6g，95％乙醇 30mL。

乙液：氢氧化钾 0.01g，蒸馏水 100mL。

分别配制甲、乙两液，配好后混合即可。

2. 草酸铵结晶紫染液

甲液：结晶紫 2g，95％乙醇 20mL。

乙液：草酸铵 0.8g，蒸馏水 80mL。

混合甲、乙两液，静置 48h 后过滤使用。

3. 碱性复红染色液（石炭酸复红染色液）

甲液：碱性复红 0.3g，95％乙醇 10mL。

乙液：石炭酸 5.0g，蒸馏水 95mL。

将碱性复红在研钵中磨碎后，逐渐加入 95％乙醇研磨使其溶解，配成甲液。

将石炭酸溶解于蒸馏水中，配成乙液。

混合甲液和乙液即成。通常可将此混合液稀释 5～10 倍使用，稀释液易变质失效，因此不宜多配。

4. 卢戈碘液

碘片 1.0g，碘化钾 2.0g，蒸馏水 300mL。

先将碘化钾溶解在少量水中，再将碘片溶解在碘化钾溶液中，待碘全溶后，加足水即成。

5. 沙黄复染液

沙黄 2.5g，95％乙醇 100mL。

取上述配好的沙黄乙醇溶液 10mL 与 80mL 蒸馏水混匀即成。

6. 荚膜染色液

（1）黑色素水溶液

黑色素 5g，蒸馏水 100mL，福尔马林（40％甲醛）0.5mL。

将黑色素在蒸馏水中煮沸 5min，然后加入福尔马林作防腐剂。

（2）1％甲基紫水溶液

甲基紫 1g，蒸馏水加至 100mL。

（3）碳素绘图墨水

7. 芽孢染色液

孔雀绿染液：孔雀绿 5g，蒸馏水 100mL。

番红水溶液：番红 0.5g，蒸馏水 100mL。

8. 鞭毛染色液

甲液：20％钾明矾液 20mL，5％石炭酸液 50mL，20％鞣酸液 20mL。

乙液：复红酒精饱和液。

取甲液 9 份、乙液 1 份混合后过滤，滤液放置 6h 后使用为佳。

附录二

常用培养基的配制

1. 营养琼脂培养基（培养细菌用）

牛肉膏	5g	蛋白胨	10g	
氯化钠	5g	琼脂	20g	蒸馏水 1000mL

在烧杯内加水 1000mL，放入牛肉膏、蛋白胨和氯化钠，用记号笔在烧杯外作上记号后，放在电炉上加热。待烧杯内各组分溶解后，加入琼脂，不断搅拌以免粘底，等琼脂完全溶解后补足失水，用 10% 盐酸或 10% 氢氧化钠溶液调整 pH 值到 7.2～7.6，分装在各个容器里，加棉塞，高压蒸汽 121℃灭菌 20min。

2. 沙保琼脂培养基（培养真菌用）

蛋白胨	10g	葡萄糖（或麦芽糖）40g	琼脂 20g
蒸馏水	1000mL	pH 自然	

高压蒸汽 115℃灭菌 20min。

3. 淀粉琼脂培养基（高氏 1 号培养基，培养放线菌用）

可溶性淀粉	20g	氯化钠	0.5g	磷酸氢二钾	0.5g
硫酸亚铁	0.01g	硫酸镁	0.5g	硝酸钾	2g
琼脂	20g	蒸馏水	1000mL	pH	7.2～7.4

先将可溶性淀粉调成糊状，与上述其他成分一起加入蒸馏水中，加热使各成分溶解。调pH 值至 7.2～7.4，分装后高压蒸汽 121℃灭菌 20min。

4. 马铃薯葡萄糖琼脂培养基

把马铃薯洗净去皮，取 200g 切成小块，加水 1000mL 煮沸 20min 后，双层纱布过滤，滤液补足水分，加入 10g 琼脂，煮沸溶解后加糖 20g（用于培养霉菌的加入蔗糖，用于培养酵母菌的加入葡萄糖），补足水分，分装，灭菌，备用。

把培养基的 pH 值调到 7.2～7.4，配方中的糖，如用葡萄糖还可用来培养放线菌和芽孢杆菌。

5. 改良马丁培养基（分离真菌用）

胨	5.0g	磷酸氢二钾	1.0g

| 酵母浸出粉 | 2.0g | 硫酸镁 | 0.5g |
| 葡萄糖 | 20.0g | 水 | 1000mL |

除葡萄糖外，取上述成分混合，微温溶解，调节 pH 值约为 6.8，煮沸，加入葡萄糖溶解后，摇匀，滤清，调节 pH 值使灭菌后为 6.4±0.2，分装，灭菌。

按改良马丁培养基的处方及制法，加入 14.0g 琼脂，调节 pH 值使灭菌后为 6.4±0.2，分装，灭菌，即为改良马丁琼脂培养基。

6. 黄豆芽汁培养基

| 黄豆芽 | 100g | 琼脂 | 15g |
| 葡萄糖 | 20g | 蒸馏水 | 1000mL |

洗净黄豆芽，加水煮沸 30min。用纱布过滤，滤液中加入琼脂，加热溶解后放入葡萄糖，搅拌使其溶解，补足水分到 1000mL，分装，灭菌，备用。

把培养基的 pH 值调到 7.2～7.4，可用来培养细菌和放线菌。

7. 伊红美蓝琼脂培养基（EMB）

蛋白胨	10g	乳糖	10g
磷酸氢二钾	2g	2%伊红水溶液	20mL
65%美蓝水溶液	10mL	琼脂	14g
蒸馏水	1000mL	pH	7.1

8. 胆盐乳糖培养基（BL）

蛋白胨	20g	磷酸二氢钾	1.3g
乳糖	5g	牛胆盐（或去氧胆酸钠0.5）	2g
氯化钠	5g	蒸馏水	1000mL
磷酸氢二钾	4g		

除乳糖、牛胆盐外，取上述成分，混合，加热使溶解，调节 pH 值使灭菌后为 7.4±0.2，煮沸，滤清，加入乳糖、牛胆盐，分装，灭菌。

9. 葡萄糖蛋白胨培养基

| 蛋白胨 | 5g | 磷酸氢二钾 | 2g | 葡萄糖 | 5g |
| 蒸馏水 | 1000mL | pH | 7.2～7.4 | | |

取上述各成分混合，微热溶化，分装小试管，103.42kPa(121℃) 灭菌 15min。

附录三

各模块目标综合测试参考答案

模块一　目标综合测试答案

一、单选题

1.B　2.C　3.B　4.B　5.A　6.A　7.C　8.C　9.C　10.C
11.D　12.A　13.D　14.A　15.C

二、判断题

1.√　2.√　3.√　4.×　5.√　6.×　7.√　8.√　9.×　10.×
11.√　12.√　13.√　14.√　15.√

三、填空题

1.芽痕，蒂痕，芽痕。2.遗传。3.原核细胞型微生物，真核细胞型微生物、非细胞型微生物。4.吸附，穿入，脱壳，生物合成，装配与释放。5.普通菌毛，性菌毛。6.荚膜，鞭毛，菌毛，芽孢。

四、简答题

1.简述革兰染色法的步骤及其结果。

答：制片→结晶紫初染→碘液媒染→95％乙醇脱色→复红（番红）或沙黄复染。革兰阳性菌呈紫色，革兰阴性菌呈红色。

2.如何能从众多的菌落中分辨出放线菌的菌落？

答：放线菌菌落表面坚实多皱，致密牢固，当孢子丝成熟形成大量孢子后，成为带有各种颜色的粉末状或颗粒状菌落；基内菌丝体伸入培养基内与培养基结合紧密，粉质，针挑起易粉碎。

3.简述革兰染色的基本原理。

答：①G$^+$菌等电点（pH2～3）比 G$^-$菌等电点（pH4～5）低，在同一 pH 条件下，G$^+$菌比 G$^-$菌所带负电荷多，因此与带正电荷的碱性染料结合力强，不易脱色；②G$^+$菌体内含有大量核糖核酸镁盐，可与进入体内的结晶紫、碘液等牢固结合成大分子复合物；G$^-$菌含核糖核酸镁盐很少，故易被脱色；③G$^+$菌细胞壁结构致密，肽聚糖层厚，含脂质少，乙醇不易渗入脱色；G⁻菌细胞壁结构疏松，肽聚糖层薄，含脂质多，乙醇容易溶解脂类而渗入使之脱色。这种细胞结构和组成上的差异是染色反应不同的主要原因。

4.以链霉菌的生活史为例，描述放线菌的发育周期。

答：放线菌的发育周期：①孢子萌发，长出芽管；②芽管延长，分枝构成基内菌丝；③基内菌丝向培养基外空间生长形成气生菌丝；④气生菌丝顶部分化形成孢子丝；⑤孢子丝发育形成孢子，如此循环反复。孢子是繁殖器官，一个孢子可长成许多菌丝，然后再分化形成许多孢子。

5.真核微生物和原核微生物染色体的主要区别是什么？

答：①真核生物的染色体主要由DNA、组蛋白组成，原核生物的染色体是单纯的DNA或RNA；②真核生物的染色体不止一个，而原核生物的染色体往往只有一个；③真核生物的染色体为核膜所包被，原核生物的染色体外没有膜包被。

6.试述细菌群体生长规律及其在生产实践中的应用。

答：略。

模块二　目标综合测试答案

一、单选题

1.D　2.C　3.A　4.A　5.A　6.A　7.A　8.B　9.C　10.A

二、判断题

1.√　2.√　3.√　4.√　5.×　6.√　7.√　8.√　9.×　10.√
11.×　12.√　13.×　14.√　15.√

三、填空题

1.固体培养基，液体培养基，半固体培养。2.杀菌率。

3.碳源，氮源，无机盐，生长因子。4.迟缓期，对数生长期，稳定期，衰退期。

5.诱变育种。6.促进扩散，主动运输，基团转位。

7.1.5%～3%。8.自然突变、人工突变（诱发突变）。

四、简答题

1.简述微生物诱变育种的主要步骤。

答：（1）选择适当的出发菌株。（2）制备菌悬液。（3）诱变处理。选择恰当的诱变剂、适合的剂量，是诱变育种的关键。①诱变剂的选择。诱变剂包括物理诱变剂和化学诱变剂。②诱变剂剂量的选择。剂量常以杀菌率来表示。目前采用的剂量为杀菌率在30%～75%之间，出现正突变的概率较大。

2.常用的菌种保藏方法有哪些？

答：（1）低温斜面保藏法；（2）隔绝空气保藏法：液状石蜡保藏法、橡皮塞密封保藏法；（3）干燥保藏法：砂土管保藏法、真空冷冻干燥法、麸皮保藏法；（4）寄主保藏法；（5）液氮超低温保藏法。

3.基因突变有哪些特点？

答：（1）基因突变具自发性和不对应性；（2）基因自发突变的概率低；（3）基因突变具有独立性；（4）基因突变的可诱变性；（5）基因突变的稳定性；（6）基因突变的可逆性。

4.下列物品各选用什么方法灭菌？填写下表：培养基、玻璃器皿、酶溶液。

杀菌方法	使用温度	作用时间	应用举例
巴斯德消毒法	60～80℃	15min	酶溶液
烘箱灭菌法	160～170℃	120 min	玻璃器皿
高压蒸汽灭菌法	121℃	20 min	培养基

5.什么是碳源？什么是氮源？微生物常用的碳源和氮源物质有哪些？

答：在微生物生长过程中为微生物提供碳素来源的物质称为碳源。从简单的无机含碳化合物如 CO_2 和碳酸盐到各种各样的天然有机化合物都可以作为碳源，能利用的碳源种类很多，但其中糖类如葡萄糖、果糖、乳糖、淀粉等是微生物最广泛利用的碳源。凡是可以被微生物用来构成细胞物质或代谢产物中氮素来源的营养物质通称为氮源，能被微生物所利用的氮源物质有蛋白质及其各类降解产物、铵盐、硝酸盐、亚硝酸盐、分子态氮、嘌呤、嘧啶等。

6.什么叫鉴别性培养基？它有何重要性？试以 EMB（伊红美蓝乳糖琼脂培养基）为例，分析鉴别性培养基的作用原理。

答：根据微生物的代谢特点，通过指示剂的显色反应用以鉴定不同微生物的培养基，称为鉴别培养基。微生物在培养基中生长后能产生某种代谢产物，这种代谢产物可以与培养基中的特殊化学物质发生特定的化学反应，产生明显的特征性变化，根据这种特征性变化，可将该种微生物与其他微生物区分开来。如用于检测大肠杆菌的伊红美蓝乳糖琼脂培养基，伊红为酸性染料，美蓝为碱性染料，当大肠杆菌分解乳糖产酸时细菌带正电荷被染成红色，再与美蓝结合形成紫黑色菌落，并带有绿色金属光泽，而产气杆菌则形成呈棕色的大菌落；在碱性环境中不分解乳糖产酸的细菌不着色，伊红和美蓝不能结合，沙门菌等为无色或琥珀色半透明菌落；金黄色葡萄球菌在此培养基上不生长。常用的伊红美蓝乳糖培养基，可用来鉴别饮用水等中是否存在大肠杆菌等细菌。如果有大肠杆菌，因其强烈分解乳糖而产生大量混合酸，菌体带 H^+，故菌落被染成深紫色，从菌落表面的反射光中还可以看到金属光泽。

模块三　目标综合测试答案

一、单选题

1.D　2.B　3.A　4.A　5.D　6.B　7.C　8.D　9.C　10.D

二、判断题

1.×　2.×　3.√　4.×　5.√　6.√　7.√　8.√　9.√　10.×
11.√　12.√　13.√　14.×　15.√

三、填空题

1.体外抗菌实验，体内抗菌实验。2.硫乙醇酸盐培养基。

3.直接法、漂浮法，分离法。4.无菌。

5.细菌，真菌。6.拮抗，无关，相加，协同。

四、简答题

1.药物中微生物的来源有哪些?

答：生产环节：不管是在药品生产环节还是在医院药房配剂环节，药物成品的微生物学质量是由使用的药剂成分、生产环境和生产过程等来决定的。药品生产企业的药物原材料、制药用水、空气、操作人员、包装物、制药设备及厂房建筑等都会带来微生物污染。使用环节：药品的使用环节对污染的控制不容忽视，不管药品是在医院还是在社区中使用，污染源是相同的，而在医院中污染的机会更多一些。

2.简述琼脂扩散法的滤纸片法操作过程。

答：取吸水力较强且质地均匀的滤纸，用打孔机打成直径6mm的圆片，置洁净干燥试管内，120℃灭菌2h备用。配制适宜浓度的各种药液或一种药物的各个浓度，每100张纸片加1mL药液浸泡，然后置真空干燥器内抽干或置于37℃培养箱内干燥，密封备用。在琼脂平板上，均匀涂布一层稀释的试验菌，使表面干燥。用无菌镊子将不同浓度待测药物的滤纸片均匀贴在琼脂平板表面，轻压纸片使其与琼脂适当接触，其中的药物扩散进入琼脂中。各纸片间距要相等且不要靠近边缘。置适宜温度下培养16～24h后观察结果，若试验菌生长被抑制，则纸片周围出现透明的抑菌圈，测量各纸片周围抑菌圈直径。一般抑菌圈越大，该药抑菌作用越强，此菌对该药敏感度越高。

3.说明下图中A和B两种药物联合用药的关系。

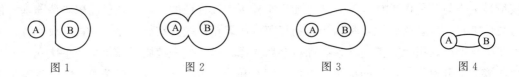

图1　　　　　　图2　　　　　　图3　　　　　　图4

答：图中1：细菌对A药耐药，对B药敏感，A药对B药发生切割状拮抗现象，两者有拮抗关系。

图中2：细菌对A、B药均敏感，抑菌环交角尖锐，A药与B药为无关关系。

图中3：细菌对A、B药均敏感，两药抑菌环交界角钝圆，两药为协同关系。

图中4：A、B药对细菌均无作用，无抑菌作用的两药之间出现抑菌环，A药与B药为协同关系。

4.简述药物无菌检验的结果判定方法。

答：当阳性对照显浑浊并确有菌生长，阴性对照管无菌生长时，根据观察所得的结果判定。如需氧菌、厌氧菌及真菌培养基管均为澄清或虽显浑浊但经证明并非有菌生长，均应判为供试品合格；如需氧菌、厌氧菌及真菌培养基管中任何1管显浑浊并确证有菌生长，应重新取2倍量供试品，分别依法复试（无菌检查复试时供试品及培养基量均需加倍），若复试后供试品管仍有相同菌生长，可确认该供试品为无菌检验不合格；若复试中有不相同的菌生长，应再做一次复试，方法与第一次复试相同，若仍有菌生长，即可判断该批被检药物无菌检验不合格。

5.药物的体外抑菌试验常用的方法有哪些？

答：常用的方法有琼脂扩散法和连续稀释法。琼脂扩散法：用稀释倒平板和涂布法接种菌，加入药物方法有滤纸片法、管碟法、挖沟法等。连续稀释法：有固体培养基连续稀释法、液体培养基连续稀释法等。

6.影响药品微生物变质的因素有哪些？

答：污染药物的微生物数量，少量的微生物污染不会产生可见的变质，但是不可预料的微生物污染量的剧增可能会引起微生物变质；药物本身，如营养因素、药物的含水量，许多药物配方中常含有微生物生长所需要的碳源、氮源和无机盐等营养物质，微生物污染药物后，能利用营养进行生长繁殖，引起药物变质。另外，微生物需要一定量的水才可以生长；还有环境因素，如 pH 值、温度、湿度、氧化还原电位、包装设计等。

附录四

药品洁净实验室微生物监测和控制指导原则

本指导原则用于指导药品微生物检验用的洁净室等受控环境微生物污染情况的监测和控制。

药品洁净实验室是指用于药品无菌或微生物检验用的洁净实验室、隔离系统及其他受控环境。药品洁净实验室的洁净级别按空气悬浮粒子大小和数量的不同参考现行"药品生产质量管理规范"分为 A、B、C、D 四个级别。为维持药品洁净实验室操作环境的稳定性、确保药品质量安全及检测结果的准确性,应对药品洁净实验室进行微生物监测和控制,使受控环境维持可接受的微生物污染风险水平。

本指导原则包括人员要求、初次使用的洁净实验室参数确认、微生物监测方法、监测频次及监测项目、监测标准、警戒限和纠偏限、数据分析及偏差处理、微生物鉴定和微生物控制。

1. 人员

从事药品洁净实验室微生物监测和控制的人员应符合现行《中国药典》通则中"药品微生物实验室质量管理指导原则"(《中国药典》2020 年版通则 9203)的相关要求。

2. 确认

初次使用的洁净实验室应进行参数确认,确认参数包括物理参数、空气悬浮粒子和微生物。洁净实验室若有超净工作台、空气调节系统等关键设备发生重大变化时应重新进行参数测试。

药品洁净实验室物理参数的测试应当在微生物监测方案实施之前进行,确保操作顺畅,保证设备系统的运行能力和可靠性。主要的物理参数包括高效空气过滤器完整性、气流组织、空气流速(平均风速)、换气次数、压差、温度和相对湿度等测试应在模拟正常检测条件下进行。

必要时,各实验室应根据洁净实验室使用用途、检测药品的特性等制定适宜的参数标准,按照国家相关要求的测定方法进行测试。

初次使用的洁净实验室其空气悬浮粒子和微生物的确认及监测照以下"监测"进行。

3. 监测

药品洁净实验室应定期进行微生物监测，内容包括非生物活性的空气悬浮粒子数和有生物活性的微生物监测，其中微生物监测包括环境浮游菌和沉降菌监测，及关键的检测台面、人员操作服表面及5指手套等的微生物监测。

当洁净区有超净工作台、空气调节系统等关键设备发生重大改变时应重新进行监测；当微生物监测结果或样品测定结果产生偏离，经评估洁净区可能存在被污染的风险时，应对洁净实验室进行清洁消毒后重新进行监测。

（1）监测方法　药品洁净实验室悬浮粒子的监测照《医药工业洁净室（区）悬浮粒子的测试方法》的现行国家标准进行；沉降菌的监测照《医药工业洁净室（区）沉降菌的测试方法》的现行国家标准进行；浮游菌的监测照《医药工业洁净室（区）浮游菌的测试方法》的现行国家标准进行。

表面微生物测定是对环境、设备和人员的表面微生物进行监测，方法包括接触碟法和擦拭法。接触碟法是将充满规定的琼脂培养基的接触碟对规则表面或平面进行取样，然后置合适的温度下培养一定时间并计数，每碟取样面积约为$25cm^2$，微生物计数结果以cfu/碟报告；擦拭法是接触碟法的补充，用于不规则表面的微生物监测，特别是设备的不规则表面。擦拭法的擦拭面积应采用合适尺寸的无菌模板或标尺确定，取样后，将拭子置合适的缓冲液或培养基中，充分振荡，然后采用适宜的方法计数，每个拭子取样面积约为$25cm^2$，微生物计数结果以cfu/拭子报告。接触碟法和擦拭法采用的培养基、培养温度和时间同浮游菌或沉降菌监测。表面菌测定应在实验结束后进行。

环境浮游菌、沉降菌及表面微生物监测用培养基一般采用胰酪大豆胨琼脂培养基（TSA），必要时可加入适宜的中和剂，当监测结果有疑似真菌或考虑季节因素影响时，可增加沙氏葡萄糖琼脂培养基（SDA）。

在药品洁净实验室监控中，监测频次及监测项目建议按附表1进行。

附表1　推荐的药品洁净实验室的监测频次及监测项目

项目	受控区域	采样频次	监测项目
无菌隔离系统		每次实验	空气悬浮粒子[3]、浮游菌[3]、沉降菌[2]、表面微生物（含手套）
微生物洁净实验室	A级	每次实验	空气悬浮粒子[3]、浮游菌[1]、沉降菌[2]、表面微生物（含手套及操作服）
	B级	每周一次	空气悬浮粒子[4]、浮游菌[3]、沉降菌、表面微生物（含手套及操作服）
	C级	每季度一次	空气悬浮粒子[4]、浮游菌[4]、沉降菌、表面微生物
	D级	每半年一次	空气悬浮粒子、浮游菌、沉降菌、表面微生物

① 每月一次。

② 工作台面沉降菌的日常监测采样点数不少于3个，且每个采样点的平皿数不少于1个。

③ 每季度一次。

④ 每半年一次。

如果出现连续超过纠偏限和警戒限、关键区域内发现有污染微生物存在、空气净化系统进行任何重大的维修、消毒规程改变、设备有重大维修或增加、洁净室（区）结构或区域分布有重大变动、引起微生物污染的事故、日常操作记录反映出倾向性的数据时应考虑修改监测频次。

（2）监测标准　各洁净级别空气悬浮粒子的标准见附表2、微生物监测的动态标准见附表3。

附表2　各洁净级别空气悬浮粒子的标准

洁净度级别	悬浮粒子最大允许数/（个/m³）			
	静态		动态	
	≥0.5μm	≥5.0μm	≥0.5μm	≥5.0μm
A 级	3520	20	3520	20
B 级	3520	29	352000	2900
C 级	352000	2900	3520000	29000
D 级	3520000	29000	不作规定	不作规定

附表3　各洁净级别环境微生物监测动态标准

洁净度级别	浮游菌 /（cfu/m³）	沉降菌（φ90mm） /（cfu/4h）	表面微生物	
			接触（φ55mm） /（cfu/碟）	5指手套 /（cfu/手套）
A 级	<1	<1	<1	<1
B 级	10	5	5	5
C 级	100	50	25	—
D 级	200	100	50	—

（3）警戒限和纠偏限　药品洁净实验室应根据历史数据，结合不同洁净区域的标准，采用适宜的方法，制定适当的微生物监测警戒限和纠偏限。限度确定后，应定期回顾评价，如历史数据表明环境有所改善，限度应做出相应调整以反映环境实际质量状况。附表4列出了各级别洁净环境微生物纠偏限参考值。

附表4　各级别洁净环境微生物纠偏限参考值

洁净度级别	浮游菌纠偏限/（cfu/m³）	沉降菌纠偏限（φ90mm）/（cfu/4h）
A 级	<1	<1
B 级	7	3
C 级	10	5
D 级	100	50

（4）数据分析及偏差处理

① 数据分析。应当对日常环境监测的数据进行分析和回顾，通过收集的数据和趋势分析，总结和评估洁净实验室是否受控，评估警戒限和纠偏限是否适合，评估所采取的纠偏措施是否合适。

应当正确评估微生物污染，不仅仅关注微生物数量，更应关注微生物污染检出的频率，往往在一个采样周期内同一环境中多点发现微生物污染，可能预示着风险增加，应仔细评估。几个位点同时有污染的现象也可能由不规范的采样操作引起，所以在得出环境可能失控的结论之前，应仔细回顾采样操作过程。在污染后的几天对环境进行重新采样是没有意义的，因为采样过程不具有可重复性。

② 偏差处理。当微生物监测结果超出纠偏限度时，应当按照偏差处理规程进行报告、

记录、调查、处理以及采取纠正措施，并对纠正措施的有效性进行评估。

（5）微生物鉴定　建议对受控环境收集到的微生物进行适当水平的鉴定，微生物菌群信息有助于预期常见菌群，并有助于评估清洁或消毒规程、方法、清洁剂或消毒剂及微生物监测方法的有效性，尤其当超过监测限度时，微生物鉴定信息有助于污染源的调查。关键区域分离到的菌落应先于非关键区域进行鉴定。微生物鉴定参照"微生物鉴定指导原则"（通则9204）进行。

4. 微生物控制

为了保证药品洁净实验室环境维持适当的水平，并处于受控状态，除保持空调系统的良好运行状态，对设施进行良好维护外，洁净室内人员应严格遵守良好的行为规范，并定期进行环境监控，减少人员干预比监测更有效。其次是通过有效控制人员和物品的移动，适当地控制温度和湿度。微生物控制措施还包括良好的清洁和卫生处理，应定期对药品洁净实验室进行清洁和消毒，应当监测消毒剂和清洁剂的微生物污染状况，并在规定的有效期内使用，A/B级洁净区应当使用无菌的或经无菌处理的消毒剂和清洁剂。所采用的化学消毒剂应经过验证或有证据表明其消毒效果，其种类应当多于一种，并定期进行更换以防止产生耐受菌株。不得用紫外线消毒代替化学消毒。必要时，可采用熏蒸等适宜的方法降低洁净区的卫生死角的微生物污染，并对熏蒸剂的残留水平进行验证。

附录五

药品微生物实验室质量管理指导原则

药品微生物实验室质量管理指导原则用于指导药品微生物检验实验室的质量控制。

药品微生物的检验结果受很多因素的影响，如样品中微生物可能分布不均匀、微生物检验方法的误差较大等。因此，在药品微生物检验中，为保证检验结果的可靠性，必须使用经验证的检测方法并严格按照药品微生物实验室质量管理指导原则要求进行检验。

药品微生物实验室质量管理指导原则包括以下几个方面：人员、培养基、试剂、菌种、环境、设备、样品、检验方法、污染废弃物处理、检测结果质量保证和检测过程质量控制、实验记录、结果的判断和检测报告、文件等。

1. 人员

从事药品微生物实验工作的人员应具备微生物学或相近专业知识的教育背景。

实验人员应依据所在岗位和职责接受相应的培训，在确认他们可以承担某一试验前，他们不能独立从事该项微生物试验。应保证所有人员在上岗前接受胜任工作所必需的设备操作、微生物检验技术等方面的培训，如无菌操作、培养基制备、消毒、灭菌、注平板、菌落计数、菌种的转种、传代和保藏、微生物检查方法和鉴定基本技术等，经考核合格后方可上岗。

实验人员应经过实验室生物安全方面的培训，保证自身安全，防止微生物在实验室内部污染。

实验室应制订所有级别实验人员的继续教育计划，保证知识与技能不断地更新。

检验人员必须熟悉相关检测方法、程序、检测目的和结果评价。微生物实验室的管理者其专业技能和经验水平应与他们的职责范围相符，如管理技能、实验室安全、试验安排、预算、实验研究、实验结果的评估和数据偏差的调查、技术报告书写等。

实验室应通过参加内部质量控制、能力验证或使用标准菌株等方法客观评估检验人员的能力，必要时对其进行再培训并重新评估。当使用一种非经常使用的方法或技术时，有必要在检测前确认微生物检测人员的操作技能。

所有人员的培训、考核内容和结果均应记录归档。

2. 培养基

培养基是微生物试验的基础，直接影响微生物试验结果。适宜的培养基制备方法、贮藏条件和质量控制试验是提供优质培养基的保证。

(1) 培养基的制备　微生物实验室使用培养基可按处方配制，也可使用按处方生产符合规定的脱水培养基。

在制备培养基时，应选择质量符合要求的脱水培养基或按单独配方组分进行配制。脱水培养基应附有处方和使用说明，配制时应按使用说明上的要求操作以确保培养基的质量符合要求，结块或颜色发生改变的脱水培养基不得使用。

脱水培养基或单独配方组分应在适当的条件下贮藏，如低温、干燥和避光，所有的容器应密封，尤其是盛放脱水培养基的容器。商品化的成品培养基除了应附有处方和使用说明外，还应注明有效期、贮藏条件、适用性检查试验的质控菌和用途。

为保证培养基质量的稳定可靠，各脱水培养基或各配方组分应准确称量，并要求有一定的精确度。配制培养基最常用的溶剂是纯化水。应记录各称量物的重量和水的使用量。

配制培养基所用容器不得影响培养基质量，一般为玻璃容器。培养基配制所用的容器和配套器具应洁净，可用纯化水冲洗以消除清洁剂和外来物质的残留。对热敏感的培养基如糖发酵培养基其分装容器一般应预先进行灭菌，保证培养基的无菌性。

脱水培养基应完全溶解于水中，再行分装与灭菌。配制时若需要加热助溶，应注意不要过度加热，避免培养基颜色变深。如需要添加其他组分时，加入后应充分混匀。

培养基灭菌应按照生产商提供或使用者验证的参数进行。商品化的成品培养基必须附有所用灭菌方法的资料。培养基灭菌一般采用湿热灭菌技术，特殊培养基可采用薄膜过滤除菌。

培养基若采用不适当的加热和灭菌条件，有可能引起颜色变化、透明度降低、琼脂凝固力或 pH 值的改变。因此，培养基应采用验证的灭菌程序灭菌，培养基灭菌方法和条件应通过无菌性试验和促生长试验进行验证。此外，对高压灭菌器的蒸汽循环系统也要加以验证，以保证在一定装载方式下的正常热分布。温度缓慢上升的高压灭菌器可能导致培养基的过热，过度灭菌可能会破坏绝大多数的细菌和真菌培养基促生长的质量。灭菌器中培养基的容积和装载方式也将影响加热的速度。因此，应根据灭菌培养基的特性，进行全面的灭菌程序验证。

应确定每批培养基灭菌后的 pH 值（冷却至室温 25℃ 测定）。若培养基处方中未列出 pH 值的范围，除非经验证表明培养基的 pH 值允许的变化范围很宽，否则 pH 值的范围不能超过规定值 ±0.2。

制成平板或分装于试管的培养基应进行下列检查：容器和盖子不得破裂，装量应相同，尽量避免形成气泡，固体培养基表面不得产生裂缝或涟漪，在冷藏温度下不得形成结晶，不得污染微生物等。应检查和记录批数量、有效期及培养基的无菌检查。

(2) 培养基的贮藏　自配的培养基应标记名称、批号、配制日期、制备人等信息，并在已验证的条件下贮藏。商品化的成品培养基标签上应标有名称、批号、生产日期、失效期及培养基的有关特性，生产商和使用者应根据培养基使用说明书上的要求进行贮藏，所采用的贮藏和运输条件应使成品培养基最低限度地失去水分并提供机械保护。

培养基灭菌后不得贮藏在高压灭菌器中，琼脂培养基不得在 0℃ 或 0℃ 以下存放，因为冷冻可能破坏凝胶特性。培养基保存应防止水分流失，避光保存。琼脂平板最好现配现用，如置冰箱保存，一般不超过 1 周，且应密闭包装，若延长保存期限，保存期需经验证确定。

固体培养基灭菌后只允许 1 次再融化，避免因过度受热造成培养基质量下降或微生物污染。培养基的再融化一般采用水浴或流通蒸汽加热，若采用其他溶解方法，应对其进行评估，确认该溶解方法不影响培养基质量。融化的培养基应置于 45～50℃ 的环境中，不得超过 8h。使用过的培养基（包括失效的培养基）应按照国家污染废物处理相关规定进行。

（3）培养基的质量控制试验　实验室应制定试验用培养基质量控制程序，确保所用培养基质量符合相关检查的需要。

实验室配制或商品化的成品培养基的质量依赖于其制备过程，采用不适宜方法制备的培养基将影响微生物的生长或复苏，从而影响试验结果的可靠性。

所有配制好的培养基均应进行质量控制试验。实验室配制的培养基的常规监控项目是 pH 值、适用性检查试验，定期的稳定性检查以确定有效期。培养基在有效期内应依据适用性检查试验确定培养基质量是否符合要求。有效期的长短取决于在一定存放条件下（包括容器特性及密封性）的培养基其组成成分的稳定性。

除药典另有规定外，在实验室中，若采用已验证的配制和灭菌程序制备培养基且过程受控，那么同一批脱水培养基的适用性检查试验可只进行 1 次。如果培养基的制备过程未经验证，那么每一灭菌批培养基均要进行适用性检查试验。试验的菌种可根据培养基的用途从相关附录中进行选择，也可增加生产环境及产品中常见的污染菌株。

培养基的质量控制试验若不符合规定，应寻找不合格的原因，以防止问题重复出现。任何不符合要求的培养基均不能使用。

用于环境监控的培养基须特别防护，最好要双层包装和终端灭菌，若为不能采用终端灭菌的培养基，那么在使用前应进行 100% 的预培养，以防止外来的污染物带到环境中及避免出现假阳性结果。

3. 试剂

微生物实验室应有试剂接收、检查和贮藏程序，以确保所用试剂质量符合相关检查要求。

实验用关键试剂，在开启和贮藏过程中，应对每批试剂的适用性进行验证。实验室应对试剂进行管理控制，保存和记录相关资料。

实验室应标明所有试剂、试液及溶液的名称、制备依据、适用性、浓度、效价、贮藏条件、制备日期、有效期及制备人。

4. 菌种

试验过程中，生物样本可能是最敏感的，因为它们的活性和特性依赖于合适的试验操作和贮藏条件。实验室菌种的处理和保藏的程序应标准化，使尽可能减少菌种污染和生长特性的改变。按统一操作程序制备的菌株是微生物试验结果一致性的重要保证。

药品微生物检验用的试验菌应来自认可的国内或国外菌种保藏机构的标准菌株，或使用与标准菌株所有相关特性等效的可以溯源的商业派生菌株。

标准菌株的复苏、复壮或培养物的制备应按供应商提供的说明或按已验证的方法进行。从国内或国外菌种保藏机构获得的标准菌株经过复活并在适宜的培养基中生长后，即为标准贮备菌株。标准贮备菌株应进行纯度和特性确认。标准贮备菌株保存时，可将培养物等份悬浮于抗冷冻的培养基中，并分装于小瓶中，建议采用低温冷冻干燥、液氮贮存、超低温冷冻

（低于－30℃）等方法保存。低于－70℃或低温冷冻干燥方法可以延长菌种保存时间。标准贮备菌株可用于制备每月或每周 1 次转种的工作菌株。冷冻菌种一旦解冻转种制备工作菌株后，不得重新冷冻和再次使用。

工作菌株的传代次数应严格控制，不得超过 5 代（从菌种保藏机构获得的标准菌株为第 0 代），以防止过度传代增加菌种变异的风险。1 代是指将活的培养物接种到微生物生长的新鲜培养基中培养，任何形式的转种均被认为是传代 1 次。必要时，实验室应对工作菌株的特性和纯度进行确认。

工作菌株不可替代标准菌株，标准菌株商业衍生物仅可用作工作菌株。标准菌株如果经过确认试验证明已经老化、退化、变异、污染等或该菌株已无使用需要时，应及时灭菌销毁。

实验室必须建立和保存其所有菌种的进出、收集、贮藏、确认试验以及销毁的记录，应有菌种管理的程序文件（从标准菌株到工作菌株），该程序包括：标准菌种的申购记录；从标准菌株到工作菌株操作及记录；菌种必须定期转种传代，并做纯度、特性等实验室所需关键指标的确认，并记录；每支菌种都应注明其名称、标准号、接种日期、传代数；菌种生长的培养基和培养条件；菌种保藏的位置和条件；其他需要的程序。

5. 环境

微生物实验室应具有进行微生物检测所需的适宜、充分的设施条件，实验环境应保证不影响检验结果的准确性。工作区域与办公区域应分开。

微生物实验室应专用，并与其他领域分开尤其是生产领域。

（1）实验室的布局和运行　微生物实验室的布局与设计应充分考虑到试验设备安装、良好微生物实验室操作规范和实验室安全的要求。实验室布局设计的基本原则是既要最大可能防止微生物的污染，又要防止检验过程对人员和环境造成危害，同时还应考虑活动区域的合理规划及区分，避免混乱和污染，以提高微生物实验室操作的可靠性。

微生物实验室的设计和建筑材料应考虑其适用性，以利清洁、消毒、灭菌并减少污染的风险。洁净或无菌室应配备独立的空气机组或空气净化系统，以满足相应的检验要求，包括温度和湿度的控制，压力、照度和噪声等都应符合工作要求。空气过滤系统应定期维护和更换，并保存相关记录。微生物实验室应划分成相应的洁净区域和活菌操作区域，同时应根据实验目的，在时间或空间上有效分隔不相容的实验活动，将交叉污染的风险降到最低。活菌操作区应配备生物安全柜，以避免有危害性的生物因子对实验人员和实验环境造成的危害。一般情况下，药品微生物检验的实验室应有符合无菌检查法（通则 1101）和微生物限度检查（通则 1105、通则 1106）要求的，用于开展无菌检查、微生物限度检查、无菌采样等检测活动的，独立设置的洁净室（区）或隔离系统，并配备相应的阳性菌实验室、培养室、试验结果观察区、培养基及实验用具准备（包括灭菌）区、样品接收和贮藏室（区）、标准菌株贮藏室（区）、污染物处理区和文档处理区等辅助区域，同时，应对上述区域明确标识。

微生物实验的各项工作应在专属的区域进行，以降低交叉污染、假阳性结果和假阴性结果出现的风险。无菌检查应在 B 级背景下的 A 级单向流洁净区域或隔离系统中进行，微生物限度检查应在不低于 D 级背景下的 B 级单向流空气区域内进行。A 级和 B 级区域的空气供给应通过终端高效空气过滤器（HEPA）。

一些样品若需要证明微生物的生长或进一步分析培养物的特性，如再培养、染色、微生物鉴定或其他确定试验均应在实验室的活菌操作区进行。任何出现微生物生长的培养物不得在实验室无菌区域内打开。对染菌的样品及培养物应有效隔离，以减少假阳性结果的出现。病原微生物的分离鉴定工作应在二级生物安全实验室进行。

实验室应制定进出洁净区域的人和物的控制程序和标准操作规程，对可能影响检验结果的工作（如洁净度验证及监测、消毒、清洁维护等）能够有效地控制、监测并记录。微生物实验室使用权限应限于经授权的工作人员，实验人员应了解洁净区域的正确进出的程序，包括更衣流程；该洁净区域的预期用途、使用时的限制及限制原因；适当的洁净级别。

（2）环境监测　微生物实验室应按相关国家标准制定完整的洁净室（区）和隔离系统的验证和环境监测标准操作规程，环境监测项目和监测频率及对超标结果的处理应有书面程序。监测项目应涵盖到位，包括对空气悬浮粒子、浮游菌、沉降菌、表面微生物及物理参数（温度、相对湿度、换气次数、气流速度、压差、噪声等）的有效控制和监测。环境监测按药品洁净实验室微生物监测和控制指导原则（通则9205）进行。

（3）清洁、消毒和卫生　微生物实验室应制定有清洁、消毒和卫生的标准操作规程，规程中应涉及环境监测结果。

实验室在使用前和使用后应进行消毒，并定期监测消毒效果，要有足够洗手和手消毒设施。应有对有害微生物发生污染的处理规程。

所用的消毒剂种类应满足洁净实验室相关要求并定期更换。理想的消毒剂既能杀死广泛的微生物、对人体无毒害、不会腐蚀或污染设备，又应有清洁剂的作用、性能稳定、作用快、残留少、价格合理。所用消毒剂和清洁剂的微生物污染状况应进行监测，并在规定的有效期内使用，A级和B级洁净区应当使用无菌的或经无菌处理的消毒剂和清洁剂。

6. 设备

微生物实验室应配备与检验能力和工作量相适应的仪器设备，其类型、测量范围和准确度等级应满足检验所采用标准的要求。设备的安装和布局应便于操作，易于维护、清洁和校准，并保持清洁和良好的工作状态。用于试验的每台仪器、设备应该有唯一标识。

仪器设备应有合格证书，实验室在仪器设备完成相应的检定、校准、验证、确认其性能，并形成相应的操作、维护和保养的标准操作规程后方可正式使用，仪器设备使用和日常监控要有记录。

（1）设备的维护　为保证仪器设备处于良好工作状态，应定期对其进行维护和性能验证，并保存相关记录。仪器设备若脱离实验室或被检修，恢复使用前应对其检查或校准，以保证性能符合要求。

重要的仪器设备，如培养箱、冰箱等，应由专人负责进行维护和保管，保证其运行状态正常和受控，同时应有相应的备用设备，以保证试验菌株和微生物培养的连续性，特殊设备如高压灭菌器、隔离器、生物安全柜等，实验人员应经培训后持证上岗。对于培养箱、冰箱、高压灭菌锅等影响实验准确性的关键设备应在其运行过程中对关键参数（如温度、压力）进行连续观测和记录，有条件的情况下尽量使用自动记录装置。如果发生偏差，应评估对以前的检测结果造成的影响并采取必要的纠正措施。

对于一些容易污染微生物的仪器设备如水浴锅、培养箱、冰箱和生物安全柜等应定期进行清洁和消毒。

对试验需用的无菌器具应实施正确的清洗、灭菌措施，并形成相应的标准操作规程，无菌器具应有明确标识并与非无菌器具加以区别。

实验室的某些设备（例如培养箱、高压灭菌器和玻璃器皿等）应专用，除非有特定预防措施，以防止交叉污染。

（2）校准、性能验证和使用监测　微生物实验室所用的仪器应根据日常使用的情况进行定期的校准，并记录。校准的周期和校验的内容根据仪器的类型和设备在实验室产生的数据的重要性不同而异。仪器上应有标签说明校准日期和再校准日期。

① 温度测量装置。温度不但对实验结果有直接的影响，而且还对仪器设备的正常运转和正确操作起关键因素。相关的温度测量装置如培养箱和高压灭菌器中的温度计、热电偶和钼电阻温度计，应具有可靠的质量并进行校准，以确保所需的精确度，温度设备的校准应遵循国家或国际标准。

温度测量装置可以用来监控冰箱、超低温冰箱、培养箱、水浴锅等设备的温度，应在使用前验证此类装置的性能。

② 称量设备。天平和标准砝码应定期进行校准，天平使用过程中应采用标准砝码进行校准。每次使用完后应及时清洁，必要时用非腐蚀消毒剂进行消毒。

③ 容量测定设备。微生物实验室对容量测定设备如自动分配仪、移液枪、移液管等应进行检定，以确保仪器准确度。标有各种使用体积的仪器需要对使用时的体积进行精密度的检查，并且还要测定其重现性。

对于一次性使用的容量设备，实验室应该从公认的和具有相关质量保证系统的公司购买。对仪器适用性进行初次验证后，要对其精密度随时进行检查。必要时应该对每批定容设备进行适用性检查。

④ 生物安全柜、层流超净工作台、高效过滤器。应由有资质的人员进行生物安全柜、层流超净工作台及高效过滤器的安装与更换，要按照确认的方法进行现场生物和物理的检测，并定期进行再验证。

实验室生物安全柜和层流超净工作台的通风应符合微生物风险级别及符合安全要求。应定期对生物安全柜、层流超净工作台进行监测，以确保其性能符合相关要求。实验室应保存检查记录和性能测试结果。

⑤ 其他设备。悬浮粒子计数器、浮游菌采样器应定期进行校准；pH计、传导计和其他类似仪器的性能应定期或在每次使用前确认；若湿度对实验结果有影响，湿度计应按国家或国际标准进行校准；当所测定的时间对检测结果有影响时，应使用校准过的计时仪或定时器；使用离心机时，应评估离心机每分钟的转数，若离心是关键因素，离心机应该进行校准。

7. 样品

（1）样品采集　试验样品的采集，应遵循随机抽样的原则，并在受控条件下进行抽样，如有可能，抽样应在具有无菌条件的特定抽样区域中进行。抽样时，须采用无菌操作技术进行取样，防止样品受到微生物污染而导致假阳性的结果。抽样的任何消毒过程（如抽样点的消毒）不能影响样品中微生物的检出。

抽样容器应贴有唯一性的标识，注明样品名称、批号、抽样日期、采样容器、抽样人等。抽样应由经过培训的人员使用无菌设备在无菌条件下进行无菌操作。抽样环境应监测并记录，同时还需记录采样时间。

（2）样品贮存和运输　待检样品应在合适的条件下贮藏并保证其完整性，尽量减少污染的微生物发生变化。样品在运输过程中，应保持原有（规定）的贮存条件或采取必要的措施（如冷藏或冷冻）。应明确规定和记录样品的贮藏和运输条件。

（3）样品的确认和处理　实验室应有被检样品的传递、接收、贮存和识别管理程序。

实验室在收到样品后应根据有关规定尽快对样品进行检查，并记录被检样品所有相关信息，如：接收日期及时间、接收时样品的状况、采样操作的特征（包括采样日期和采样条件等）、贮藏条件。

如果样品存在数量不足、包装破损、标签缺失、温度不适等，实验室应在决定是否检测或拒绝接受样品之前与相关人员沟通。样品的包装和标签有可能被严重污染，因此搬运和贮存样品时应小心以避免污染的扩散，容器外部的消毒应不影响样品的完整性。样品的任何状况在检验报告中应有说明。

选择具有代表性的样品，根据有关的国家或国际标准，或者使用经验证的实验方法，尽快进行检验。

实验室应按照书面管理程序对样品进行保留和处置。如果实验用的是已知被污染的样品，应该在丢弃前进行灭菌。

8. 检验方法

（1）检验方法选择　药品微生物检验时，应根据检验目的选择适宜的方法进行样品检验。

（2）检验方法的验证　药典方法或标准中规定的方法是经过验证的，当进行样品检验时，应进行方法适用性确认。

如果检验方法不是药典或标准中规定的方法，使用前应进行替代方法的验证，确认其应用效果优于或等同于药典方法。替代方法的验证按药品微生物检验替代方法验证指导原则（《中国药典》2020年版通则9201）进行。

实验室对所用商业检测系统如试剂盒等应保留确认数据，这些确认数据可由制造者提供或由第三方机构评估，必要时，实验室应对商业检测系统进行确认。

9. 污染废弃物处理

实验室应有妥善处理废弃样品、过期（或失效）培养基和有害废弃物的设施和制度，旨在减少检查环境和材料的污染。污染废弃物的最终处理必须符合国家环境和健康安全规定。

实验室还应针对类似于带菌培养物溢出的意外事件制定处理规程。如：活的培养物洒出必须就地处理，不得使培养物污染扩散。

10. 检测结果的质量保证和检测过程的质量控制

（1）内部质量控制　为保证实验室在每个工作日检测结果的连贯性和与检测标准的一致性，实验室应制定对所承担的工作进行连续评估的程序。

实验室应定期对实验环境的洁净度、培养基的适用性、灭菌方法、菌株纯度和活性（包括性能）、试剂的质量等进行监控并详细记录。

实验室应定期对检测人员进行技术考核。可以通过加标试样的使用、平行实验和参加能力验证等方法使每个检测人员所检测项目的可变性处于控制之下，以保证检验结果的一致性。

实验室应对重要的检验设备如自动化检验仪器等进行比对。

（2）外部质量评估　实验室应参加与检测范围相关的国家能力验证或实验室之间的比对实验来评估检测水平，通过参加外部质量评估来评定检测结果的偏差。

11. 实验记录

实验结果的可靠性依赖于试验严格按照标准操作规程进行，而标准操作规程应指出如何进行正确的试验操作。实验记录应包含所有关键的实验细节，以便确认数据的完整性。

实验室原始记录至少应包括以下内容：实验日期、检品名称、实验人员姓名、标准操作规程编号或方法、实验结果、偏差（存在时）、实验参数（所使用的设备、菌种、培养基和批号以及培养温度等）、主管/复核人签名。

实验记录上还应显示出检验标准的选择，如果使用的是药典标准，必须保证是现行有效的标准。

实验所用的每一个关键的实验设备均应有记录；设备日志或表格应设计合理，以满足实验记录的追踪性；设备温度（水浴、培养箱、灭菌器）必须记录，且具有追溯性。

实验记录写错时，用单线划掉并签字。原来的数据不能抹去或被覆盖。

所有实验室记录应以文件形式保存并防止意外遗失，记录应存放在特定地方并有登记。

12. 结果的判断和检测报告

由于微生物实验的特殊性，在实验结果分析时，对结果应进行充分和全面的评价，所有影响结果观察的微生物条件和因素应完全考虑，包括与规定的限度或标准有很大偏差的结果，微生物在原料、辅料或实验环境中存活的可能性，及微生物的生长特性等。特别要了解实验结果与标准的差别是否有统计学意义。若发现实验结果不符合药典各品种项下要求或另外建立的质量标准，应进行原因调查。引起微生物污染，结果不符合标准的原因主要有两个：实验操作错误或产生无效结果的实验环境条件；产品本身的微生物污染总数超过规定的限度或检出控制菌。

异常结果出现时，应进行偏差调查。偏差调查时应考虑实验室环境、抽样区的防护条件、样品在该检验条件下以往检验的情况、样品本身具有使微生物存活或繁殖的特性等情况。此外，回顾实验过程，也可评价该实验结果的可靠性及实验过程是否恰当。如果实验操作被确认是引起实验结果不符合的原因，那么应制定纠正和预防措施，按照正确的操作方案进行实验，在这种情况下，对实验过程及实验操作应特别认真地进行监控。

如果依据分析调查结果发现实验有错误而判实验结果无效，那么这种情况必须记录。实验室也必须认可复试程序，如果需要，可按相关规定重新抽样，但抽样方法不能影响不符合规定结果的分析调查。

微生物实验室检测报告应该符合检测方法的要求。实验室应准确、清晰、明确和客观地报告一项或每一份检测的结果。

检测报告的信息应该完整。

13. 文件

文件应当充分表明实验是在实验室里按可控的检查法进行的，一般包括以下方面：人员培训与资格确认；设备验收、验证、检定（或校准期间核查）和维修；设备使用中的运行状态（设备的关键参数）；培养基制备、贮藏和质量控制；菌种管理；检验规程中的关键步骤；数据记录与结果计算的确认；质量责任人对试验报告的评估；数据偏离的调查。

参 考 文 献

[1] 杨汝德.现代工业微生物学实验技术.2 版.北京：科学出版社，2015.
[2] 刘敏，刘志春.药品生产企业微生物实验室设计.医药工程设计，2008，1.
[3] 钱存柔，黄仪秀，等.微生物学实验教程.2 版.北京：北京大学出版社，2008.
[4] 国家食品药品监督管理局. 药品生产质量管理规范（2010 年修订）.北京：卫生部，2011.
[5] 徐威.微生物学实验.北京：中国医药科技出版社，2004.
[6] 于淑萍.应用微生物技术.3 版.北京：化学工业出版社，2019.
[7] 波斯特盖特.微生物的秘密世界.南京：江苏人民出版社，2000.
[8] 李钧.药品 GMP 实施与认证.北京：中国医药科技出版社，2000.
[9] 马绪荣，苏德模.药品微生物学检验手册.北京：科学出版社，2001.
[10] 国家药典委员会.中华人民共和国药典（2020 年版）.北京：中国医药科技出版社，2020.
[11] 李榆梅.药学微生物实用技术.北京：中国医药科技出版社，2008.
[12] 德尼尔 SP，等.药物微生物学：第 7 版.司书毅，洪斌，余利岩，主译.北京：化学工业出版社，2007.
[13] 毛季琨.微生物学实验.北京：中国医药科技出版社，1998.
[14] 沈萍，扬卫保，王静怡，等.微生物学.北京：高等教育出版社，2002.
[15] 周长庆.微生物学教程.北京：高等教育出版社，2002.
[16] 薛永三.微生物.哈尔滨：哈尔滨工业大学出版社，2005.
[17] 沈萍，范秀容，李广武.微生物学实验.3 版.北京：高等教育出版社，1999.
[18] 张曙，唐玉琴，周希华，等.微生物学.北京：中国农业出版社，2006.
[19] 陈建军.微生物学基础.江苏：江苏科技出版社，2006.
[20] 吴剑波.微生物制药.北京：化学工业出版社，2002.
[21] 吴梧桐.生物制药工艺学.北京：中国医药科技出版社，1992.
[22] 辛秀兰.现代生物制药工艺学.2 版.北京：化学工业出版社，2016.
[23] 田晖.微生物应用技术.北京：中国农业大学出版社，2009.
[24] 叶瑛瑛.药品生产质量管理规范选编（二）.北京：中国医药科技出版社，1997.
[25] 杨汝德.现代工业微生物学.北京：高等教育出版社，2001.
[26] 岑沛霖.工业微生物学.2 版.北京：化学工业出版社，2019.
[27] 沈萍，陈向东.微生物学实验.4 版.北京：高等教育出版社，1989.
[28] 杨汝德.现代工业微生物学.广州：华南理工大学出版社，2001.
[29] 诸葛健，李华仲.微生物学.北京：科学出版社，2004.
[30] 蔡凤.微生物学.北京：科学出版社，2004.
[31] 沈萍，陈向东.微生物学实验.北京：高等教育出版社，2007.
[32] 纪铁鹏，王德芝，等.微生物与免疫基础.北京：高等教育出版社，2007.
[33] 乐毅全.环境微生物学.3 版.北京：化学工业出版社，2019.
[34] 周德庆.微生物学教程.3 版.北京：高等教育出版社，2011.
[35] 郝乾坤.药用微生物技术.重庆：重庆大学出版社，2015.
[36] 万国福.微生物检验技术.北京：化学工业出版社，2019.
[37] 陈玮，叶素丹.微生物学及实验实训技术.2 版.北京：化学工业出版社，2017.
[38] 万洪善.微生物应用技术.2 版.北京：化学工业出版社，2018.